Maximilian Gottschlich

Sprachloses Leid

Wege zu einer kommunikativen Medizin.
Die heilsame Kraft des Wortes

SpringerWienNewYork

Univ. Prof. Dr. Maximilian Gottschlich
Institut für Publizistik- und Kommunikationswissenschaft,
Universität Wien, Österreich
Europäische Journalismus Akademie,
Donau-Universität Krems, Österreich

© 1998 Springer-Verlag/Wien
Softcover reprint of the hardcover 1st edition 1998

Datenkonvertierung: Composition & Design Services, Minsk, Belarus

Umschlagentwurf: Bernhard Kollmann
Umschlagbild: Igor Mitoraj, „Luci di Nara"
Gedruckt auf säurefreiem, chlorfrei gebleichtem Papier – TCF

SPIN: 10709648

Mit 8 zum Teil farbigen Abbildungen

Die Deutsche Bibliothek – CIP-Einheitsaufnahme
Gottschlich, Maximilian:
Sprachloses Leid : Wege zu einer kommunikativen Medizin – die
heilsame Kraft des Wortes / Maximilian Gottschlich. – Wien ;
New York : Springer, 1998
ISBN -13:978-3-7091-9478-2

ISBN -13:978-3-7091-9478-2   e-ISBN -13:978-3-7091-9477-5
DOI: 10.1007/978-3-7091-9477-5

Vorwort

Manchmal ist es so, daß man förmlich mit der Nase auf Zusammenhänge gestoßen wird, die dem eigenen Denken eine unerwartete Richtung geben. 1994 folgte ich einer freundlichen Einladung am 1. internationalen Kongreß „Gesundheit und Medien" in Düsseldorf als Vortragender teilzunehmen.

Ungefähr zur gleichen Zeit fiel mir – wie es der „Zufall" so will – ein bemerkenswerter Band gesammelter Gedanken der jüdisch-katholischen Denkerin und Schriftstellerin Simone Weil in die Hände. Beim Schmökern stieß ich auf folgende Sätze:

„Wer leidet, sucht sein Leid anderen mitzuteilen ... sei es durch Mißhandlung, sei es dadurch, daß er ihr Mitleid hervorruft, um es so zu vermindern und derart vermindert er es in der Tat. Wer ganz unten ist, wen niemand bedauert, wer über niemand Gewalt hat, den er mißhandeln könnte ... wer es nicht mitteilen kann, bei dem bleibt das Leid in ihm und vergiftet ihn."[1]

Seitdem haben mich diese Sätze nicht mehr losgelassen. Und je mehr ich über sie nachdenke, desto deutlicher tritt mir die Misere unseres kommunikativen Versagens vor Augen: gerade immer dann, wenn es darauf ankäme, anderen die Chance einer Minderung von Leid dadurch zu eröffnen, daß wir es uns mit-teilen lassen, verfallen wir in einen merkwürdigen, unheilvollen Zustand der Sprachlosigkeit oder flüchten in die verschiedensten Formen kommunikativer Abwehr. Leid wirkt ansteckend – und davor haben wir Angst.

Mitten in einer Situation nie gekannten Kommunikations-Überflusses kommt es unterhalb der Oberfläche des medieninszenierten Dauergeredes zu einem sich mehr und mehr ausdehnenden, kaum registrierten, unheimlichen Verstummen.

Simone Weil formulierte ihre Gedanken vor mehr als einem halben Jahrhundert. Aber erst heute – so scheint es – entfalten sie ihr eigentliches diagnostisches Potential: Wo und wem gegenüber können wir unser Leid mitteilen? Worin findet die moderne Informations- und Kommunikationsgesellschaft insgesamt die Möglichkeit, das sie belastende Leid, die mediale Dauerkonfrontation mit dem Elend der Welt, mitzuteilen und mit-teilend zu verarbeiten?

Ist es nicht vielmehr so, daß die allgegenwärtige Gesundheitseuphorie, die alles vereinnahmende Fitness-, Wellness- und Happiness-Welle lediglich die Kehrseite der kollektiven Verdrängung des Leidens der Gesellschaft an ihren eigenen, tiefen Wunden ist?

Um die Illusion fortwährenden psychischen und physischen Wohlbefindens aufrechtzuerhalten, müssen die existentiellen Fragen, die Fragen nach dem Unverfügbaren, jene nach Krankheit und Tod, wie man damit umgehen kann und damit umgehen soll, möglichst aus dem öffentlichen wie privaten Diskurs ausgeblendet werden.

Weil aber Leiden systematisch verdrängt wird, kehrt es in anderer Gestalt wieder. Vieles spricht dafür, daß die wachsende Brutalisierung der Gesellschaft ein Ergebnis jenes kollektiven Zustands sprachlosen Leids ist – eines Leids, das sich nicht mit-teilen kann, weil die Sprache des Leids nicht verstanden wird!

Wer sein Leiden nicht mitteilen kann, bei dem bleibt es in ihm und vergiftet ihn. Darin steckt auch ein radikaler kommunikationsethischer Imperativ: Nur wer die kommunikative Not verwandelt, verwandelt damit auch die existentielle Not des anderen!

Kommunikation ist wesentlich mehr als der bloße Austausch von Worten. Kommunikation ist ein überaus komplexer Prozeß wechselseitiger Teilhabe: ich werde ein Teil von dir und du wirst ein Teil von mir. Und nur insofern dies geschieht, geschieht auch Verständigung. Nur wenn wir in einander Eingang finden, findet Kommunikation und mit ihr auch Transformation statt. Unsere Worte können dem anderen zum Wohl und zum Heil, oder aber zum Unheil und zum Schaden gereichen.

Das Wissen um diese existentielle Dimension von Kommunikation, ihre fundamentale und unverzichtbare Bedeutung für diejenigen Zustände, die wir als „gesund" oder „krank" bezeichnen, ist uns allen – mitten in einer Inflation von Worten und Bildern, die schon deswegen nichts mehr bedeuten – weitgehend verloren gegangen.

Daß auch die etablierte wissenschaftlich-technische Medizin kaum kommunikative Sensibilität und nur wenig Ahnung von der lebenserhaltenden Wirkung von Kommunikation hat, vermag zwar angesichts der vorherrschenden Logik ihres mechanistischen Denkens nicht weiter zu verwundern, trägt aber entscheidend dazu bei, daß ihr immer mehr Menschen das Vertrauen entziehen und sich voll Enttäuschung von ihr abwenden…

Die Medizin trifft das Problem pathogener Kommunikationsstörungen gleich mehrfach: Zum einen hat sie in immer stärkerem Ausmaß mit den vielfältigen psychosomatischen Folgen dieser kommunikativen Störungen in der Gesellschaft zu tun, ohne aber in der Lage zu sein, auch nur annähernd adäquat darauf zu reagieren.

So hat etwa Angst in den vergangenen Jahren weltweit zugenommen, aber diese soziale und kommunikative Ausdruckskrankheit „Angst" wird – nach Schätzungen der WHO – nur von einem Drittel der Ärzte richtig erkannt und behandelt, während sich der Rest auf die bloße Verabreichung von Psychopharmaka beschränkt.

Zum anderen leidet die moderne High-Tech-Medizin selbst – und mit ihr die Patienten – an quälendem Kommunikationsverlust. Damit trägt sie selbst nicht unwesentlich zu jenem beklagenswerten Zustand bei, zu dessen Behebung oder zumindest Linderung die Medizin beitragen soll. Die hochentwickelte Medizin hat ein unterentwickeltes kommunikatives Gewissen.

Der Umstand, daß „Krankheit" und „Gesundheit" heute zum Millionengeschäft geworden sind, gibt Anlaß zur Sorge und kann als Symptom einer allgemeinen Verfallserscheinung der medizinischen Kultur angesehen werden.

Nicht weniger besorgniserregend, wenn auch nicht so spektakulär, ist die voranschreitende Dehumanisierung der Beziehung zwischen Arzt und Patient und die damit verbundene pathogene kommunikative Verweigerung des Medizinsystems. Nur gibt es dafür – im Unterschied zum kriminellen Geschäft mit lukrativen Diagnosen oder riskanten, aber gewinnträchtigen Therapien – weder Kläger noch Richter.[2]

Im Laufe der vergangenen Jahre hatte ich mehrfach Gelegenheit, bei verschiedenen Ärzte-Kongressen und Symposien auf die existentielle und heilsrelevante Bedeutung von Kommunikation in der Begegnung zwischen Arzt und Patient hinzuweisen.

Bemerkenswert dabei war die Bereitschaft nicht weniger Ärzte, Allgemeinmediziner genauso wie Fachärzte und Kliniker, die vorgetragene Problemsicht und Kritik am kommunikativen Versagen des Medizinsystems aus dem Munde eines Nicht-Mediziners zumindest zur Kenntnis zu nehmen, oft auch zu teilen.

In guter Erinnerung ist mir in diesem Zusammenhang ein Gespräch mit dem Chefarzt einer deutschen, urologischen Klinik. Er meinte mit Blick auf die schwere Kommunikationskrise in der Medizin: „Was wir brauchen, ist eine neue Philosophie der Medizin!" Genau darum geht es. Aber eine solche neue Philosophie entsteht nicht von heute auf morgen. Das braucht Zeit. Solange aber können die Patienten in ihrem verzweifelten Versuch, der pathogenen kommunikativen Isolation zu entkommen, nicht warten.

Inzwischen kann – ja muß – damit begonnen werden, den Mantel des Schweigens und nicht selten auch des Verschweigens, wenn es etwa um ärztliche Fehlhandlungen geht, abzuwerfen. Schweigen und Verschweigen läßt sich durch nichts, am allerwenigsten durch den häufigen, aber meist nur vorgetäuschten Grund, Patienteninteressen schützen zu wollen, rechtfertigen.

Es ist abzusehen, daß eine solche neue Philosophie der Medizin nur darin bestehen kann, die Bedeutung des menschlichen Geistes, die Bedeutung der Gedanken und Vorstellungen, letztlich die Bedeutung der Spiritualität für die psycho-physische Befindlichkeit, für das Finden des „rechten Maßes" zu entdecken bzw. *wieder* zu entdecken.

Platon verstand unter „Gesundmachen" das Herstellen eben dieses rechten Maßes, der rechten Mitte, des Angemessenen (μεσότης). Und mit gutem Grund geht „Medizin" und „Meditation" auf eine gemeinsame etymologische Wurzel, zurück.

Mit der Entschlüsselung der heute noch weithin rätselhaften psycho-neuro-immunologischen Zusammenhänge werden die notwendigen empirischen Einsichten für diesen seit alters her bekannten Zusammenhang zwischen Geist und Körper geliefert.

Das Verständnis des Menschen als „kommunikatives Netzwerk" ist ein erster Schritt zur Entwicklung einer neuen „medizinischen Kommunikationskultur".

Denn nur eine kommunikative Medizin kann die Bedingungen dafür bereitstellen, daß es bei erkrankten Menschen zu einer heilsamen Beziehung zwischen Geist und Körper kommen kann.

Es sind mentale Bilder und Glaubensüberzeugungen, die Immunreaktionen am Krankheitsherd zu schaffen vermögen – es sind aber auch die positiven menschlichen Kommunikationsbeziehungen, die sanative Wirkungen entfalten.

Kommt es hingegen zum zwischenmenschlichen Verstummen, zum Verstummen der Zwischenmenschlichkeit, dann verstummt auch der Geist des Menschen und mit ihm die Kraft zur (Selbst-) Heilung.

In Anlehnung an Simone Weil könnte man sagen: Wer sein Leiden nicht mitteilen kann, dessen Geist vermag auch keine heilende Kraft zur Steuerung des Krankheitsgeschehens zu entfalten.

Ich bin überzeugt: Der Weg zu einer neuen Philosophie der Medizin ist unabdingbar und vordringlich auch mit der Entwicklung einer neuen medizinischen Kommunikationskultur verbunden. Und da ist jeder Tag, der versäumt wird, ein Tag zuviel an nicht gelindertem Entsetzen, ein Tag zuviel an lähmender Angst und zermürbender Ungewißheit, ein Tag zuviel an Leid, das vergiftet, weil es nicht mitgeteilt werden kann…

Was der Medizin not tut, was uns allen im Umgang miteinander not tut, ist die Einsicht, daß Kommunikation lebenswichtig – überlebenswichtig – ist. Und daß die heilsame Kraft unserer Worte aus der Kraft unserer Überzeugungen, der Kraft unseres Glaubens kommt…

Das hat mich veranlaßt, dieses Buch zu schreiben.

Wien, im Frühjahr 1998
Maximilian Gottschlich

Dank

Danken möchte ich allen jenen, die mir in den vergangenen Jahren zahlreiche
Gelegenheiten boten, im Rahmen von Fachtagungen und Kongressen meine
Überlegungen zum Problem wachsenden Kommunikationsverlustes zwischen
Arzt und Patient zur Diskussion zu stellen: Dem Doyen der deutschsprachigen
Kommunikationssoziologie Prof. Alphons Silbermann und seinem Mitarbeiter
Prof. Walter Nutz von der Deutschen Gesellschaft für Kommunikationsforschung
e. V. Köln, für die wiederholten Einladungen zu der von ihnen ins Leben gerufe-
nen internationalen Symposions-Reihe „Gesundheit und Medien"; Malte Wilkes
vom Institut für angewandte Marketing-Wissenschaften (IFAM) Düsseldorf, für
sein Engagement, den – nicht selten provozierenden – interdisziplinären Dialog
zwischen Medizin und Kommunikationswissenschaft in Gang zu halten; Ing.
Alexander Ammann von der Internationalen Quintessenz Verlagsgruppe und Ge-
neraldirektor Franz Rupp von der Niederösterreichischen Gebietskrankenkasse für
ihr reges Interesse an medizinischen Grenzfragen.

Sie alle haben mich dazu ermutigt, diese Problematik in Buchform zusammen-
zufassen. Besonderer Dank gilt hierbei Frau Elisabeth Pribasnig, die mit nahezu
unerschöpflicher Geduld, Sorgfalt und großem Einfühlungsvermögen das Manu-
skript besorgte. Meiner Familie danke ich dafür, daß sie in dieser Zeit meine bisweilen rigorose kommunikative Verweigerung ertrug und darauf verzichtete, mir
meinen Rückzug als Anti-These zum Thema und Inhalt dieses Buches auszulegen.

Inhalt

Einleitung

Medizin am Wendepunkt

Die Medizin der Zukunft wird eine kommunikative Medizin sein oder sie wird die Menschen verlieren, für die sie eigentlich da ist. Die Fortschritte und Leistungen der modernen wissenschaftlich-technischen Medizin sind unbestritten. Ebenso unbestritten ist aber auch das wachsende Unbehagen der Menschen an dieser Medizin.

Woher kommt das anhaltende Mißtrauen, die tiefe Skepsis? Warum glauben immer weniger Menschen daran, daß die moderne Medizin mit all ihren Errungenschaften sie auch heilen kann? Warum flüchten immer mehr Patienten vor dem etablierten Medizinsystem und suchen Hilfe bei alternativen Heilverfahren? Warum zweifeln selbst immer mehr Schulmediziner am Sinn ihres Tuns und brennen innerlich aus? Alles deutet darauf hin, daß die wissenschaftliche Medizin an einem Wendepunkt angelangt ist. Und es sind nicht zuletzt die von einer menschenfeindlichen Medizintechnokratie enttäuschten Patienten, die diesen Prozeß beschleunigen.

Das cartesische Bild der Welt als großer Maschine und des menschlichen Körpers als Uhrwerk, die strikte Trennung von Körper und Geist und das Prinzip, die komplexe Welt in widerspruchsfreie Modelle zu zwängen, um sie meßbar zu machen, und was nicht meßbar ist, abzuleugnen, zu eliminieren oder als Irrtum abzutun,[1] hat die Entwicklung der modernen Wissenschaft und mit ihr die Entwicklung der neuzeitlichen Medizin entscheidend geprägt.

Die etablierte Medizin verdankt sich, wie die neuzeitliche Wissenschaft insgesamt, der systematischen Suche nach objektivem Wissen. Wie in vielen anderen Wissenschaften auch, wurde damit aber die subjektive, menschliche Sphäre und mit ihr die darin enthaltene transzendente Basis des Bewußtseins eliminiert. Deswegen tut sich die neuzeitliche wissenschaftliche Medizin so schwer mit der Einsicht, daß der jeweilige Zustand körperlicher Befindlichkeit, daß Gesundsein oder Kranksein eine entscheidend geistig-seelische Dimension aufweist, die sich einer bloß medizinisch-apparativen Diagnostik entzieht.

Im biomedizinisch reduzierten Menschenbild besteht dementsprechend auch kein Bedarf nach einer intuitiven Erkenntnismethode, wie sie der Kunst des

Heilens immer schon zugrunde lag. Das Maschinen-Modell des Menschen hat weder Platz für Geist noch für Intuition oder intuitive Gewißheit. Allenfalls gesteht die moderne Medizin – mit verächtlichem Blick auf die Placebo-Forschung – der „subjektiven Einbildung" eine gewisse, meist betont unterspielte und belächelte Bedeutung zu, wenn es um offenkundige Heileffekte geht, die mit dem herkömmlichen mechanistischen Verständnis der naturwissenschaftlichen Medizin und ihren strikt definierten Erfolgsbedingungen nicht erklärbar sind.

Heute beginnen wir zu ahnen, daß die Komplexität der Systeme, des Makrokosmos genauso wie des Mikrokosmos, über alles bisher Gedachte weit hinausgeht, tradierte Wirklichkeitsmodelle sprengt, und scheinbar feststehende Gesetzmäßigkeiten aufhebt. Der cartesianische Dualismus, auf dem die gesamte abendländische Wissenschaft beruht, die künstliche Trennung von Geist und Materie, Subjekt und Objekt, wird zunehmend als obsolet, als längst unbrauchbar gewordene Krükke unseres Denkens der Wirklichkeit erkannt.

„Den cartesianischen Dualismus," schreibt Carl Friedrich von Weizsäcker, „habe ich nie verstehen können, es sei denn als Herrschaftsideologie. Warum soll die ausgedehnte Wirklichkeit nicht auch denken können, warum soll das Denken sich nicht ausgedehnt darstellen können?"[2]

Die Dinge und Erscheinungen der Welt hängen mehr miteinander zusammen, als wir bisher angenommen haben: „… jede entscheidbare Alternative hängt in Wahrheit mit jeder anderen zusammen… Und die Welt ist nicht aus Objekten zusammengesetzt, nur der endliche Verstand des Menschen zerlegt das Ganze, zu dem er selbst gehört, in Objekte, um sich zurechtzufinden. Dies zu begreifen, ist der Anfang des Aufstiegs."[3]

Und der Physiker und Philosoph Hans-Peter Dürr faßt mit Blick auf die Einsichten der Quantenphysik die wachsend Konvergenz von Naturwissenschaft und Religion so zusammen:

„Eine konsistente Erklärung der Quantenphänomene kam zu der überraschenden Schlußfolgerung, daß es eine objektivierbare Welt, also eine gegenständliche Realität, wie wir sie bei unserer objektiven Betrachtung als selbstverständlich voraussetzen, gar nicht ‚wirklich' gibt, sondern daß diese nur eine Konstruktion unseres Denkens ist, eine zweckmäßige Ansicht der Wirklichkeit, die uns hilft, die Tatsachen unserer unmittelbaren äußeren Erfahrung grob zu ordnen. Die Auflösung der dinglichen Wirklichkeit offenbarte, daß eine Trennung von Akteur und Zuschauer, von subjektiver und objektiver Wahrnehmung nicht mehr streng möglich ist. Eine ganzheitliche Struktur der Wirklichkeit zeichnete sich ab. Die gesetzlichen Zusammenhänge lockerten sich. Das zukünftige Geschehen erwies sich nicht mehr als mechanistisch festgelegt, sondern nur noch als statistisch determiniert.

Hatte man ursprünglich vermutet, daß das ‚Transzendente' im Laufe der Entwicklung der Narutwissenschaften immer weiter zurückgedrängt werden würde, weil letztlich alles einer rationalen Erklärung zugänglich sein sollte, so stellte sich nun im Gegenteil heraus, daß die uns so handgreiflich zugängliche materielle Welt sich immer mehr als Schein entpuppt und sich in eine Wirklichkeit verflüchtigt, in der nicht mehr Dinge und Materie sondern Form und Gestalt dominieren."[4]

Und er fügt ergänzend hinzu, indem er sich auf den englischen Mathematiker und Astrophysiker Sir Arthur Eddington bezieht: „Die physikalische Welt erscheint als eine Konkretisierung der Transzendenz, ‚ähnlich' den Wellen im, die Transzendenz symbolisierenden, Wasser des Meeres."[5]

Damit werden aber auch für die moderne Medizin neue Maßstäbe ihrer wissenschaftlichen (Selbst-)Wahrnehmung gesetzt. Und das könnte sie wieder näher hin zum Ganzen des Menschen führen. Denn es kann ja nicht übersehen werden: Je tiefer die kausal-analytische Medizin in den Funktionszusammenhang des menschlichen Körpers eingedrungen ist, je differenzierter die Einsichten in die Pathophysiologie der Krankheit, je komplexer die Technologie in den Spitälern, die Bürokratie ihrer Verwaltung, je größer die Spezialisierung und je anonymer die arbeitsteilig organisierten medizinischen Verfahren, desto mehr ist der neuen Medizintechnokratie der leidende Mensch in seiner Ganzheit, seiner Würde und Autonomie verloren gegangen. Der Patient wird nicht als Individuum, sondern als „Fall" wahrgenommen, als Objekt, das be-handelt wird, an dem bestimmte wissenschaftliche Methoden und Regeln im vom jeweiligen wissenschaftlichen Modell vorgegebenen Sinn zur Anwendung gebracht werden. Das funktioniert aber nur unter der Voraussetzung, daß die subjektive Dimension des Krankseins zugunsten der Annahme einer vom Individuum unabhängigen „objektiven" Krankheit eliminiert werden kann. Das aber ist ein fataler Trugschluß.

Die dem naturwissenschaftlichen Paradigma zugrundeliegende Trennung zwischen wissenschaftlichem Beobachter (Arzt) und beobachtetem Objekt (Patient) bedeutet, daß die Krankheit als etwas ontologisch Unabhängiges von der Wahrnehmung des Patienten und der Wahrnehmung des Arztes betrachtet wird. Gegen diesen Dualismus von Subjekt und Objekt, Beobachter und Beobachtetem, sprechen gerade die Einsichten der modernen Physik, die mit der Quantentheorie und dem Aufweis des Verschwindens der Grenze zwischen objektiver Welt und subjektivem Bewußtsein, einen Paradigmenwechsel in der Wissenschaft einleiteten.[6] Sehr deutlich hat dies W. Heisenberg ausgedrückt, wenn er sagt: „Die Naturwissenschaft beschreibt Natur nicht einfach so, wie sie ‚an sich' ist, sie ist vielmehr ein Teil des Wechselspiels zwischen der Natur und uns selbst …Was wir beobachten, ist nicht die Natur selbst, sondern die Natur, die unserer Art der Fragestellung ausgesetzt ist."[7]

In Analogie dazu könnte man sagen: Was die wissenschaftliche Medizin beobachtet, ist nicht „die" Krankheit an sich, sondern der Zustand, der der Art der medizinischen Fragestellung ausgesetzt ist. Was der Arzt bei einem Patienten „findet", hängt auch davon ab, was er zu finden erwartet. „Krankheit" ist also auch – natürlich nicht nur – jeweiliges Ergebnis ärztlicher Interpretation. In jede Diagnose gehen der Arzt und die Methoden seiner professionellen Wahrnehmung mit ein. Genauso wie der Erfolg einer Therapie nachweislich von der Überzeugung, vom Glauben des Arztes – und natürlich auch vom Glauben des Patienten – an diesen Erfolg abhängt. Damit ändern sich die überkommenen Denkvoraussetzungen der modernen Medizin radikal: Die scheinbar festgefügten, objektiven Gesetzmäßigkeiten der naturwissenschaftlich verfahrenden Medizin müssen sich der Welt des Geistes und seiner schöpferischen, heilenden Kraft öffnen.

Darin wird die eigentliche Herausforderung der Medizin für die Zukunft liegen.

Heilen ist Kommunikation

Es gibt nicht nur die wissenschaftlich-rationale und die umfassende Wirklichkeit zugleich fragmentarisierende Wahrnehmung, auch wenn sie in unserer Gesellschaft Priorität genießt, es gibt daneben auch eine viel elementarere, affektive Wahrnehmung. Sie kommt der Wahrnehmung des Ganzen oftmals wesentlich näher als die wissenschaftliche Rationalität. Gerade dort, wo existentielle Erfahrungen, wie jene von Krankheit, Schmerz und Leid über den Menschen hereinbrechen, dort wird die affektive Wahrnehmung seinsbestimmend. Und darauf sind wir nur schlecht oder gar nicht vorbereitet. Es fehlen uns vielfach die feinen „Antennen", um die hinter der augenscheinlichen Realität verborgene Wirklichkeit zu erfassen. Es fehlen uns vielfach die Worte, mit der durchbrechenden Macht der Gefühle umzugehen, der affektiven Wahrnehmung eines Leidenden kommunikativ, und damit dieses Leid mindernd, zu entsprechen.

Jeder von uns ist Teil eines komplexen, dynamischen Beziehungssystems, in dem die wechselseitige Wahrnehmung den wahrgenommenen – und als wahr angenommenen – Zustand jedes der daran beteiligten Partner verändert. Das gilt natürlich auch und ganz besonders für die oft existentielle Beziehung zwischen Arzt und Patient. In dieser Beziehung kann sich ungeahntes, überraschendes Heilungspotential entfalten – es können aber auch ebenso ungeahnte, dunkle Seiten zum Vorschein kommen, die etwa mit der Beziehung des Arztes zu sich selbst und seiner eigenen, inneren – meist verdrängten – Verwundung zusammenhängen. Auf diesen Zusammenhang werden wir in Teil II näher eingehen.

Die Arzt-Patienten-Beziehung ist äußerst ambivalent. Die Problematik der vielfach angezeigten Defizite ärztlicher Kommunikation und die Frage nach den Möglichkeiten ihrer Behebung machen es notwendig, diese grundlegende Ambivalenz nicht aus den Augen zu verlieren. Vieles an kommunikativem Fehlverhalten von

Ärzten, aber auch an glückenden, heilsamen Begegnungen, hängt mit dieser grundsätzlichen Ambivalenz zusammen. Man darf sie nicht ignorieren, wenn man das Problem des Scheiterns ärztlicher Kommunikation möglichst an den Wurzeln anpacken möchte. Da dies in den einschlägigen Veröffentlichungen zur Thematik jedoch kaum geschieht, begnügen sich die meisten Autoren auch nur mit mehr oder minder plakativer Sprachkritik oder sprachkritisch angereicherten Verhaltensregeln im Umgang mit Patienten. Das geht aber weit am Kern des Problems vorbei und vermag daher auch nichts am beklagten Zustand einer tief reichenden Kommunikationskrise in der Medizin zu ändern.

„Heilen" hängt seit je, durch die ganze Medizingeschichte hindurch, immer auch mit Kommunikation in den verschiedensten Formen und auf den unterschiedlichsten Ebenen zusammen, wie umgekehrt „Kommunikation" immer auch Auswirkungen auf Heilungsprozesse hat. So zeigt etwa die Ethnomedizin sehr eindrucksvoll, welche zentrale, ja konstitutive Bedeutung beispielsweise der sozial-kommunikative Akt der Versöhnung für den Erfolg von Heilungsprozessen hat – der Versöhnung des Kranken mit seiner Umgebung, aber auch seine Versöhnung mit übernatürlichen Mächten.[8]

Im Weltbild der Naturvölker bzw. der traditionellen Gesellschaften versteht sich das Individuum als Teil des Universums, und eine Erkrankung steht als Hinweis für einen Konflikt im zwischenmenschlichen Bereich oder für eine Disharmonie in der Beziehung des Individuums zu den übernatürlichen Mächten. Diese holistische Weltanschauung sieht das Leben des Individuums in einem Kontinuum vom Weltlich-Irdischen zum Transzendent-Religiösen, da unter gesellschaftlicher Gemeinschaft nicht nur die soziale Umgebung, sondern auch Ahnen, Gottheiten und „übernatürliche" Kräfte verstanden werden. Insofern beruht die traditionelle Heilkunde auf einer magisch-religiös geprägten „Logik", schöpft ihre Kraft aus dem kulturell verankerten Glauben, operiert mit symbolischen Bildern und Ritualen und legt großen Wert auf die Stärkung der Heilungsbereitschaft des erkrankten Individuums: alles Indizien für die zentrale, unverzichtbare Rolle der Kommunikation in der Medizin der Naturvölker. Dabei übernimmt der Heiler, etwa der Schamane, mit Hilfe seiner Fähigkeit der Ekstase, also seiner Fähigkeit des Aus-sich-Heraustretens, die Funktion eines Mediums, eines geistigen Führers, der auf den verschiedenen Ebenen der jeweils gestörten und daher auch krankmachenden kommunikativen Beziehungen vermittelt und das gestörte harmonische Gleichgewicht wiederherstellt.

Dabei geht es primär um die Begleitung und Führung der Seele (Psychopompensis).[9] Diese Begleitung der Seele ist eingebettet in einen komplexen und dynamischen interaktiven Prozeß zwischen Patient, Heiler, Gruppe und den kosmischen übernatürlichen Kräften: „Der Medizinmann ist ein Seelenarzt ... Er verschafft dem Patienten Frieden, indem er seine Beichte anhört. Sein starkes System, das den Zweifel nicht kennt, zerstreut die Angst, stellt das Selbstvertrauen wieder her und flößt Hoffnung ein … der primitive Psychotherapeut arbeitet nicht nur mit der Stärke der eigenen Persönlichkeit. Sein Ritus ist Teil des gemeinsamen Glaubens der ganzen Gemeinschaft, die nicht selten in corpore bei der heilenden Handlung mitwirkt … Mit ihrem vollen Gewicht werden Religion, Mythen und Gemeinschaftsgeist des Stammes in die Behandlung eingebracht."[10]

Nicht nur die Ethno-Medizin kennt die wundersame Kraft der Kommunikation. Im Alten Testament, im Buch der Weisheit (16, 11), ist davon die Rede, daß die Söhne Gottes, die Israeliten, den sie bedrängenden Gefahren für Leib und Seele unbeschadet entkommen konnten: „Weder Kraut noch Wundpflaster machten sie gesund, sondern dein Wort, Herr, das alles heilt." Es ist das göttliche Wort, das heilende Kraft entfaltet. Es ist aber auch das menschliche Wort, das des Arztes, das jedes Mitmenschen, das dem anderen zum Heile gereichen kann.

„Es geht nichts anderes zwischen ihnen vor", charakterisiert S. Freud das analytische Gespräch in seiner Schrift *Die Frage der Laienanalyse* 1926, „als daß sie miteinander reden … Worte können unsagbar wohl tun und fürchterliche Verletzungen zufügen."[11] Das gilt nicht nur für den besonderen Anwendungsfall des analytischen Gesprächs, das gilt für jede Begegnung zwischen Arzt und Patient und das gilt – obwohl wir uns dessen kaum bewußt sind – insgesamt und für viele Formen kommunikativer Begegnung, die wohltuend-heilsam oder verletzend sein können.

Noch deutlicher formuliert es die amerikanische Krebsspezialistin R. N. Remen, Gründerin und Direktorin des Institute for the Study of Health and Illness in Commonweal, USA, mit Blick auf ihre Erfahrungen bei der Betreuung von Krebspatienten: „… jeder von uns ist verwundet, und jeder von uns verfügt über Heilkräfte. Ich heile dich und du heilst mich … Mehrmals täglich vertauschen wir vielleicht diese Positionen. Es geht dabei nicht um Fachkenntnis, sondern um etwas viel Natürlicheres. Wir alle sind verwundete Heiler."[12]

Die kommunikative Begegnung ist Teil des Heilprozesses. Heilen ist, genauso wie Kommunikation, ein auf Gegenseitigkeit, auf gegenseitigem Engagement am anderen beruhender Prozeß: „Deshalb werden wir beide bei diesem Prozeß geheilt. Ich wurde durch jede Therapiewoche geheilt, und so erging es auch den übrigen Therapeuten."[13], beschreibt R. N. Remen diesen Vorgang wechselseitiger heilsamer Beeinflussung in der kommunikativen Beziehung.

Der Dualismus zwischen Arzt und Patient erscheint damit zugunsten eines übergeordneten und umfassenden Verständnisses von Heilen aufgehoben: Alle, der Arzt nicht weniger als der Patient, befinden sich in Not, bedürfen der Heilung und können in der kommunikativen Begegnung die Chance ergreifen, einander gegenseitige Hilfe zuteil werden zu lassen.

Umgekehrt: Die Erfahrungen der Harmonie, des sich Wohlfühlens sind immer auch Erfahrungen positiver, glückender Kommunikationsbeziehungen. So kann man sagen: Gesundheit beruht auf Kommunikation! „Kommunikation" ist ein komplexer, dynamischer Vorgang wechselseitigen Gebens und Nehmens. Dieser komplexe, Sinn und Gemeinsamkeit stiftende Aktivierungsprozeß findet auf den verschiedensten Ebenen menschlicher Existenz statt, auf der physiologischen Ebene genauso wie auf der psychischen und sozialen Ebene menschlicher Seinserfahrung. Da jede dieser Ebenen aufs engste mit jeder anderen verbunden ist, sie also auch untereinander ein vernetztes, komplexes Kommunikationssystem bilden, führen Störungen auf einer Ebene unweigerlich zu Störungen im Gesamtsystem. Wie umgekehrt, positive Kommunkationserfahrungen im sozialen Umfeld sich auch positiv auf Seele und Körper auswirken.

So gibt es deutliche Anzeichen dafür, daß gerade die Möglichkeit, Gefühle ausdrücken zu können, also die Verarbeitung von Emotion durch Äußerung – im Sinne von Veräußerung – Immunreaktionen hervorruft. Der notwendige (im doppelten Sinn des Wortes) Kommunikationsprozeß durchläuft dabei verschiedene Phasen: Die Äußerung von Gefühlen bedeutet zunächst, sie begrifflich zu erfassen, sie in sprachliche Form zu bringen. Daran setzt in einer zweiten Stufe der Entwicklung die Einsicht an, daß das Ich mehr ist als das momentane Gefühl, etwa der Angst. Diese Erkenntnis wird dadurch möglich, daß das Äußern, das Aussprechen-Können von Gefühlen Distanz schafft. Distanz wiederum schafft den „Raum", andere Facetten des Ichs zu entdecken und andere Gefühle aktivieren zu können. So kann etwa ein aktiviertes Gefühl der Dankbarkeit, ein Gefühl der Erfüllung, positiv heilend auf die biophysiologische Ebene zurückwirken. Auf die Wichtigkeit gerade dieses Zusammenhangs von Kommunikation und kommunikativ mobilisiertem Wohlbefinden werden wir später noch näher eingehen.

Oder aber, was den Zusammenhang von Gesundheit und sozialer Integration betrifft: In einer groß angelegten Studie, die in Kalifornien bei 7000 Männern zwischen 30 und 69 Jahren durchgeführt wurde, konnte gezeigt werden, daß soziale Isolation weitreichende gesundheitliche Folgen hat. Die Autoren kommen zu dem Schluß, daß ein höherer Grad von sozialer Integration eine deutlich niedrigere Sterblichkeit bewirkt. Also nicht nur der allgemeine Gesundheitszustand, sondern selbst die Sterberate wird eindeutig davon beeinflußt, in welchem Maße Menschen soziale Unterstützung erfahren.[14]

Diese soziale Unterstützung vermittelt sich über vielfältige Formen kommunikativer Beziehungen. Wo diese fehlen – und die Kommunikationsgesellschaft beklagt hier in wachsendem Maße den Mangel an solchen sozial-kommunikativen Aktivitäten – bleibt dem Arzt gar nichts anderes übrig, als diese fehlende Kommunikation der Menschen mit ihrer Umgebung so gut wie möglich zu ersetzen.

„Wir können nicht die Versäumnisse der Gesellschaft ausgleichen", klagen in diesem Zusammenhang viele Ärzte. Doch! Die Aufgabe lautet: Menschen im Zustand wachsender Vereinsamung das zu bieten, was sie im Alltag nicht haben und weswegen sich auch ihr psycho-physischer Gesamtzustand verschlechtert. Nicht nur der Analytiker oder Gesprächstherapeut, sondern jeder praktische Arzt wird so – und ist es ja de facto schon längst auch – zum Kommunikationstherapeuten.

Es macht keinen Sinn, diese Entwicklung eines sozial-kommunikativen Vakuums zu ignorieren oder zu leugnen: soziale Isoliertheit macht krank, und der Arztbesuch, ja selbst die auftretenden Krankheitssymptome, sind vielfach eine Fluchtmöglichkeit aus dieser sozialen Isolation.

Für Heilung ist eine „heilende Umgebung", also ein positives Kommunikationsumfeld, von großer, viel zu oft unterschätzter Bedeutung. Das beginnt beim elementaren Kommunikationsakt „Berührung" und reicht bis zur Kommunikation über eigene Leiderfahrung etwa in Selbsthilfegruppen.

Wir stehen erst am Anfang, diese komplexen Zusammenhänge und damit die fundamentale Bedeutung von Kommunikation für Gesundheit und Genesung zu begreifen – besser gesagt: diese fundamentalen Zusammenhänge wieder zu entdekken und in unser fortgeschrittenes Bewußtsein neu zu integrieren. So paradox dies auf den ersten Blick auch scheinen mag: die Kommunikationsgesellschaft leidet nicht nur im übertragenen Sinn, sondern – man denke nur an die Fülle psychosomatischer Symptome – ganz real an der pathogenen Dynamik ihrer eigenen Widersprüche.

Der Kommunikation zwischen Arzt und Patienten kommt dabei ein zentraler, häufig negierter oder zumindest unterspielter Stellenwert zu. Meist jedoch ist das Scheitern dieser Beziehung vorprogrammiert: Die persönliche Wahrnehmung des – eigenen – Krankseins durch den Patienten und die Wahrnehmung der Krankheit durch den Arzt markieren höchst Unterschiedliches. Kennzeichnend für die heute übliche verkürzte Arzt-Patienten-Beziehung ist aber die fälschliche Annahme einer Identität beider Wahrnehmungsebenen. Dies führt dazu, daß die ärztliche Kommunikation lediglich dazu dient, die Wahrnehmung des Krankseins durch den Patienten, durch sprachliche Kategorisierung, Standardisierung, Versachlichungen, u.s.w. zu ersetzen. Während demgegenüber die kommunikative Erwartungshaltung des Patienten darauf gerichtet ist, daß der Arzt auch Aufmerksamkeit der *persönlichen* Wahrnehmung des Krankseins schenkt.

Im Unterschied zur Schulmedizin ist für die Ganzheitsmedizin die Einsicht selbstverständlich, daß die Art und Weise, wie Patienten ihr Kranksein, ihr Leiden empfinden, entscheidenden Einfluß auf den Heilungsprozeß hat. Die wachsende Depersonalisierung der Arzt-Patienten-Beziehung mag zwar für eine rein funktionelle Bewältigung medizinischer Aufgaben nicht hinderlich sein, steht aber einer heilenden Arzt-Patienten-Begegnung, in der diese persönliche Wahrnehmung des eigenen Krankseins kommunikativ gefördert werden sollte, diametral entgegen.

So reden zwar alle von Kommunikation und wie gut und schön und nützlich es wäre, mehr davon zu haben! Aber: jeder versteht darunter etwas anderes, und nicht wenige verstehen darunter das Falsche: nämlich die bloße Optimierung des Status quo! „Kommunikation" wird dann nicht selten als eine Art „Gleitmittel" für den reibungslosen Ablauf medizintechnologischer, diagnostischer und therapeutischer Verfahren mißverstanden. Dazu kann sie zwar auch dienen, aber darin liegt nicht ihr eigentlicher Anspruch!

Ich möchte in diesem Buch zeigen, daß Kommunikation nicht bloß ein Mittel zum Ziel, sondern, daß Kommunikation selbst das Ziel ist. Das macht es notwendig, sich mit der wachsenden kommunikativen Entfremdung im Arzt-Patienten-Verhältnis auseinanderzusetzen. Vieles an der Beziehung zwischen Arzt und Patient ist fragwürdig.

Etwa: Welche Faktoren tragen zum kommunikativen Scheitern bei? Worin bestehen die Strategien kommunikativen Vermeidungsverhaltens von Ärzten? Und worin liegen die Ursachen für die leidvoll erfahrbare kommunikative Abwehr von Patienten?

Umgekehrt: Welchen Anteil hat Kommunikation tatsächlich am Behandlungserfolg? Läßt sich ein Zusammenhang zwischen Kommunikation und Heilen auch empirisch erkennbar machen? Und: lassen sich einige grundlegende Bedingungen für positive, heilsame Kommunikation angeben? Das sind einige der zentralen Fragen, mit denen sich dieses Buch beschäftigt und auf die es Antworten zu geben versucht.

Aber dies ist kein Rezeptbuch! Jede Beziehung zwischen Arzt und Patient hat ihren eigenen kommunikativen Anspruch, der der jeweiligen Situation entspricht, in der die Begegnung in der Krankheit stattfindet. Nicht die Routine – vielmehr das Bewußtsein um die Einmaligkeit der Beziehung ist es, das Gemeinsamkeit und Sinn stiftet. Die Realität der durchschnittlichen Arzt-Patienten-Beziehung geht jedoch an diesem Anspruch weit vorbei. Meist dominiert – in Spitälern noch mehr als in normalen, eher „kundenorientierten" Arztpraxen – das medizinische Herrschaftswissen zur Durchsetzung diagnostisch-therapeutischer Maßnahmen. Wo aber diese sinnstiftende Erfahrung der Gemeinsamkeit fehlt und damit auch das entsprechende Verständnis für den existentiellen Zusammenhang von Kommunikation und Heilen, dort tut sich eine tiefe Kluft auf zwischen Ärzten und Patienten.

Trotz aller Propagierung des „Servicecharakters" ärztlicher Tätigkeit, bleibt diese Kluft, wenn auch meist kaschiert, bestehen. Und nicht selten wird dieses Verhältnis als feindliche Gegnerschaft empfunden. Was übrig bleibt, ist Gesprächsroutine, mit der nicht einmal die für diagnostisch-therapeutische Verfahren notwendigen Informationen erfaßt werden können. Ganz zu schweigen davon, daß bloß routinierte Gesprächsabfertigung auch nicht nur annähernd jene notwendige, weil eben die Not wendende, affektive Beziehung zum Patienten herzustellen vermag.

So verwundert dann auch nicht der empirisch indizierte Umstand, daß weder Ärzte und Pflegepersonal ausreichend Bescheid über ihre Patienten wissen, noch daß gar Patienten über genügend Informationen über die sie betreffenden medizinischen Interventionen und ihre möglichen bzw. erwartbaren Folgen verfügen.

Nicht positive und insofern heilswirksame Kommunikationserfahrungen prägen das Bild der komplexen Beziehung zwischen Ärzten und Patienten, sondern Erfahrungen des kommunikativen Scheiterns, der Enttäuschung, der Einsamkeit, des Nicht-verstanden-Werdens. Der iatrogene – also durch das Medizinsystem selbst verursachte und den Patienten schädigende – Kommunikationsverlust ist das alarmierende Symptom einer tiefgreifenden geistigen Krise des modernen Medizinsystems. Sie läßt sich mit bloßen angelernten Verbalstrategien nicht beheben. Die Sprache des Mitleids kennt keine Rhetorik! Und bloß antrainierte soziale Geschicklichkeiten werden dem existentiellen Anspruch ärztlicher Kommunikation nicht gerecht.

Erwartet werden nicht kommunikative Täuschungsmanöver, sondern ärztliche kommunikative Zuwendung zum Patienten. Das läßt sich nicht in Wochenendseminaren antrainieren! Die Kraft der Kommunikation – nicht nur der ärztlichen Kommunikation – kommt aus der Authentizität, der Übereinstimmung der Worte mit dem sie tragenden Sein. Um mit M. Buber zu sprechen: „Das Grundwort Ich – Du kann nur mit dem ganzen Wesen gesprochen werden ... Wer Du spricht, hat kein Etwas zum Gegenstand. Denn wo Etwas ist, ist anderes Etwas, jedes Es grenzt an anderes Es, Es ist nur dadurch, daß es an andere grenzt. Wo aber Du gesprochen wird, ist kein Etwas. Du grenzt nicht."[15]

Hier auf die Glücksritter des Megatrends „Kommunikation", die unglückliche Modebranche von Kommunikationstrainern zu setzen, hieße genau das Gegenteil dessen zu erreichen, was zu erreichen notwendig wäre. Bestenfalls stehen dann am Ende Schauspieler, die Ärzte spielen – währenddessen wir Ärzte brauchen, deren Worte mit dem ganzen Wesen gesprochen werden und insofern dies geschieht, dann auch mit diesen ihren Worten Heilkraft zu entfalten vermögen.

Der Widerschein des Leids

Einer der schärfsten Kritiker der etablierten Medizin, I. Illich, legt in seiner „*Nemesis der Medizin*" den Finger auf den wunden Punkt: „Bevor die Krankheit primär als organische oder Verhaltensabnormität aufgefaßt wurde, konnte der Patient hoffen, im Auge seines Arztes einen Widerschein seiner eigenen Qual und die Anerkennung der Einmaligkeit seines Leidens zu entdecken. Was er heute findet, ist der unbeteiligte Blick eines mit Input-Output-Berechnungen befaßten Buchhalters. Seine Krankheit wird ihm abgenommen und zum Rohmaterial für ein institutionelles Unternehmen gemacht. Sein Zustand wird nach abstrakten Regeln interpretiert, und zwar in einer Sprache, die er nicht versteht. Er wird über ihm fremde Gegenstände belehrt, die der Arzt bekämpft – aber nur insoweit der Arzt es für notwendig hält, sich der Kooperation des Patienten zu versichern. Der Arzt bemächtigt sich der Sprache: der kranke Mensch wird aller sinnvollen Wörter für seine Qual beraubt, die durch linguistische Geheimniskrämerei noch vermehrt wird."[16]

Der unbeteiligte Blick des medizinischen Buchhalters, der keinen Widerschein des Leids des Patienten zeigt, hat zwar *auch* mit jener technisch-administrativen medizinischen „Nemesis" zu tun, die Illich beschreibt und kritisiert. Die „Nemesis der Medizin" reicht aber wesentlich tiefer: Sie reicht in die Tiefenschicht ärztlichen Seins, dorthin, wo der Arzt, sich selbst in der Begegnung mit dem heilsuchenden Patienten als verwundet und heilungsbedürftig erkennt. Das bestimmt in nicht unerheblichem Maße das ärztliche Kommunikationsverhalten. Und vieles, was an kommunikativen Defiziten in der Beziehung zwischen Arzt und Patient aufbricht, hat darin seine eigentliche, wenngleich verborgene, Ursache.

Die mythologische Figur des griechischen Gottes der Heilkunst, des selbst verwundeten und leidenden Asklepios, beschreibt der Medizinhistoriker Karl Kerényi – ein in Epidaurus gefundenes Kultbild vor Augen – so: „Ihn selbst bedrängen … die Leiden der Menschen, welche zu lindern sein Beruf ist."[17]

Dieses Bild des durch fremdes Leid bedrängten Arztes reicht längst nicht mehr in unsere Tage einer hochspezialisierten High-Tech-Medizin. Was den Arzt neben seinem eigenen verdrängten Leiden vor allem anderen bedrängt, das sind die kaum einzulösenden Ansprüche einer unübersehbaren Zahl von Patienten, die – weil sie Gesundheit auf Knopfdruck erwarten – eher als „Impatienten" anzusehen sind; das sind die Ansprüche und Forderungen eines hochbürokratisierten Medizinbetriebs, und das sind die damit einhergehenden selbstzerstörerischen Zweifel am Sinn des eignen Tuns.

Man kann über Illichs Thesen eines krankmachenden medizinischen Fortschritts, den er „Iatrogenesis" nennt, streiten. Man kann darüber streiten, ob sich die etablierte Medizin tatsächlich zu einer ernsten Gefahr für die Gesundheit entwickelt hat, weil das „Gesundheitssystem" klinische Schäden produziert, „die schwerwiegender als sein potentieller Nutzen" sind, weil dieses „Gesundheitssystem" die Verhältnisse, die die Gesellschaft krankmachen, begünstigt und weil dieses „Gesundheitssystem" schließlich „dem Einzelnen die Fähigkeit [nimmt], selbst zu gesunden und seine Umwelt zu gestalten."[18]

Über all dies kann man gewiß unterschiedlicher Auffassung sein. Kaum aber wird man über den Umstand des Vorhandenseins pathogener Kommunikationsstrukturen im modernen, arbeits- und verantwortungsteiligen anonymen Medizinbetrieb streiten können.

Aber welche Folgen hat dies für die Menschen, die diesem Medizinsystem ausgeliefert sind? Was bedeutet die Erfahrung systematischer, kommunikativer Verweigerung für die Bewältigung von Leid und für die Chance auf Heilung?

Und: Könnte es nicht sein, daß die vorhandenen grundlegenden Kommunikationsdefizite zwischen Ärzten und Patienten in unmittelbarem Zusammenhang stehen mit den zunehmend um sich greifenden Sinndefiziten innerhalb der Ärzteschaft, also mit den Erscheinungen des Leidens an der eigenen Profession?

Damit sollte jedenfalls eines deutlich geworden sein: wir brauchen nicht nur den wissenschaftlich-technologischen Fortschritt in der Medizin, sondern – noch viel dringender – einen Fortschritt in den Beziehungen zwischen der Medizin und den Menschen, die zu ihr Zuflucht nehmen. Die moderne Medizin als eine automatisierte Welt des Schweigens – nicht eines erfüllten Schweigens, sondern eines leeren Verstummens (K. Jaspers) – ist unmenschlich und untragbar! Mit billigen rhetorischen Tricks oder auch bloßen Strategien sozialer Geschicklichkeit ist aber niemandem wirklich gedient – weder den heilungsbedürftigen Patienten, noch auch den auf ihre Weise heilungsbedürftigen Ärzten.

Worum es vielmehr geht, hat Max Picard in unüberbietbarer Klarheit so ausgedrückt:

„Der Mensch wird mehr durch das Wort als durch alles andere bestimmt, er hängt mehr mit dem Wort zusammen als mit seiner Gestalt ..." Und: „Hat der Mensch das Wort nicht mehr, in welchem die Wahrheit ist und welches das Da-sein erzeugt, so wird seine Gestalt zur bloßen Erscheinung, und dieses Erscheinungshafte erzeugt auch Erscheinungshaftes, Verschwindendes, Fliehendes." Es ist das Wort, das „den Menschen aus der bloßen Gegenwärtigkeit des Augenblicks ... in den Augenblick der dauert, in ein Da-sein [holt]."[19]

Unser kommunikationsgestörtes, „malignes" Medizinsystem, läßt die Gestalt der Patienten, wie auch die Gestalt der Ärzte, die dieses System repräsentieren und exekutieren, zur bloßen Erscheinung verkommen...

Standen die im Vorwort als Leitgedanken zitierten Sätze Simone Weils für die Diagnose unserer kommunikationspathologischen Situation, so läßt sich mit Max Picard auf diese Diagnose die therapeutische Antwort geben: Der Mensch wird mehr durch das Wort als durch alles andere bestimmt – und es ist das Wort, in welchem die Wahrheit ist, das das Da-sein erzeugt!

Hinter dieser unendlich tief reichenden Einsicht verbirgt sich die ganze Programmatik einer kommunikativen Medizin.

***

Teil I
Das Elend der medizinischen Kommunikation

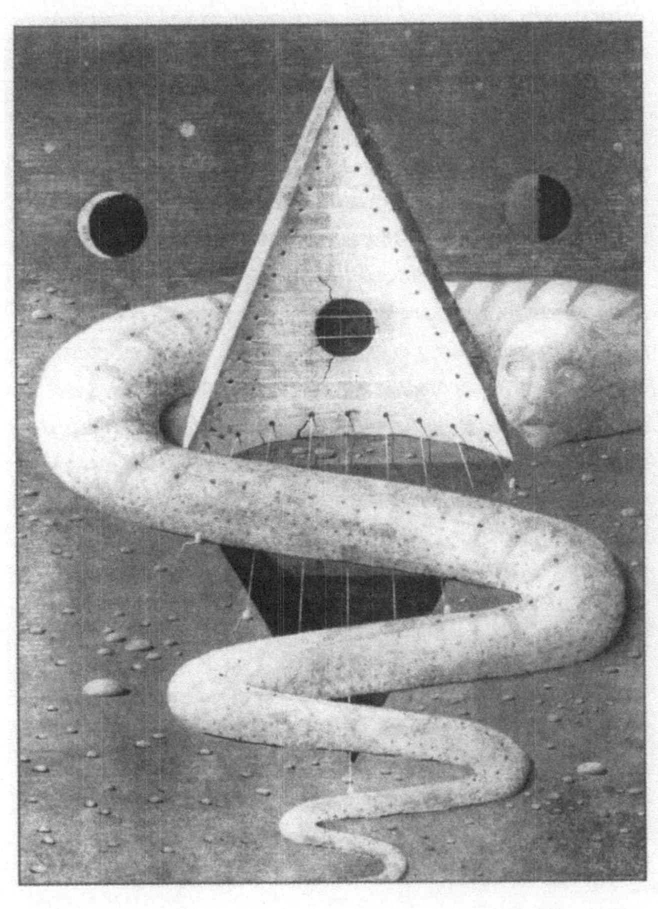

*In einem Brief schreibt Hildegard von Bingen: „Die
Seele entstammt der himmlischen Harmonie. Im
Gedenken daran wird sich der Mensch bewußt, daß die
Seele selbst etwas von dieser Musik in sich hat und
fordert sie im Psalm auf: Lobet den Herrn mit Zither-
spiel und psalliert Ihm mit der zehnsaitigen Harfe."
Auch die gesamte Schöpfung verstand Hildegard als
tönendes Gebilde: „Süß klingt der liebliche und herrliche Klang der Elemente in seiner Lebendigkeit, so wie
die wohltönende Stimme des menschlichen Geistes. Ein
jedes Element hat nämlich, wie es von Gott geordnet
worden, seinen Klang. Insgesamt erschallen sie wie das
Tönen von Saitenspiel und Zither, vereint in Harmonie."*

*Aber unsere Welt ist nicht ungestört, sie wird in
ihrem Zusammenklang beeinträchtigt. Das Ganze der
Schöpfung ist nicht mehr „vom großen Zusammenklang
alles geschöpflichen Seins durchweht", wie es bei
Hildegard heißt, sondern von Disharmonie und dem
Mißklang einer zerstörerischen Gegenmacht. – Die
Mythen der Völker erzählen von der großen Bedrohung
der Schöpfung durch einen Drachen oder eine Schlange.
Alles hat seine Lichtseite und seine dunkle Seite, was
existiert, ist auch von Auflösung bedroht, das Sein wird
vom Nichts belagert… Was uns bedroht, kann auch
eine tröstliche Wirkung haben: Die eigenen Kräfte
werden mobilisiert, eine höhere Aufmerksamkeit
entsteht, und die kämpferische Auseinandersetzung
führt zu einer klareren Bewußtwerdung.
(Text: Otto Betz)*

*Die Schlange – von alters her auch ein Symbol des
Arztes – legt sich über die Saiten der Harfe und bringt
sie zum Verstummen. Die Klangfarben der
Kommunikation zwischen Arzt und Patient erlöschen.*

1 · Vertrauenskrise als Kommunikationskrise

Es gibt einen direkten Zusammenhang zwischen der tiefen Vertrauenskrise, in der sich das moderne Medizinsystem befindet, und der vielfach belegten und beklagten Kommunikationsarmut zwischen Arzt und Patient.

Zum kranken „Gesundheitssystem" gehört nicht nur seine Unfinanzierbarkeit, dazu gehören nicht nur die vielfach verschiedenen pathogenen Folgen des modernen, hochtechnisierten Medizinsystems – zu diesem kranken Gesundheitssystem gehört auch eine zutiefst inhumane, krankmachende Kommunikationsstruktur, an der sowohl Ärzte als auch Patienten leiden.

Die einen „brennen aus", weil sich ihnen zunehmend der Sinn ihres ärztlichen Tuns verschließt, die anderen werden im hochbürokratisierten, arbeitsteilig organisierten und anonymen Medizinbetrieb systematisch um die Chance sinnhafter Erfahrung ihres Krankseins gebracht.

Noch nie zuvor war der Standard der medizinischen Versorgung so groß – noch nie zuvor war aber zugleich die Kluft zwischen dem Ärztestand und den Patienten so tief wie heute. Inmitten des allgegenwärtigen, wissenschaftlich-technischen Fortschritts blieb der Fortschritt in der Beziehung zwischen Arzt und Patient auf der Strecke. Womit wir heute zu tun haben, ist ein Zustand nur mühsam kaschierter Sprachlosigkeit zwischen beiden.

Subjektive Erfahrungen von Patienten und empirische Befunde gleichen einander: Zeitmangel, unzureichende Kommunikationsbereitschaft, mangelndes Einfühlungsvermögen, Unverständnis für den subjektiven Leidensdruck und Unverständlichkeit der verwendeten medizinischen Fachsprache sind die am häufigsten genannten Kritikpunkte, die Patienten Ärzten vorwerfen.[1]

In einer 1995 durchgeführten Repräsentativbefragung der österreichischen Bevölkerung wird das zunehmend gestörte Verhältnis zwischen Bevölkerung und Medizinsystem deutlich:[2] 37 % der Befragten glauben, daß sich Ärzte nicht genügend Zeit für Patienten nehmen. Die höchste Unzufriedenheit mit der knappen zur Verfügung stehenden oder gestellten Zeit zeigte sich in der Gruppe der bis zu 50-Jährigen (42 %), der Selbständigen bzw. freiberuflich Tätigen (63 %) und der Landwirte (86 %). Überdurchschnittlich zufrieden mit dem ärztlichen Zeitbudget sind die über 50-Jährigen, Arbeiter (47 %) und Pensionisten (55 %).

Mit zunehmendem Alter dürfte die Chance, überhaupt kommunikativen Kontakt mit dem Arzt haben zu können, wichtiger sein als die Kontakt – bzw. Kommunikationsdauer. Schwerer noch als der beklagte ärztliche Zeitmangel wiegt der Mangel an Interesse an den Problemen der Patienten. Dieses Gefühl, daß Ärzte nicht wirklich an den Problemen ihrer Patienten interessiert sind, hat jeder fünfte Österreicher (21 %). Zwar signalisiert noch die Mehrheit Vertrauen in die Ärzteschaft (61 %), aber immerhin 15 % der Österreicher stimmen der Aussage zu: „Ich traue den Ärzten nicht. Sie können nicht wirklich helfen": und fast ein Viertel aller Österreicher (24 %) ist sich nicht sicher, ob man Ärzten trauen soll oder nicht. Zu den Zweifelnden zählen überdurchschnittlich viele Frauen (27 %), die Gruppe der bis 30-Jährigen (32 %), Beamte und Angestellte (30 %) sowie ein auffallend hoher Anteil von Schülern und Studenten (38 %).

44 % der Befragten sind der Meinung, daß der kranke Mensch etwa im Spital dem System gegenüber ausgeliefert ist und auf die Behandlung keinen Einfluß nehmen kann; 35 % fühlen sich als Patient ernstgenommen und glauben, mitbestimmen zu können. Nur ein Drittel der Österreicher glaubt also an die Möglichkeit, im Ernstfall als mündiger Patient angesehen zu werden.

Solche und ähnliche Daten signalisieren mehr als nur eine Imagekrise des ärztlichen Berufsstandes. Zeitmangel, empfundenes Desinteresse und Zweifel an der Lösungskompetenz der Medizin insgesamt sind deutliche Signale einer ernsten, folgenschweren Vertrauenskrise der etablierten Medizin. Paradoxerweise eskaliert diese Vertrauenskrise in einer Zeit, in der die Gesellschaft gerade einen besonders hohen Bedarf an heilstiftenden Vertrauensbeziehungen hätte. Denn das, woran unsere Gesellschaft heute zunehmend leidet, ist mit dem Instrumentarium der modernen Medizintechnologie vielfach weder zu lindern noch gar zu beheben:

„Zwei Drittel der Patienten, die eine vertragsärztliche Praxis in Deutschland aufsuchen, leiden an sogenannten psychosozialen Befindlichkeitsstörungen, einem diffusen Gemisch aus unterschiedlichen Symptomen, die Leiden ausdrücken, ohne daß mit einem biomedizinisch reduzierten Menschenbild und einer medizinisch apparativen Diagnostik letztlich erfaßt werden kann, worum es geht...", diagnostiziert der Präsident der Berliner Ärztekammer, E. Huber. Und er fügt hinzu: „Daß über die Seele der deutschen Nation und dem Körper unserer Republik zur Zeit Ängste laufen, steht außer Frage. Und alle sensiblen Mediziner, Psychologen, Sozialarbeiter, Krankenschwestern melden mir zurück, daß Angst zugenommen hat die letzten Jahre. ... Und wenn Sie sehen, welche körperlichen Ausdrucksweisen Angst sich nehmen kann, können Sie auch gut verstehen, wie teuer, aber auch wie dysfunktional eine rein körperorientierte Hilfe ist, wie unerträglich schlecht das reine Maschinenbild vom Leben der Bürgerschaft im Lande wirklich hilft. Die soziale Ausdruckskrankheit, die hier am Beispiel der Angst wirklich dargestellt ist, ist auch eine kommunikative Krankheit, so daß in der Tat der Arzt in mir erkennen muß, daß vielleicht Kommunikatoren in der Zukunft bessere Heiler als die Biomediziner von heute sind."[3]

Untersuchungen in den USA belegen, daß 74 % aller Beschwerden, die Patienten in Krankenhäusern vorbrachten, unbekannte Ursachen hatten und auf „psychosoziale" Faktoren zurückzuführen waren. Ähnliches gilt für Arztbesuche: zwischen 60 % und 90 % aller Arztbesuche erfolgten aus streßbedingten Gründen.[4]

Kommunikative Zuwendung wird gesucht – Psychopharmaka werden verordnet: Die Zahl der schweren psychischen Erkrankungen hat sich zwar in den vergangenen Jahren nicht erhöht, aber dafür um so mehr die Zahl der leichten Depressionen und psychosomatischen Beschwerden. Beispielsweise zeigen Studien zur psychischen Gesundheit in Zürich: 30–40 % der Männer und 50–60 % der Frauen im Alter zwischen 20 und 30 Jahren klagten über psychosomatische Beschwerden. Jede vierte junge Frau hat bereits ärztliche Hilfe bei einer Depression in Anspruch genommen.[5]

Über diese Entwicklung schreibt der amerikanische Kardiologe H. Benson, auf dessen Forschungsarbeiten wir uns im Teil II noch näher beziehen werden:

„Für diese Beschwerden lassen sich vermutlich keine Ursachen finden, und sie lassen sich mit den Medikamenten und Methoden, auf die die moderne Medizin sich fast ausschließlich verläßt, nicht wirkungsvoll behandeln. Mit anderen Worten, in den meisten Fällen gehen wir mit unseren gesundheitlichen Problemen zu einer Ärzteschaft, die uns mit ihren äußerlichen Werkzeugen und Apparaten nicht zu heilen vermag. Daher wäre es gut, wenn sich die Ärzte stärker auf unsere inneren Mechanismen stützten. Viele Erfolge der modernen Medizin sind gar nicht auf die Heilkraft dessen zurückzuführen, was der Arzt tut oder verordnet. Wir sollten anerkennen, daß der Erfolg vieler unserer Behandlungsmethoden in Wahrheit auf der dem Menschen innewohnenden Heilkraft beruht."[6]

Zu ähnlicher Schlußfolgerung kommt auch E. Huber, wenn er fordert: „Der Arzt wird lernen müssen, aus seinem mühseligen, anstrengenden Kreislauf der perfekten Medizin auszusteigen, und der Mediziner wird morgen sehr viel mehr Kommunikator der Hilfe sein, als heute. Wir brauchen nicht mehr Bioingenieure, wir brauchen eher Spezialisten für menschliches Leben und Überleben, Spezialisten für Menschlichkeit im Leben und Sterben."[7]

Davon sind wir noch weit entfernt! Und die bloße Forderung nach mehr Menschlichkeit in der Medizin verhallt ungehört, wenn nicht zugleich die Wege gewiesen werden, wie sich diese Forderung verwirklichen läßt. Welche Richtung dabei auch immer eingeschlagen wird – der Weg führt immer über ein waches, kommunikatives Gewissen.

Kommunikative Deformation

Es häufen sich die Befunde, daß sich in Kliniken und Arztpraxen die Netze kommunikationspathologischer Deformation immer enger ziehen. Diese kommunikative Deformation wird entweder geleugnet, oder aber als Preis des medizinischen Fortschritts und schließlich als in Kauf zu nehmender, aber im großen und ganzen durchaus akzeptabler Notzustand mißverstanden! Schließlich hat man ja etwa als niedergelassener Arzt täglich zwischen 50 und 70 Patienten, die versorgt werden müssen…

„Kommunikation" wird so als verzichtbarer Faktor ärztlichen Handelns betrachtet. Vergessen oder verdrängt wird aber, daß damit die Medizin Leiden zufügt – Leiden, das im Mangel an kommunikativer Zuwendung begründet liegt.

Die Kommunikationskrise spiegelt direkt die Krise des modernen Medizinsystems wider. Ihre Kommunikationsnot ist Ausdruck ihrer geistigen Not. Nirgends kommt diese deutlicher und mit bedrohlicheren Konsequenzen zum Ausdruck als im klinischen Bereich. Hier ist der Patient am unmittelbarsten dem Zustand der Würdelosigkeit, dem Zustand der Entmündigung durch kommunikative Isolation ausgesetzt. Diese Entmündigung beginnt mit der Erfahrung asymmetrischer Kommunikation am Krankenbett und endet mit dem anhaltenden, krankmachenden Gefühl, nicht zu verstehen und selbst nicht verstanden zu werden.

In einer empirischen Studie zur asymmetrischen Kommunikation bei klinischen Visiten konnte etwa der deutsche Medizinsoziologe J. Siegrist zeigen, daß Ärzte bei Schwerkranken signifikant häufiger mit asymmetrischem Verbalverhalten reagieren, als bei prognostisch günstigeren Patienten (92 % zu 36 %). Also je kranker ein Patient ist, desto weniger wird er aktiv in das Gespräch einbezogen, wenn er überhaupt zu Wort kommt! Zudem gehen 80 % aller Initiativen im Arzt-Patienten-Gespräch von den Ärzten aus. Visiten dauern im Durchschnitt zwischen drei und vier Minuten pro Patient. Diese Zeit wird zwischen 50 % und 60 % vom Arzt bestritten, 10 % entfallen auf andere Teammitglieder. Nur 40 bis 60 Sekunden werden dem direkten Dialog mit dem Patienten gewidmet. Da fällt schon nicht mehr ins Gewicht, daß pro Visite drei Fachtermini verwendet werden, ohne daß sie dem Patienten erklärt werden.[8]

Hierbei handelt es sich nicht um Ausnahmeerscheinungen: Nach einer Studie der Deutschen Angestelltenkrankenkasse, in der 12.000 Patienten in Hamburg befragt wurden, beklagten die meisten Krankenhauspatienten eine psychisch unzureichende Behandlung. Nur ein Drittel der Befragten fühlte sich vom Personal ausreichend emotional unterstützt.[9]

In den Arztpraxen läuft die Kommunikation nicht besser: 97 % der von Emnid 1995 befragten Bürger in der BRD wünschen sich, daß das Gespräch mehr in den Vordergrund der Behandlung treten solle.[10] In solchen emotional schwer gestörten und auf ein Minimum reduzierten, asymmetrischen Begegnungen kommt nichts mehr von dem zum Tragen, was dem eigentlichen existentiellen Anspruch einer heilsamen Begegnung zwischen Arzt und Patient entsprechen würde. Das bleibt nicht ohne Rückwirkung auf die Gesellschaft und ihre Fähigkeiten, mit Krankheit und Leid umzugehen.

Die Begegnung zwischen Arzt und Patient ist ja insofern existentiell, weil in dieser Begegnung immer auch – meist unausgesprochen – die Beziehung zum Unverfügbaren, zum Leiden, letztlich zum Tod mitschwingt. Es handelt sich hierbei also um eine der wenigen nicht-trivialisierten Komunikationsbeziehungen, die uns, mitten in einer Situation unaufhaltsamer Inflation an Worten, deren Sinn- und Bedeutungsgehalt längst verloren gegangen ist, noch verblieben sind.[11]

Diese Chance bleibt aber weitgehend ungenützt und die damit verknüpften, tiefen, unausgesprochenen Hoffnungen und Sehnsüchte nach Existenzorientierung unerfüllt! So wird die Arzt-Patienten-Begegnung letztlich zu einer für beide Seiten verlustreichen Begegnung. Sie ist in der Regel das Gegenteil dessen, was existentielle und daher auch existenztragende Kommunikation sein könnte.

Was meint in diesem Sinn existentielle Kommunikation? Existentielle Kommunikation schließt beide Partner in eine Art Schicksalsgemeinschaft ein, in der die Entwicklung des einen an die Entwicklung des anderen gebunden ist. Existentielle Kommunikation, wie sie Karl Jaspers beschreibt, geschieht „… ohne Machtwillen auf dem gleichen Niveau, auf dem jedes Voran des Einzelnen nur erfolgt, wenn der Andere voran kommt, jeder Verlust des anderen eigener Verlust ist; sie (ist), das Zerbrochensein allen Seins für uns nicht übersehend, offen für Transzendenz."

Und: „Selbstsein und Wahrsein ist nichts anderes als bedingungslos in Kommunikation sein. … Existenz wird nur dann sich offenbar und damit wirklich, wenn sie mit der anderen Existenz, durch sie und zugleich mit ihr, zu sich selbst kommt."[12]

Darin liegt der eigentliche Anspruch einer nicht-trivialisierten Kommunikationsbeziehung, wie sie gerade die Arzt-Patienten-Beziehung sein sollte.

Kommt dieses „Zerbrochensein allen Seins" nicht gerade in der schweren Krankheit, in der Erfahrung: nichts ist so, wie es früher einmal war, mehr als deutlich zum Ausdruck?

Aber wie verhält es sich dann in der Praxis mit dem gleichen Niveau der Beziehung angesichts des Machtwillens des Arztes in der Durchsetzung seines Interpretationsmonopols, was diagnostische und therapeutische Maßnahmen betrifft? Ganz zu schweigen von der Frage nach der Offenheit für Transzendenz angesichts eines geschlossenen, positivistisch agierenden, für Transzendenz weithin unempfindlichen, medizinischen Denksystems? Und ist es nicht so, daß die alles durchdringende Empfindung von Verlust im Erleben von Krankheit fast nie durch die Wahrnehmung und Erfahrung eines Zugewinns an kommunikativer Zuwendung aufgewogen wird?

Der Onkologe und ehemalige Präsident der Deutschen Krebsgesellschaft, G. A. Nagel, stellt mit Blick auf das aktuelle Spannungsfeld zwischen wissenschaftlicher Medizin und (komplementärer) Naturheilkunde fest:

„Ob naturheilkundliche Medizinschulen in diesem Sinne humanistisch-ganzheitlich sind, soll dahingestellt bleiben. Die wissenschaftliche Onkologie im akademisch-orthodoxen Gewande ist es nicht. Ihr zentraler Gegenstand ist die Krankheit und deren Pathophysiologie, aber nicht die Physiologie des Krankseins. Außer einer Flut von schwer verständlichen Informationen über neue wissenschaftliche Erkenntnisse und Technologien und außer der wissenschaftlichen Basis von Krankheitsentwicklung, -symptomatik, -diagnostik und -therapie hat sie in Lehre und Praxis kein systematisches Konzept anzubieten, wie dem kranken Menschen in seinen rational und nicht rational faßbaren Leidensebenen und Heilvorstellungen begegnet werden kann."[13]

Und er stellt in kritischer Betrachtung der wissenschaftlich orientierten Onkologie eine interessante, an das Selbstverständnis der modernen wissenschaftlichen Medizin insgesamt rührende Frage:

„Finden etwa unsere in Studien erarbeiteten Konzepte und Erkenntnisse zum Wesen maligner Tumore nicht nur deswegen mangelnde Akzeptanz, weil wir sie ungenügend in eine dem ‚Publikum' verständliche Sprache übersetzen, sondern auch weil wir mit der Überprüfung unserer Mittel auch das Nichtwissen als Basis für Hoffnung und Wunderglauben, beide so wichtig, wo der Tod droht, und damit auch das Geheimnisvolle und Magische aus der Medizin hinweggeprüft haben? Gibt es vielleicht sogar eine zu respektierende Grenze des Erkennens von Lebensvorgängen (etwa des eigenen Schicksals), deren Überschreitung mit der Conditio Humana nicht mehr vereinbar ist?

Die Aussage des krebskranken Menschen, einer angeblich gnadenlosen Medizin ohnmächtig ausgeliefert zu sein – ist sie nicht im Grunde die Klage gegen ein ungerechtes, gnadenloses Schicksal?

Braucht der Mensch die wissenschaftliche Medizin geradezu als ‚Sündenbock', als ein Feld, auf welches er den Widerstreit seiner Gefühle anstelle von der Selbstanklage oder dem Hadern mit Gott verlagern kann?

Die Faszination der Naturheilkunde – liegt sie nicht gerade darin, daß sie mit ihren unscharfen Erlösungs- und Heilversprechungen, unter Berufung auf die Leben spendende Natur, das ordnende Wirken kosmischer Kräfte oder die Wiedergeburt in Ritus und Magie zu etwas Verlorengeglaubtem zurückführt?"[14]

Die Liebe zum wissenschaftlichen Detail hat eben nichts mit der Liebe zum Menschen zu tun, der er zum Leben, aber vielleicht mehr noch zum Sterben bedarf. Das ist der eigentliche Kern des Problems – nicht die unterstellte Faszination „unscharfer Heilversprechen."

Heute ist es doch so: Zum gnadenlos empfundenen Schicksal der Krankheit kommt eine ebenso als gnadenlos empfundene Medizin hinzu. Oder auch anders: das Schicksal der Krankheit wird deswegen als gnadenlos empfunden, weil die Medizin als gnadenlos erlebt wird.

Für diese verlorene, im Numinosen liegende Grundlage menschlicher Erlösungs-Hoffnung angesichts erfahrbarer Grenzsituationen ist eine positivistische, wissenschaftliche Medizin in der Tat blind und unempfindlich. Sie ist eben nicht offen für Transzendenz und bleibt damit ohne tröstliche Gewißheit.

Die Mechanismen routinierter medizinischer Gesprächsroutine im Spital und in der Praxis lassen gerade nicht zu, was Jaspers zum Ausdruck brachte: nämlich mit und durch die andere Existenz, eben diejenige des Arztes, zugleich auch als Patient zu sich selbst zu kommen!

Und dieser fundamentale Mangel spiegelt sich wider in der Sprachlosigkeit der Begegnung zwischen Arzt und Patient. Beide bleiben damit weit hinter den Möglichkeiten existentieller Kommunikation, hinter den Möglichkeiten einer gegenseitig bereichernden und daher heilsamen Begegnung zurück.

So zählt der Kommunikationsverlust zwischen Arzt und Patient heute zu den zentralen und folgenschwersten Defiziten unseres „Gesundheits"-Systems.

Angst und Ohnmacht

Wo Kommunikation nicht ist, ist Angst – und ein durch eigene Hilflosigkeit verstärktes Gefühl von Ohnmacht. Je tiefer die hochgerüstete Apparatemedizin in den organischen Funktionszusammenhang eindringt, desto mehr entfernt sie sich vom heilbedürftigen Menschen in seiner Ganzheit.

Die Logik positivistischer, kausalanalytischer Diagnose- und Therapieverfahren verlangt geradezu die unheilvolle Trennung des Patienten von seiner Krankheit. Descartes' fataler Irrtum der Trennung von Geist und Körper, beobachtendem Subjekt und beobachtetem Objekt wirkt sich verheerend aus. Aus dem Blick gerät dabei das Wesentliche: nämlich jene Physiologie des Krank*seins* und die damit verbundene subjektive Bedrohlichkeit und Empfindlichkeit. Ungehört verhallt der stumme Schrei des Leidens. Und der Patient „klagt am Arzt vorbei."[15]

Anstelle dessen tritt die schulmedizinisch-rationale Argumentation, die Verobjektivierung und Versachlichung und damit auch die Entpersönlichung des Krankheitsgeschehens. Wir kommen später noch ausführlich auf das Problem der Reduktion des Patienten zum „Fall" zu sprechen.

Der Mechanismus ist verhängnisvoll: Je weniger der Mensch von der Medizin in seiner Ganzheit wahrgenommen wird, desto geringer sein ursprüngliches Vertrauen als Hilfsbedürftiger dem Hilfe gewährenden Arzt gegenüber. Je geringer aber das Vertrauen, desto größer die Angst vor der Medizin und der durch sie bewirkten systemimmanenten, technokratischen Fremdbestimmung. Je geringer das Vertrauen, desto geringer auch die Voraussetzung für positives Heilungsgeschehen. Denn Heilen hängt grundlegend mit Vertrauen und Glauben zusammen.

Der Patient erlebt sich selbst nicht nur als hilfsbedürftig, sondern als ohnmächtig und die Medizin als System der Macht und der Herrschaft, demgegenüber er sich unterworfen und ausgeliefert sieht.

Darin liegt die Enteignung der Krankheit, währenddessen genau das Gegenteil passieren sollte: daß nämlich der Patient in die Lage versetzt wird, sich intensiv geistig, emotional und seelisch mit seinem Kranksein auseinanderzusetzen.

Je größer aber die Angst des Patienten vor einem entfremdenden und entfremdeten Medizinsystem, desto intensiver und auch berechtigter der Eindruck der Patienten, daß diese Medizin nicht für den Patienten da ist, sondern der Patient für das Funktionieren und die Aufrechterhaltung des Medizinsystems. Der Apparat verselbständigt sich – nicht selten zum Nachteil derer, für die er eigentlich dazusein hätte.

Je bedrohlicher das Empfinden von Angst und Entfremdung, je größer die Enttäuschung auch über die psychische, also kommunikative Vernachlässigung, desto größer die Bereitschaft, sich alternativen, komplementären Heilmethoden zuzuwenden. Weltweit kehren die Menschen der naturwissenschaftlichen High-Tech-Medizin den Rücken zu. Die Schulmedizin ist alarmiert, weil sie zugleich mit ihrem Ansehen ihre Kunden und schließlich auch ihre teuer finanzierte Daseinsberechtigung zu verlieren droht.

Weit mehr als die Hälfte der Deutschen (61 %) halten die Naturheilverfahren für besser als die Schulmedizin, jeder zweite Österreicher nimmt komplementärmedizinische Methoden in Anspruch, mehr als 34 % der Amerikaner nutzen Alternativmedizin, wobei die dafür aufgewendeten Ausgaben rund die Hälfte der Gesamtausgaben für ärztliche Behandlung insgesamt ausmachen – nämlich 13,7 Mrd. Dollar.[16] In Australien betrug der Umsatz alternativer Heilverfahren 621 Millionen Dollar gegenüber 360 Millionen Dollar der pharmazeutischen Industrie.[17]

Wachsende Teile der Bevölkerung formieren sich zu einer Art Notgemeinschaft gegen die Diktatur der Schulmedizin und gegen die Monopolisierung derjenigen Prozesse, die als „gesund" oder „krank" bezeichnet werden. Es sind dies Notgemeinschaften auch gegen die systematische, kommunikative Verweigerung der herrschenden Medizinbürokratie, gegen eine medizinische Alltagsroutine, der die Sprache des Leidens, der Trauer aber auch der Hoffnung und der Heilung fremd ist.

Man kann die „technischen" Pannen der modernen Medizin auflisten, ihre Irrtümer und Nachlässigkeiten, ihre „kommunikativen Pannen" bleiben jedoch ungesagt und ungesühnt. Wer sollte denn „kommunikative" Verweigerung und seelische

Vernachlässigung einklagen? Wie wäre der Schaden zu bewerten? Welche Instanz vermöchte darüber zu urteilen und nach welchen Parametern?

Dennoch hat das Problem mangelnder Kommunikation im Medizinbetrieb zumindest auf der Ebene der Spitalsorganisation Aufmerksamkeit bis in die Gerichtssäle hinein gefunden: So konnten etwa Shapiro et al. in ihrer Studie über Schadensersatzklagen gegen Ärzte in den USA zeigen, daß zwei Drittel aller vorgenommenen Fehlbehandlungen vermieden werden hätten können oder einen begrenzteren Schadensverlauf genommen hätten, wenn Ärzte und Patienten besser miteinander kommuniziert hätten.[18]

Geht man davon aus, daß in amerikanischen Krankenhäusern derzeit jährlich rund 180.000 (!) Patienten durch Fehler des Krankenhauspersonals sterben, dann läßt sich die Bedeutung verbesserter Kommunikation auf allen Ebenen deutlich ermessen.[19]

„Kommunikation" also ist nicht nur eine unverzichtbare Dimension erstrebenswerter Lebensqualität auch in der Krankheit – „Kommunikation" ist der seidene Faden, an dem unmittelbar das Leben hängen kann! Die in diesem Zusammenhang vielfach geforderte Qualitätskontrolle ärztlichen Handelns müßte also die Kommunikationsdefizite, die individuellen wie die systembedingten, mit einschließen.

Burnout – die medizintechnokratische Revolution frißt ihre Kinder

Daß zufriedene Patienten schneller gesund werden, weniger zu Komplikationen neigen und früher aus dem Spital entlassen werden können, ist mittlerweile unbestritten.[20] Daß „Zufriedenheit" aber weniger mit der Qualität des Anstaltsessens, den sauberen Zimmern oder ähnlichen Randproblemen zu tun hat, als mit der Qualität der kommunikativen Versorgung, hat sich noch nicht in dem Maße, wie es wünschenswert wäre, durchgesetzt.

Dabei ist der Faktor „Zufriedenheit" auch ein zentrales Kriterium für das berufliche Selbstverständnis von Ärzten. Und es hat den Anschein, daß die medizintechnologische Revolution ihre Kinder frißt, daß aus den Tätern selbst Opfer werden. Denn diese unheilvolle Situation emotionaler und kommunikativer Verödung trifft ja nicht nur die Patienten – obwohl diese primär die Leidtragenden sind – sondern spart die Ärzte und das Krankenhauspersonal insgesamt nicht aus.

„Burnout-Syndrom" ist die Reaktion der Ärzte auf die negative Eigendynamik des hochbürokratisierten, weithin seelenlos gewordenen Medizinsystems. Der Anspruch kommunikativer Grundversorgung, der Patienten gegenüber nicht erfüllt wird, der erfüllt sich auch nicht den Ärzten gegenüber. So gerecht kann das Leben sein.

Jaspers hat diesen Anspruch zur Orientierung ärztlichen Tuns so formuliert: „Der Arzt ist weder Techniker noch Heiland, sondern Existenz für Existenz, vergängliches Menschenwesen mit dem Anderen, im Anderen und sich selbst die Würde und die Freiheit zum Sein bringend und als Maßstab anerkennend".[21]

Die Würde, und zwar die des Arztes als auch die des Patienten, ist längst verflogen und mit der Freiheit, der des Arztes und der des Patienten, ist es nicht weit her. Mitleid und Sorge galten als humanistische Grundmotivation ärztlichen Handelns durch die gesamte Medizingeschichte hindurch. Sie sind zum Mitleid und zur Sorge einer akademischen Elite um sich selbst, ihren Status und ihre materielle Sicherheit verkommen. Heute fragen sich Ärzte: „Wie können wir die Patienten wieder mehr an uns binden?" Und sie suchen die Antworten dort, wo sie nicht zu finden sind. Etwa in neuen Organisationsmodellen – von der Gemeinschaftspraxis bis zu neuen Formen der Kooperation zwischen Praxis und Klinik. Vielmehr wäre kritisch zu fragen: Warum sollte es unter den derzeit vorherrschenden Bedingungen überhaupt noch solche Bindungen geben?

Die „krebsartig wuchernde Gesundheits- und Medizintechnokratie" (Illich) macht nicht nur die Patienten, sondern auch die Ärzte krank. Laut einer Studie der Berliner Ärztekammer würde nur noch ein Viertel der befragten Ärztinnen und Ärzte sofort wieder den Arztberuf ergreifen. Mehr als die Hälfte der Befragten spielt mit dem Gedanken an eine berufliche Zukunft außerhalb der Medizin. Mit dem ärztlichen Selbstbild hat auch das Selbstwertgefühl, die Identität gelitten: Während es früher noch 74 % der Ärzte waren, die glaubten, hohes Ansehen zu genießen, sind es jetzt nur noch 40 %.[22]

Die emotionale Erschöpfung bei Ärzten liegt über allen Normwerten, wie sie bei anderen Bevölkerungsgruppen anzutreffen sind: „Das Burnout-Profil dokumentiert einen kranken Berufsstand. Begründet werden kann dies dadurch, daß sich therapeutische Erfolge und Mißerfolge direkt auf das persönliche Selbstwertgefühl der behandelnden Ärzte auswirken. Hinzu kommt, daß von den häufig chronisch kranken Patienten wenig positives Feedback kommt und die häufige Auseinandersetzung mit dem Tod und Leiden die Ärzte emotional belastet"[23] interpretiert E. Huber den psychischen Zustand seines Standes. Und: „… Die Tabuisierung der eigenen Verletzbarkeit verhindert eine mögliche Therapie der ärztlichen Berufskrankheiten."[24]

Diese Tabuisierung der eigenen Verletzbarkeit prägt darüber hinaus die Arzt-Patienten-Beziehung und bestimmt auch den Verlauf der Kommunikation (vgl. dazu Kapitel 12).

Hubers Schlußfolgerung: „Eine radikale Therapie des Gesundheitssystems steht an. Politischer Mut hat nun die ärztliche Heilkunst wieder über die Strukturen der Gesundheitsversorgung zu stellen. Die empirischen Daten zur Befindlichkeit von Ärztinnen und Ärzten im Lande sind ein bedrohliches Symptom. Die Gesundheitsreform muß daher die Strukturen so verändern, daß die Kultur des Heilens wieder möglich wird. Es ist auch höchste Zeit zu einer radikalen Neuorientierung der Ärzteschaft. Der kranke Arzt ist Symptom für ein krankes System. Die Politik der Ärzteschaft muß das System heilen, damit Ärzte wieder besser heilen können und selbst gesund bleiben."[25]

Ob gerade die Politik der richtige Ansatzpunkt ist, das kranke Medizinsystem und mit ihm den kranken Arzt zu heilen, sei dahingestellt. Aber es schadet gewiß nicht, hier standespolitisch aktiv zu werden. Vielversprechender erscheint es, bei den inneren Bedingungen und Gründen der emotionalen Erschöpfung, der Dehumanisierung bzw. Depersonalisierung anzusetzen:

Der Zustand des „Ausgebrannt-Seins", die Empfindung der Sinnlosigkeit des eigenen Tuns und der Leere hängt unmittelbar mit der Beziehungslosigkeit, der Erfahrung des Kommunikationsverlustes zusammen.

Der Wiener Psychotherapeut und Existenzanalytiker A. Längle bezeichnet das Burnout-Syndrom als Sonderform des existentiellen Vakuums, als „psychische Rechnung für ein schon lange verfremdetes, beziehungsarmes Leben."[26]

Die glühende Begeisterung, die gerade idealistisch gesinnte Menschen zu altruistischer Tätigkeit bewegt, schlägt in einen Zustand der Sinnleere, des „existentiellen Vakuums" um. Burnout erhöht, gemeinsam mit Depression, Medikamentenabhängigkeit und dem Gefühl der Hoffnungslosigkeit, die Suizidgefahr. Die Selbstmordrate ist bei österreichischen Ärzten um ca. 50 % und bei Ärztinnen um ca. 250 % höher als in der Durchschnittsbevölkerung.[27]

Eine Untersuchung des Instituts für betriebliche Gesundheitsförderung über die Lebensqualität und Belastungen österreichischer Hausärztinnen und Hausärzte zeigt: Knapp 30 % der Wiener Hausärzte haben ein schweres und 50 % weisen ein mittelschweres Burnout-Syndrom auf. Fast ein Drittel der Wiener Hausärzte befindet sich also „in einem berufs- und persönlichkeitsbedingten, massiv gesundheitsgefährdenden Erschöpfungs- und Risikozustand, ... wobei die Hälfte davon akut krankheitsgefährdet oder zum Ausstieg bereit bzw. bereits dazu entschlossen sind. Sie stehen der Arbeit mit Widerwillen gegenüber."[28]

Nur ein Fünftel der befragten Mediziner zeigt ein niedriges Burnout-Profil. Als ausschlaggebend für den alarmierenden Zustand sieht die Studie ein geringes Vertrauen in die eigene Leistungsfähigkeit an. Hausärztinnen zeigen eine signifikant niedrigere Depersonalisierung vom Patienten als ihre männlichen Kollegen. Hohes Burnout bei Hausärzten in Wien, aber auch in anderen österreichischen Bundesländern, ist durch einen hohen Grad der Depersonalisierung – also Distanzierung vom Patienten, Abwehrkontakte, negatives und zynisches Verhältnis zum Beruf und zum Patienten, Interessensverlust und sozialen Rückzug – gekennzeichnet.

Umgekehrt zeigen alle entsprechenden Studien zum Kommunikationsverhalten von Ärzten, daß es einen positiven Zusammenhang gibt zwischen positivem

Kommunikationsverhalten des Arztes und der Compliance seiner Patienten.[29] Dazu kommt: negatives Kommunikationsverhalten hinterläßt nicht nur emotional unbefriedigte und sachlich uninformierte Patienten, sondern evoziert bei ihnen auch anhaltende negative Gefühle.

G. Lester/S. Smith stellten ein Relation her zwischen der Häufigkeit von Schadensersatzansprüchen und der Qualität der Kommunikation zwischen Ärzten und Patienten. Ihre Ergebnisse machen klar: Ärzte mit negativem Kommunikationsverhalten riefen bei Patienten, deren Behandlung nicht erfolgreich verlief, „Rachegelüste" hervor. Positiv verlaufende Kommunikation ist zwar kein Garant für eine „kompetentere" Medizin, verhilft aber zumindest dazu, Rechtsstreitigkeiten zu vermeiden, wenn medizinisch etwas durch das Verschulden des Arztes schiefgehen sollte.[30]

Amerikaner sehen die Dinge eben sehr pragmatisch. Daß die Problematik einer negativen, den Arzt selbst belastenden Kommunikationsbeziehung wesentlich tiefer reicht, als die Herstellung von Compliance und die Vermeidung von „Rachegelüsten" und Schadensersatzklagen im Fall ärztlicher Fehlleistungen, liegt wohl nach dem bisher Gesagten auf der Hand.

In einer gestörten Arzt-Patienten-Beziehung geht auch für den Arzt mehr verloren als die mögliche Kooperationsbereitschaft des Patienten: Verloren geht nämlich die Chance jener eigenen, inneren, in der Regel tabuisierten Verwundung, dem eigenen kranken Anteil zu begegnen! Und das ist für die Qualität des Arztseins und damit auch unmittelbar für die Qualität der Arzt-Patienten-Beziehung – wie wir später noch zeigen werden – wesentlich wichtiger als ein Schadensersatzprozeß oder die negativ-belastende Erfahrung der Non-Compliance.

In einer gestörten Kommunikationsbeziehung wird dieser Prozeß des Einsichtigwerdens des eigenen, heilungsbedürftigen Schattenbereichs beim Arzt unterbunden. Von einer gestörten Arzt-Patienten-Beziehung kann nicht nur keine heilende Wirkung auf den Patienten ausgehen, sondern es unterbleibt auch die Rückwirkung der heilenden Beziehung auf den Arzt.

Burnout bei Ärzten mag vielerlei Gründe haben, ein nicht unerheblicher Grund liegt im Fehlen dieses positiven Feedbacks. Wenn Jaspers über existentielle Kommunikation sagt, daß das Vorankommen des Einen nicht gelingen kann, ohne das Vorankommen des Anderen und jeder Verlust des Anderen auch eigener Verlust ist, dann wird die Realität des krankmachenden Scheiterns der Beziehungen zwischen Arzt und Patient um so deutlicher.

„Jeder von uns", beschreibt der Therapeut Peter Orban diesen Anspruch existentieller Kommunikation, „hat etwas auf den Schultern, jeder hat etwas zu tragen, zu dessen Heilung er beitragen muß. Jeder von uns kann Erlösung nur finden, indem er sieht, daß er an der Verzauberung eines anderen beteiligt war. Er muß zu dessen Erlösung beitragen, um selbst Erlösung zu finden."[31]

Das stimmt mit der Beobachtung der amerikanischen Krebsspezialistin R. N. Remen überein, die wir einleitend zu diesem Buch zitierten. Die hohe Burnout-Rate bei Medizinern ist ein alarmierender Schrei nach Erlösung. Erlösung kann nur dort nicht gefunden werden, wo sie die ausgebrannten Ärzte oftmals suchen: in der beruflichen Abwehr und Dehumanisierung bei gleichzeitigem privaten Existenzhunger.

So fällt die krankmachende Wirkung der modernen Medizin, so fällt die vorherrschende pathogene medizinische Kommunikationsstruktur auf die Repräsentanten dieses Systems selbst zurück. Ohne es zu wollen, sehen sich heilungsbedürftiger Arzt und heilsuchender Patient nicht in eine positive, sondern in eine negative Schicksalsgemeinschaft eingebunden, aus der sie nur – ihre gegenseitige Erlösung erstrebend – gemeinsam ausbrechen können, oder daran zugrunde gehen.

Die „iatrogene Krankheit"[32], die darin besteht, daß Leid entsteht, weil Chemodrogen, Ärzte, Krankenhäuser und eben auch eine krankmachende medizinische Kommunikation Ursache für dieses Leid sind, diese „iatrogene Krankheit" hat längst schon auch den Arzt zum Patienten gemacht, zum Leidenden an der eigenen Profession.

Es ist Zeit, deutlich zu machen, daß die Kommunikations-Not zwischen Medizinsystem und Patienten zentraler Bestandteil dieser „iatrogenen Krankheit" ist. An dieser Kommunikationssituation leiden alle Beteiligten. Je intensiver sich die Mechanismen des medizinisch-pharmazeutisch-technokratischen Komplexes der Menschen bemächtigen, desto geringer ist offenkundig die Chance und Hoffnung auf jene „kommunikative Grundversorgung", ohne die Heilen nicht möglich ist.

Die wachsende Bereitschaft entwickelter Gesellschaften angesichts des Leidens an diesem Medizinsystem, sich komplementärer, alternativer, „sanfter", ganzheitlicher, Psyche und Soma einbeziehender Heilverfahren anzuvertrauen, ist nicht zuletzt auch die Antwort auf die kommunikative Verweigerung des etablierten Medizinsystems.

Und so geschieht es, daß sich Patienten und Ärzte mehr und mehr voneinander entfremden, um doch letztlich erkennen zu müssen, daß das, wonach sie suchen, nicht jenseits, sondern gerade in der Begegnung *miteinander* gefunden werden muß!

***

2 · Inszenierte Beziehungen

Auf den beklagenswerten Zustand wachsender Kommunikationsnot in der Medizin wird im Prinzip mit zwei Argumentationsmustern reagiert.

Eines besteht darin, dieses Problem überhaupt zu ignorieren: Wer in der Medizin eben nur Reparaturmaßnahmen sieht und, gemäß dem naturwissenschaftlichen Paradigma, den Körper bloß als Maschine, der wird die Frage nach der Qualität der Arzt-Patienten-Beziehung als vernachlässigbar erachten.

Denn, so könnten Kliniker genauso wie niedergelassene Allgemeinmediziner einwenden: was vermag schon ein vergrößerter Kommunikationsaufwand etwa bei einer vergrößerten Prostata? Was zählt kommunikative Hypertrophie gegen Prostata-Hyperplasie? Oder: Was wiegt Kommunikationstherapie im Vergleich zu Phytotherapie? Was vermag ein vermehrter Fluß der Worte gegen blockiertes Wasserlassen?

Der digitalisierte Patient der Zukunft, dessen Pathophysiologie in binäre Codes aufgelöst und dessen organische Funktionsstörung im Computermodell rekonstruiert und simuliert wird (vgl. Teil III), könne auf die vermeintliche Kraft des ärztlichen Wortes verzichten. Hier zähle allein die technisch-wissenschaftliche Rationalität und Intelligenz. Und überhaupt: Welchen Stellenwert hat schon „Kommunikation" in der Akut- und Notfallmedizin? Solche Argumente sind nicht selten anzutreffen. Zugegebenermaßen: die Zahl und Lautstärke der Ärzte, die Kommunikation für verzichtbar halten, nimmt ab und immer weniger Ärzte sehen in der Kommunikation einen verzichtbaren Faktor und Gesundheit ausschließlich als Ergebnis medizinischer Interventionstechniken.

Die andere Reaktionsweise setzt auf die Inszenierung von Kommunikation. Zur Anwendung kommen dann kurzfristig wirksame Kommunikationsstrategien, um dem geschäftsschädigenden, kommunikativen Notstand zu begegnen. Kommunikation steht dann im Dienst eines kundenfreundlichen Verhaltens und der Effizienzsteigerung.

Der Arzt müsse sich nur – so die gängige Meinung – eines bestimmten kundenspezifischen Repertoires sprachlicher Versatzstücke bedienen, die der Begegnung und der Beziehung den Schrecken nehmen sollen. Kommunikation gilt hier als Strategie zur Durchsetzung von Therapiemaßnahmen und zur – vermeintlichen –

Optimierung der Compliance. Genaugenommen handelt es sich bei diesem Argumentationsmuster um Kommunikation im Dienst der Expertenmacht zur Durchsetzung des ärztlichen Definitions- und Interpretationsmonopols, indem eben bestimmt wird, was Krankheit ist und was für den Kranken gut ist und daher gemacht werden soll.

Ziel dieses Verständnisses von Kommunikation ist letztlich – realistisch betrachtet – die elegante Entmündigung des Patienten. Das gewählte Verbalverhalten kaschiert, was an grundlegenden Beziehungsdefiziten vorhanden ist. Es täuscht darüber hinweg, daß die moderne Medizin etwas verspricht, was sie nicht halten kann! Kommunikation wird so zur Inszenierung und als solche zum Teil eines als Dienstleistungsverhältnis mißverstandenen Arzt-Patienten-Verhältnisses. Dieser Verhaltensmodus des bloßen *„Als-ob"* ist gefährlicher als der des Ignorierens – weil er im Unterschied zum Ignorieren schwerer zu durchschauen ist.

Die Anwendung bestimmter Kommunikationsstrategien dient letzten Endes immer nur einem – wenn auch verdeckten – Ziel: Das Verbalverhalten des Arztes als Instrument zur möglichst reibungslosen Durchsetzung der wissenschaftlichen, instrumentell-technischen Rationalität des modernen Medizinsystems einzusetzen. Wohlgesetzte Gesprächsstrategien sollen dabei der Wiederherstellung der verlorenen Glaubwürdigkeit dienen. Inszenierung von Kommunikation ist aber letztlich gleichbedeutend mit der Verweigerung wahrhaftiger, authentischer Kommunikation.

Vor allem aber eines: bloß inszenierte medizinische Kommunikation hinterläßt Arzt und Patienten letztlich unbefriedigt – beide sind nach ihrer Begegnung ärmer als vorher. Inszenierte Kommunikation ist damit immer auch gleichbedeutend mit Kommunikationsverlust, und Kommunikationsverlust ist immer auch Sinnverlust – für den Patienten genauso wie für den Arzt.

Kommunikation, die sich mehr an vorgefertigten Regeln als am anderen und der mit ihm geteilten Situation orientiert, wird ihrem eigentlichen Anspruch nicht gerecht. Solche Inszenierungen folgen beispielsweise folgenden „Kommunikationsregeln":

„Gehen Sie offen, mit einer einladenden Handgestik zum Gruß auf den Patienten zu. – Nehmen Sie eine zum Patienten gerichtete Sitzhaltung ein, die ihm die ganze „Front" ihres Körpers , also die ganze Aufmerksamkeit bietet. – Sehen Sie den Patienten mit Unterbrechungen an. – Verzichten sie auf eine zu verwirrende, ablenkende Gestik.

Benutzen Sie die Gestik sparsam, aber gezielt, beispielsweise um Sachverhalte zu illustrieren. – Vermeiden Sie abweisende gestische Reaktionen, z.B. ein Abwinken mit der Hand, auch wenn Sie von dem gerade Geschilderten nicht überzeugt sind. – Ein Satz soll nicht mehr als 16 Worte enthalten. – Auf zwei Verben sollte nicht mehr als ein Adjektiv kommen. – Fach- und Fremdwörter müssen erklärt werden. –

Die Verschachtelung mehrerer aufeinanderfolgender Sätze und Nebensätze sollte vermieden werden. – Satzeinleitungen wie „sicher wissen Sie…" sollten vermieden werden, sie lösen Minderwertigkeitsgefühle, Frustration aus, wenn der Patient „nicht weiß…". – Wortwahl und Ausdrucksweise Ihres Gegenüber helfen Ihnen, das entsprechende Sprachregister einzuschätzen. – Verzichten Sie auf eine übertriebene Anpassung Ihres Sprachverhaltens an das des Patienten; es wirkt künstlich, und er könnte sich nicht ernst genommen fühlen."[1]

Solche und ähnliche Regieanweisungen, mit deren Hilfe die Begegnung zwischen Arzt und Patient optimiert werden soll, beruhen auf einem unzulässig verkürzten Verständnis von Kommunikation! Sie sind ein zu dünnes Eis für eine tragfähige Arzt-Patienten-Beziehung, die ja immer auch eine *Bindung* – nicht selten eine Bindung auf Leben und Tod – ist. Ein Arzt, der sich also an solche Formalregeln hält, der mag zwar möglicherweise seine Kompetenz in medizinischem Marketing erhöhen, nicht jedoch seine Kompetenz im heilstiftenden Umgang mit dem leidenden Menschen. Darauf aber kommt es doch an.

Grenzen kommunikativer Erfolgsrezepte

Es gibt subtile Formen der *„Inszenierung"* ärztlicher Kommunikation – und selbst international renommierte Kommunikationsberater und -trainer, wie Th. Gordon, die ein patientenorientiertes, partnerschaftliches Verhalten mit einer Fülle positiver und überzeugender Argumente vertreten, vermögen den prinzipiellen Unterschied zwischen inszenierter und authentischer Kommunikation nicht zu erkennen.

Um es ganz deutlich zu sagen: Es geht nicht um das Einüben bestimmter Kommunikationstechniken – wenn sie nicht das notwendige Maß an Authentizität haben, also mit dem Arzt-Sein selbst übereinstimmen, erfüllen sie nicht den Anspruch existentieller, heilstiftender Kommunikation. Der Arzt ist mehr als ein erfolgreicher Berater in Vermögens-, Versicherungs- und sonstigen Fragen alltäglicher Lebensbewältigung. Wenn es darum geht, „die ganz persönliche Selbstwahrnehmung des Patienten kennenzulernen …" und wenn sich „die innere Welt von Patient und Arzt … berühren"[2], dann verbietet sich gerade strategische Kommunikation.

Denn dieser Anspruch kann gerade nicht durch Inszenierung erfüllt werden. Gordons Empfehlung an den Arzt – „… das gleiche tun wie erfolgreiche Berater: Sie bedienen sich bestimmter grundlegender Kommunikationskriterien, um die Patienten (Klienten) zur Eröffnung des Gesprächs zu veranlassen, und dann reagieren sie auf das, was sie hören, indem sie Verständnis für seine Botschaft zeigen und diese ernst nehmen"[3] – zielt am Kern des Problems vorbei. Nicht ein wie immer geartetes Verständnis *signalisieren* macht den eigentlichen Wert der Arzt-Patienten-Begegnung aus (obwohl auch diese Fähigkeit vielen Ärzten abhanden gekommen ist), sondern das Verständnis *haben* – ein Verständnis haben, das in der empfundenen Solidarität zwischen Arzt und Patient, in jener Berührung der inneren Welten von Patient und Arzt seinen Ursprung hat und nicht in irgendwelchen Erfolgsrezepten beliebig einsetzbarer, persuasiver Kommunikation.

Daß, nimmt man diesen Anspruch ernst, beispielsweise umfangreiche Fragebögen zur Erstellung der Krankengeschichte Kommunikation nicht ersetzen können, versteht sich von selbst. Das „klinische Interview" zur Anamnese kann diese qualitative Kommunikationsbeziehung nicht begründen, sondern setzt sie voraus. Im Prinzip gilt, daß jede Form standardisierter Kommunikationsvorgaben der Qualität der Kommunikationsbeziehung mehr schadet als nützt. Gerade im Zusammenhang mit der Erstanamnese ist die Fixierung auf bloße Verhaltenstechniken problematisch. Die notwendige Öffnung des Patienten, seine Bereitschaft zur Selbstdarstellung verlangt nicht ein trickreiches ärztliches Gegenüber, sondern einen Zustand personaler Präsenz und mitfühlender Aufmerksamkeit.

Auch hierin irrt Gordon, wenn er vorschlägt: „Bei dieser Vorgehensweise [nämlich der Aufforderung des Patienten, sein gesundheitliches Problem mit eigenen Worten darzustellen – Anm. M. G.] hat der Arzt Gelegenheit, die Verhaltenstechniken einzusetzen, die zeigen, daß er einfühlend, verständnisvoll und offen ist."[4]

Das sind Regieanweisungen an Schauspieler, die Ärzte spielen – mit der komplexen Realität komplexer Beziehungs- und Kommunikationsprobleme, vor allem aber mit dem Anspruch kommunikativer Authentizität, hat dies wenig oder nur rein äußerlich etwas zu tun.

Solche Inszenierungshinweise für verbales und non-verbales Verhalten kippen dann auch leicht ins Lächerliche, wenn etwa gefordert wird: „Zu großer Abstand kann Kommunikation erschweren; zu dicht bei dem Patienten zu stehen oder zu sitzen kann Beklemmung hervorrufen. Ausbildner und professionelle Berater schlagen einen Abstand von knapp einem Meter vor. Erfahrene Zuhörer nicken oder schütteln den Kopf, wenn sie Betroffenheit empfinden. Der wahrscheinlich schwierigste Bereich der Aufmerksamkeitsbekundung ist der feste Blickkontakt, der ständiges Umherblicken im Raum ebenso ausschließt wie ein Fixieren der Augen auf die Armbanduhr oder auf Ihre Unterlagen, wenn Sie sich Notizen machen. Ärzte, die sich bei intensivem Blickkontakt anfangs unsicher fühlen, können sich zunächst auf den Mund des Sprechers und erst später auf die Augen konzentrieren."[5]

Empathie, bzw. das notwendige einfühlende Zuhören, kurz, alle Arten ärztlicher, oder pflegerischer Zuwendung, sind nicht Resultat von Kommunikationstechniken, sondern bilden die emotionale Grundlage für kommunikatives, am Heil des Patienten orientiertes Handeln.

Th. Gordon, der mit seinem, gemeinsam mit W. St. Edwards verfaßtem Buch *„Patientenkonferenz"* an die Erfolgsserie seiner Sammlungen pädagogisch-kommunikativer Ratschläge *„Familienkonferenz"* (1972) und *„Managerkonferenz"* (1979) anknüpft, streift zwar meist in den von ihm angeführten Zitaten an die richtigen Einsichten an, vermag aber nur selten daraus die adäquaten Schlußfolgerungen zu ziehen. Die kommunikativen Regeln für Politiker, Manager, Versicherungsvertreter, Lehrer, Eisverkäufer und nun auch für Ärzte sind eben nicht auf allen Ebenen und in Hinblick auf ihre Implikationen und Folgen miteinander vergleichbar und austauschbar.

Aus Gesprächen mit 35 hochmotivierten Berufskolleginnen kommt die Krankenschwester C. Montgomery zu folgendem, von Gordon zitierten und unmittelbar an den Kern des Problems heranführenden Schluß:

„Als auffälligstes Merkmal von Zuwendung stellte sich spirituelle Transzendenz heraus – das heißt, sich für eine Beziehung zu jemand anderem öffnen. Die Helfende erfuhr sich als Teil einer übergeordneten Kraft, die über ihre Person hinausging. Dies stellt die weitverbreitete Theorie in Frage, nach der man Distanz und Objektivität wahren muß, um effektiv helfen zu können ... Diese Herangehensweise an Helfen unterscheidet sich sehr stark von dem ergebnisorientierten Ansatz, der darauf abzielt, Krankheiten zu kurieren ... und Probleme aus der Welt zu schaffen. Sicher ist es richtig, daß diese Zielvorstellungen einen Aspekt der Arbeit von Krankenschwestern – und Therapeuten – angemessen beschreiben, dennoch sind sie nicht identisch mit dem, was Zuwendung meint. Wenn wir uns auf die Fahnen schreiben, zu reparieren oder zu kurieren, dann geht es vorrangig um uns selbst als ‚Ego-Helden'."[6]

Und: „Wenn wir Anteil nehmen, erweitern wir unser Bewußtsein in der Weise, daß die Wahrnehmung der eigenen Person einen anderen Menschen und damit alle anderen Menschen einschließt ... Auf dieser Ebene sich zu verbinden, ermöglicht es, eine tiefe Beziehung [zu Patienten] einzugehen, ja sogar sie zu lieben, ohne zerstörerische Formen von Überbesorgtheit zu entwickeln."[7]

Das ist genau das Gegenkonzept zum bloßen, von Kommunikationsberatern wie Gordon immer wieder bemühten Verständnis von Empathie oder empathischem Zuhören als einer bloßen, bei Bedarf abrufbaren Kommunikations*technik*. Nur fällt ihm der Widerspruch zwischen seinen Ausführungen, bzw. Empfehlungen und den von ihm ausgewählten Zitaten nicht auf.

Empathie kennt keine Routine

Bleiben wir kurz beim Begriff der „Empathie": Empathische Kommunikation ist weder nur Methode noch gar Technik, die der Arzt einsetzt oder nicht einsetzt, noch läßt sie sich, wie oft suggeriert wird, „leicht erklären und erlernen."[8] Ein solches, rein instrumentelles Verständnis wird der Bedeutung des Problems und der realen Situation kommunikationspathologischer Störungen im gesamten Medizinsystem nicht gerecht. Im Gegenteil: es verschleiert – wie so oft im gesellschaftlichen Zusammenleben, wenn das reibungslose Funktionieren zum höchsten aller Zielwerte hochstilisiert wird – die eigentlichen Probleme und Widersprüche.

Empathie, einfühlendes Zuhören, ist eine entscheidende, wenn nicht überhaupt *die* entscheidende Dimension ärztlichen Seins und ärztlichen Selbstverständnisses. Sie ist die unverzichtbare und immer wieder neu zu aktivierende, spezifische Grundlage ärztlicher Zuwendung, die in der ärztlichen Kommunikation ihren spezifischen Ausdruck findet und um die von Patient zu Patient immer wieder aufs Neue gerungen werden muß. Empathie folgt keiner Routine – Empathie schließt gerade Routine aus! Man kann nicht routiniert „mitfühlend" sein. Entweder ist man routiniert oder mitfühlend!

Im vorliegenden Zusammenhang wird Empathie, genauso wie empathisches Zuhören weniger als wissenschaftliche Methode, sondern als entscheidendes Merkmal einer positiven, kommunikativen Grundhaltung des Arztes begriffen. Insofern ist Empathie weniger Werkzeug systematischer Beobachtung (wie im psychoanalytischen Prozeß, wo sie der Einsicht in komplexe psychische Phänomene dient[9]), sondern Ausdruck jenes „aktiven Mit-Leids" (Jaspers), das Arzt und Patient in einer Art Schicksalsgemeinschaft verbindet. Empathie ist – genauso wie Kommunikation – nicht Mittel zum Ziel, sondern selbst Ziel. In Teil II werden wir diesen wichtigen, in den Kern der Arzt-Patienten-Beziehung führenden Zusammenhang noch ausführlich behandeln.

„Einfühlen" ist unabdingbar für das Verständnis psychischer Prozesse. „Einfühlen" als kommunikativer Vorgang und weniger als Methode kann unter Umständen auch die Bereitschaft zur Öffnung, zur Darstellung der Selbstwahrnehmung fördern. „Einfühlen" kann aber im Idealfall auch beides sein: Zugleich Ausdruck und Medium jener Erweiterung des ärztlichen (allgemein: unseres) Bewußtseins, das den Patienten (allgemein: den anderen) in die Wahrnehmung der eigenen Person mit einschließt. Es kann aber auch Ausdruck und Medium jener Spiritualität sein, von der C. Montgomery sagt, daß sie in der Erfahrung gipfelt, daß sich der Helfende als Teil einer übergeordneten Kraft, die über ihre Person hinausgeht[10] erkennt.

Im Unterschied zu den kommunikationsstrategischen Empfehlungen verstehen wir „empathische Kommunikation" als Teil des Heilprozesses, eines Heilprozesses, der den Helfenden und den Hilfesuchenden gleichermaßen mit einschließt: „Wenn wir es zulassen, daß jemand Teil unseres Herzens wird, dann heilen wir, indem wir dem anderen helfen, heil und gesund zu werden, auch unser eigenes Herz", bringt es C. Montgomery auf den Punkt.[11] Liegt nicht in dieser schlichten und zugleich weisen Einsicht die Antwort auch auf jenes eskalierende und beklagte Burnout-Syndrom?

Der Anspruch authentischer Kommunikation

Daß inszenierte Kommunikation in die falsche Richtung weist, wußte schon Paracelsus, wenn er mahnte: „Was nützt es euch auch, daß ihr euch befleißigt viel rhetorischen Geschwätzes, das doch keinen Arzt macht, sondern ihn zerbricht. Was sucht ihr in der Logik und in eurer Didaktik, die aber dem Arzt zuwider sind und eine Hinderung des Lichtes der Natur?"[12]

Bleibt also, nachdem der Kommunikatonsbedarf nicht mehr ignoriert werden kann und sich, wie wir gezeigt haben, die bloße Inszenierung ärztliche Kommunikation verbietet, nur die dritte Möglichkeit: Die tiefgreifende Kommunikationskrise als geistige Krise der Medizin insgesamt zu sehen und zu bewerten.

Damit aber wird eines klar: Billige kommunikative Rezepte reichen hier als Antworten nicht aus. Schon deswegen nicht, weil es nämlich keine Rezepte für glückende Kommunikation gibt – weder im allgemeinen noch im speziellen Bereich der hoch komplexen Arzt-Patienten-Beziehung. Der Arzt selbst ist das Rezept! Das haben Mediziner wie M. Balint und nach ihm J. Needleman – um nur zwei Kritiker eines sich mehr und mehr vom Patienten entfremdenden Medizinsystems zu nennen – richtig erkannt.

Nur wer verkaufen will, bedient sich bestimmter Mechanismen und Regeln persuasiver, also überredender, Kommunikation. Ärzte haben aber nichts zu verkaufen – am allerwenigsten Gesundheit.

Was sich in den Arztpraxen tagein tagaus abspielt, das sind meist keine heilstiftenden Begegnungen – das sind Routineaufnahmen, Routineabfertigungen und in Zweifelsfällen eine routinierte Problem- und Patientendelegation zum nächsten Spezialisten. Das Ergebnis sind Heerscharen unzufriedener, sich unverstanden fühlender Patienten, die – auf der Suche nach Heil und Verständnis – mit wachsender Verzweiflung und Verbitterung von Ordination zu Ordination, von Klinik zu Klinik ziehen, ohne daß ihren Erwartungen, Hoffnungen und seelischen Bedürfnissen entsprochen wird.

Der Schrei der Patienten nach kommunikativer Zuwendung wird das Medizinsystem von innen heraus verändern. Kommunikation wird als das erkannt werden, was sie ist: nicht als nur *ein* sondern als *der* zentrale Faktor von Heilungsprozessen.

Was wir brauchen, ist ein authentisches – und gerade nicht inszeniertes – Kommunikationsverhalten von Ärzten, ein Kommunikationsverhalten, das im Einklang mit dem „Arzt-Sein" steht.

Denn nicht die strategische, sondern nur die authentische Kommunikation steht auch tatsächlich im Dienst des Patienten: erstens, weil nur authentische Kommunikation dem Patienten die Chance der Kontrolle über die ihn betreffenden medizinischen Interpretations-, Interventions- und Entscheidungsprozesse einräumt; zweitens, weil nur authentische Kommunikation glaubwürdig die für Heilungsprozesse unverzichtbaren emotionalen, mentalen und spirituellen Werte in der Arzt-Patienten-Beziehung aktualisieren und ihnen Raum zur Entfaltung geben kann. Wesensmerkmal authentischer, ärztlicher Kommunikation ist, daß sie die Autonomie und auch Würde des Menschen respektiert.

Damit wird sie – wie wir später noch zu zeigen versuchen – zur Quelle und zum Medium einer die naturwissenschaftlich-technisch-instrumentelle Rationalität transzendierenden, sinn-stiftenden Kraft. Einer Kraft, die beide Partner, Arzt und Patient, ideell bereichert und die die Beziehungsdefizite des Medizinsystems nicht nur zu kompensieren, sondern zugleich auch zu überwinden vermag.

Ginge es nur um Reparatur, um die Behebung von Funktionsstörungen, dann bedürfte es nicht der Frage nach *„der"* Kommunikation. Aber es geht um mehr: Es geht auch und gerade um Leiden und Trost, es geht um Identität und Identitätsverlust, um Sinn, um Fürsorge, um Begleiten und Betreuen – alles verschiedene Begriffe für die Komplexität der eigentlichen kommunikativen Aufgabe, vor der die Medizin, ob sie will oder nicht, steht.

Und diese Aufgabe hat nichts mit „Gesprächsstrategien" zu tun, nichts mit „sozialer Geschicklichkeit", sondern diese kommunikative Aufgabe hat mit dem „Arzt-Sein" selbst zu tun – sei es als Kliniker, sei es als niedergelassener Facharzt, oder sei es als Allgemeinmediziner, der in der Regel die erste „Anlaufstelle" ist.

Zunächst besteht die kommunikative Aufgabe darin, die Sicht des Patienten von sich selbst zu respektieren, denn: „Das, was ein Mensch schützt und verteidigt und worin er seine Gefühle investiert, ist eine Idee von sich selbst; Ideen sind aber nicht verletzbar durch Tatsachen und Dinge, sondern nur durch Kommunikation."[13]

Darin liegt eine ungeheure Herausforderung: sich dieser Verletzbarkeit durch Kommunikation bewußt zu sein. Das gilt in besonderem Maße für die Arzt-Patienten-Beziehung – hier ist die Verletzlichkeit der Ideen von sich selbst durch fehlerhaft Kommunikation besonders groß. Verletzlich ist der Arzt in seinem Selbstwertgefühl genauso wie der Patient. Im Prozeß der Kommunikation wollen beide ihre Ideen von sich gewahrt wissen.

In der Situation des Leidens und der Leiderfahrung kommt diese Idee von sich selbst besonders ins Wanken. Um so sensibler ist die Kommunikationssituation der Arzt-Patienten-Begegnung. Wobei die Sensibilität und Fragilität des Vorgangs bei Tabuthemen besonders hoch ist, weil diese mit der eigenen Identität, den Ideen von sich selbst, besonders eng und konstitutiv verbunden sind.

Kommunikation ist mehr als bloß Austausch von Mitteilungen. Sie vermag ins Zentrum des subjektiven Selbstverständnisses zu treffen und ist schon deswegen von existentieller Bedeutung. Gemessen daran ist die Alltagswirklichkeit des kommunikativen Umgangs zwischen Arzt und Patient von großer, allzu großer Unbedenklichkeit geprägt: Die gesamte moderne, hochtechnisierte, bürokratisch organisierte und arbeitsteilig funktionierende Medizin folgt Routinemechanismen. Es gibt routinierte Anteilnahme und es gibt auch Routine im „Nicht-Anteil-nehmen-Müssen", indem Ärzte, Schwestern, oder Pfleger selbst den Gesprächs-verlauf und die Richtung des Gesprächs bestimmen.[14]

Routine ist dort am meisten gefragt, wo es um Vermeidung von Empathie geht. Kommunikative Routine ist die Antwort einer emotional überforderten Ärzte-schaft auf eine emotional extrem bedürftige Patientenschaft.

Sowohl die Flucht in die kommunikative Selbstinszenierung, als auch die ärztliche Gesprächsroutine sind unübersehbare Merkmale einer progredienten Entfremdung zwischen Arzt und Patient. Sie sind untaugliche Mittel, auf die Kommunikations-not kranker Menschen zu reagieren. Welche Formen die iatrogene Kommuni-kationsstörung noch annehmen kann, soll in der Folge gezeigt werden.

***

3 · Strategien kommunikativer Verweigerung

Entgegengesetzte Erwartungen

Kommunikationsstörungen beruhen oftmals auf inkongruenten Erwartungs-haltungen, mit denen Kommunikationspartner einander begegnen. Erwartungen nehmen in der Wahrnehmung von Wirklichkeit, auch in der Wahrnehmung der Wirklichkeit des anderen, eine zentrale Schlüsselrolle ein. Die Erwartung in Hinblick auf ein Geschehen steuert unsere Wahrnehmung des Geschehens und den gesamten Erlebnisprozeß. Wir nehmen wahr, was wir erwarten – wir halten für wahr, was wir erwarten. In unseren Erwartungen manifestieren sich unsere Überzeugungen, die wiederum unsere Wirklichkeitswahrnehmung steuern.

Die Erwartungen sind es auch, die den Kommunikationsprozeß zwischen Arzt und Patient steuern. Man kann sagen: Erwartungen haben wirklichkeitsstiftendes Potential. Die Erwartungen über den Verlauf des Geschehens verändern das Geschehen selbst. Nun zeigt es sich, daß die Erwartungen von Ärzten und diejenigen von Patienten auf unterschiedliche Wirklichkeiten bezogen sind und weit auseinanderklaffen:

„Aus Sicht des Arztes ist der *„ideale Patient"* klar, geordnet, bereit, sich helfen zu lassen, gelöst, konzentriert, friedlich, vergnügt und frisch. Tatsächlich aber (Realbild) gilt der heutige Patient als: schwach, ernst, nachgiebig, müde, krank, anregungsbedürftig, redselig, nüchtern, ordentlich, weitschweifig und a-sympatisch."[1]

Und der Medizinsoziologe Stosberg beschreibt, wie Selbst- und Fremdbild des Arztes divergieren: „Danach ist das *Selbstbild* des Arztes geprägt durch eine *universalistische* Haltung, die einen gezielten *funktionalen* Auftrag mit *affektiver Neutralität* verbindet."[2] Der Patient hat aber oft gerade entgegengesetzte Erwartungen: Er ist *emotionsgeleitet,* erwartet eine auf ihn *speziell zugeschnittene partikularistische* Behandlungsweise und erwartet eine ärztliche Orientierung auf sich als *ganze Person!*[3]

Wir haben es also hier mit einer deutlichen Inkongruenz, ja Divergenz wechselseitiger Erwartungshaltungen zu tun. Diese divergierenden Erwartungen prägen natürlich auch das Kommunikationsgeschehen zwischen Arzt und Patient. Patienten stellen sich meist auf die Erwartungshaltung des Arztes, etwa auf seine rein funktionale Orientierung dem Patienten gegenüber, ein: „Jene Kranken, die in der Arzt-Patienten-Beziehung vor allem *Zuwendung* suchen, sind paradoxerweise bereit, vordergründig ihr emotionales Bedürfnis zu verleugnen und sich *unbewußt* dem Arzt als körperlich Kranke anzubieten. Sie wollen damit sichergehen, vom Arzt nicht ihrer eigentlichen, nämlich psychischen Probleme wegen fallengelassen zu werden."[4]

Daß dies keine entsprechenden, sondern im Gegenteil eigentlich unzumutbare Kommunikatonsvoraussetzungen für Patienten sind, liegt auf der Hand. Kommunikation um den Preis der Selbstverleugnung ist nicht Kommunikation. Es ließe sich also folgende These aufstellen: Je geringer die Kongruenz der wechselseitigen Erwartungen zwischen Arzt und Patient, desto größer die Gefahr des Scheiterns der Beziehung, desto wahrscheinlicher die Enttäuschung von Patienten.

Wie jede Erwartung hat auch die Erwartung im Arzt-Patienten-Verhältnis eine geschehensprägende Doppelstruktur: Zum einen fokussieren sich in ihr bereits gemachte Erfahrungen über die Realität, wie sie ist; zum anderen haben Erwartungen immer auch einen normativen Aspekt, indem sie Vorstellungen umfassen, wie die Wirklichkeit sein sollte. In diesem Sinne drücken Erwartungen immer auch erhoffte (erwartete) Idealzustände aus. Erwartungen umschreiben also einen spezifischen, auf eine bestimmte Situation hin entworfenen Spannungsbogen zwischen schon erfahrener (erlittener) und idealer (erhoffter) Realität. Wird die Diskrepanz zwischen Erlebtem und Erhofftem (Erwartetem) zu groß, wird sie nicht selten durch kommunikative Surrogate zu kompensieren versucht. Solche kommunikativen Surrogate markieren aber immer zugleich auch Prozesse kommunikativer Verweigerung.

Dazu zählen beispielsweise Zynismus und Resignation. Sie sind häufig anzutreffende quasi-kommunikative Verhaltensformen. Resignation und Zynismus bedeuten im Grunde den Verzicht, Realität und Idealität noch in Einklang bringen zu können. Solches resignative oder zynische Kommunikationsverhalten ist gerade in der medizinischen Kommunikation sowohl bei Ärzten als auch bei Patienten nicht selten anzutreffen. Beides, Resignation genauso wie Zynismus, sind eigentlich Merkmale des Scheiterns von Kommunikation, Merkmale von Beziehungsarmut und als solche Symptome beruflicher bzw existentieller Krisen. Sie sind gleichsam die dissonante Begleitmusik zum kommunikativen Vermeidungsverhalten, das den Medizinbetrieb kennzeichnet.[5]

Kommunikative Abwehr

Der Vermeidungsprozeß entspricht einer kommunikativen Abwehrhaltung: Der Patient wird als Bedrohung empfunden und seine Erwartung an den Arzt als nicht einlösbarer Anspruch. Die kommunikative Situation wird als eine Herausforderung interpretiert, die Selbstverteidigung im Sinne der Wahrung des eigenen Images, auf das der Arzt emotional fixiert ist, nach sich zieht.

Das führt dazu, daß die Kommunikationsaktivität und die Rhetorik des Arztes zu Defensivpraktiken werden. Aus der Defensivlage heraus werden Gegenstrategien entworfen, z.B. ständige non-verbale Androhung des Entzugs von Zuwendung und Aufmerksamkeit (etwa: auf die Uhr sehen). Es entsteht so der Eindruck der Wichtigkeit und Unersetzbarkeit des Arztes. Der Arzt bestimmt den Gesprächsverlauf, denn wer die Dominanz im Kommunikationsgeschehen hat, hat auch sonst die Dominanz. Hier ist nochmals an die verheerende Asymmetrie der Beziehung zwischen Klinikern und Patienten zu erinnern, an den verhängnisvollen Zusammenhang zwischen Leidensdruck und ärztlicher Kommunikationsbereitschaft: je schlechter der diagnostizierte Krankheitsverlauf, desto geringer die Kommunikationsbereitschaft der Ärzte! Der Patient im allgemeinen und der Spitalspatient im speziellen scheint tatsächlich das Recht verwirkt zu haben, als adäquater Gesprächspartner ernst genommen zu werden, selbst Fragen stellen oder gar kritische Auseinandersetzung erwarten zu können.

Die beiden amerikanischen Forscherinnen D. Roter/J. Hall kommen in ihrer Studie über ärztliches Gesprächsverhalten zum Ergebnis, „ … daß mehr als die Hälfte dessen, was Patienten in Gesprächen mit Ärzten sagen, aus Informationen besteht, die sie in Beantwortung von Fragen des Arztes liefern. Nur sechs Prozent eines durchschnittlich zwanzigminütigen Arztbesuches werden von Patienten genützt, um dem Arzt Fragen zu stellen. Etwa die Hälfte der 20 Minuten beschäftigt sich der Arzt mit Dingen, zu deren Erledigung die Anwesenheit des Patienten überhaupt nicht erforderlich ist."[6]

Vermeidungsverhalten besteht nicht nur in der expliziten oder impliziten Gesprächsverweigerung des Arztes oder seiner Gesprächsdominanz. Zum Vermeidungsverhalten zählt neben Zynismus auch der gespielte Unernst. Selbst die betonte Bescheidenheit dient dazu, sich gegen mögliche Ansprüche des Gesprächspartners abzuschirmen. Die demonstrative Zurückhaltung ist genauso wie die demonstrative Darstellung der eigenen Dominanz dem Patienten gegenüber eine Haltung der Abschirmung.

Sowohl ein gezielt eingesetzter defensiver, als auch ein ebenso betont protektiver ärztlicher Kommunikationsstil, verhindern, daß es zu jener existentiellen Kommunikation kommt. Denn sie zwingen den Patienten seinerseits, Kommunikationsstrategien zu wählen – während er im Zustand der Not und des empfundenen Leids, auf der Suche nach Hilfe und Leidminderung, nur *er selbst* sein will.

Im Fall der Dominanz der defensiven, also um die Verteidigung des eigenen ärztlichen Images bemühten Kommunikationsstrategie, die ein Verhalten der Über- und Unterordnung nach sich zieht, ist der Patient zu Gesten der Unterwerfung gegenüber der hervorgekehrten Überlegenheit gezwungen. Er wird darauf verzichten, die ihn bewegenden Erfahrungen oder Probleme auszusprechen, um nicht den Arzt in seinem Konzept der dominanten Interpretation der Situation zu stören. Der Patient wird gefällige Fragen stellen, gefällige Antworten geben und weil diese nicht mit seiner tatsächlichen Leidenssituation übereinstimmen, wird seine Beziehung zum Arzt sein Leid nicht lindern, sondern den Leidensdruck erhöhen.

Der Patient benützt „Umschreibungen und Täuschungen, indem er nur Antworten mit sorgfältiger Ambiguität formuliert, sodaß das Image anderer erhalten bleibt, selbst wenn ihr Wohlbehagen dahin ist", beschreibt E. Goffman diesen, auch sonst im Alltag beobachtbaren, in der Arzt-Patienten-Beziehung aber besonders tragischen Kommunikationsverlauf.[7]

Im umgekehrten Fall der Abschirmung gegenüber dem Patienten durch besonders protektive, also am Patienten orientierte Kommunikationsstrategien ändern sich zwar die Kommunikationsvorzeichen – der Arzt zieht sich zugunsten der Wahrung des Images des Patienten ganz zurück – aber der Effekt ist ähnlich:

Die demonstrative (meist mit anhaltendem Schweigen verbundene) Zurückhaltung des Arztes schafft jedenfalls ebensolche Unsicherheit und Angst vor ungewollter Verletzung des ärztlichen Images. Da der Patient den Selbstanspruch des Arztes nicht kennt, agiert er vorsichtig, beziehungsweise mit Ambiguität, um ihn nicht zu verletzen oder zu verunsichern. Der Arzt demonstriert respektvolle Zurückhaltung, um seinerseits zu signalisieren, daß er vom Patienten respektvoll, im Sinne der Anerkennung seiner Dominanz behandelt werden will.

Beide Strategien, die defensive wie die protektive Strategie, sind Strategien kommunikativer Abschirmung gegenüber den Ansprüchen und Erwartungen des Patienten. Die kommunikative Abschirmung operiert nur mit rein äußerlich gesehen unterschiedlichen Vorzeichen, läuft aber am Ende auf dasselbe hinaus: nämlich auf eine zeremoniell festgelegte Rangordnung des Interaktionsverhältnisses.

Goffman verweist in seiner Analyse von Interaktionsritualen auf ein weiteres Grundelement kommunikativen Verhaltens: „den Ausgleichs- oder Korrekturprozeß."[8] Seitens des Patienten handelt es sich dabei um ein oft anzutreffendes kommunikatives Demuts- und Unterwerfungsritual.

Im Ausgleichs- oder Korrekturprozeß wird mit Entschuldigungen operiert. Die Ausgleichshandlungen dienen dazu, eine Art expressiver Ordnung, die durch das eigene Verschulden gestört wurde, herzustellen. Solche rituellen Ausgleichshandlungen bestehen nach Goffman im Anbieten von Entschädigungen, Entschuldigungen, Verweisen auf enervierende Umstände u.s.w. und sollen insgesamt signalisieren, daß man mit Gefühlen des anderen nicht leichtfertig umgeht.

Goffman führt als Variante an: „Die verletzten Personen können auch taktvoll die Rolle des Missetäters übernehmen und ihn freiwillig in einer Weise entschuldigen, die für sie sicherlich akzeptabel wird."[9]

In der Arzt-Patienten-Situation bedeutet dies: der Patient entschuldigt gleichsam den Arzt, daß er so wenig Zeit hat („Ich weiß, daß Sie viel zu tun haben …") und macht ihm so zwecks Gewinnung von Aufmerksamkeit und Wohlwollen das Angebot des Freibriefes. Die Patienten entlasten den Arzt, wollen ihm die Bürde des Gefühls der Ungerechtigkeit nehmen, in der Hoffnung, damit dessen Dankbarkeit zu erhalten – Dankbarkeit, die sich wiederum in besonderer Zuwendung äußern könnte. Das ist die mit der freiwilligen Entlastung des Arztes verbundene Hoffnung des Patienten.

Bestimmendes Motiv des kommunikativen Verhaltens des Patienten ist dabei die Rettung des Arzt-Images. Der Patient will den Arzt mit seinem Leiden nicht in Verlegenheit bringen und sucht – unaufgefordert – den kommunikativen Ausgleich. Leid wird so zum Entschuldigungsgrund. Nicht selten nimmt ihn der Arzt an. Wohlgemerkt: der Patient entlastet kommunikativ den Arzt – nicht umgekehrt!

Formen der Entfremdung

Asymmetrische Kommunikation, Inkongruenz der Erwartungen und kommunikative Vermeidungs- beziehungsweise Ausgleichsstrategien markieren aber nur einen Teil der Erfahrungen scheiternder Kommunikationsbeziehungen zwischen Arzt und Patient.

Mit Goffman lassen sich ergänzend weitere, häufig anzutreffende Kommunikationsblockaden anführen, die nicht nur unserer alltäglichen Kommunikationserfahrung entsprechen, sondern auch kommunikative Fehlleistungen, bzw. Formen der Entfremdung medizinischer Interaktion darstellen:[10]

Ablenkung von außen: Jemand bringt nicht die geforderte Aufmerksamkeit auf, sondern konzentriert sich auf Dinge, die außerhalb des gegenwärtigen Gesprächsthemas liegen. Es liegt eine Art *Präokkupation vor:* das Engagement ist oder wird durch äußere Störquellen losgelöst von der Konversation.

Ich-Befangenheit: Das Engagement am Thema wird vernachlässigt zugunsten der Konzentration der Aufmerksamkeit auf sich selbst. Der Arzt selbst macht sich – ohne es zu merken – zum Gesprächsthema. Das geschieht vorzugsweise dann, wenn das Gefühl entsteht, vom Gesprächspartner nicht adäquat eingeschätzt zu werden, bzw. wenn der ärztliche Status bedroht zu sein scheint oder im Gesprächsverlauf die Chance gesehen wird, eine Statusanhebung zu erreichen.

Interaktions-Befangenheit: Statt sich am Gesprächsthema zu beteiligen, sorgt sich der Interaktionspartner mehr um den Gesprächsverlauf selbst. Dies hängt mit einem besonderen Verantwortungsgefühl für einen „guten Verlauf" der Interaktion zusammen – zieht aber Engagement vom Thema ab, zugunsten der Betrachtung der sozialen Mechanismen der Konversation. Wer nur strategisch kommuniziert, wird schnell zum Opfer dieser Interaktions-Befangenheit.

Fremd-Befangenheit: Es erfolgt eine Fixierung auf den anderen Gesprächspartner – man läßt sich zwar auf Themen ein, ist aber gefangengenommen von dem Gedanken, welchen Eindruck man auf den anderen macht – der Patient auf den Arzt, der Arzt auf den Patienten. Die Gesprächspartner setzen sich in „Pose", um Lob vom anderen zu erhalten und Geringschätzung zu vermeiden. „Gerade affektierte Leute sind damit beschäftigt zu kontrollieren, wie ein Beobachter sie einschätzt ..."[11] Wobei Überbescheidenheit genauso ein Zeichen der „Fremd-Befangenheit" sein kann wie Unbescheidenheit – letzteres scheint jedoch, wie Goffman anmerkt, häufiger der Fall zu sein.

Was sich also zeigt, ist dies: Kommunikative Entfremdung ist zwar keine Besonderheit der Arzt-Patienten-Interaktion – insofern sie Teil der Alltagskommunikation ist; in der besonderen Situation der Arzt-Patienten-Interaktion haben die Formen kommunikativer Entfremdung aber wesentlich weitreichendere Folgen als in „gewöhnlichen", trivialen Alltags-Interaktionen.

Jede dieser Formen und Spielarten kommunikativer Entfremdung bedeutet eine Abweichung von einem entscheidenden Prinzip: dem Prinzip ärztlicher Aufmerksamkeit. Aufmerksamkeit meint eine umfassende, zugleich intellektuelle und affektive Hinwendung zum Patienten. Dies aber ist nicht eine Frage der Strategie oder der zur Verfügung stehenden Zeit: „Zuwendung ist nicht eine Frage der Zeit, die man dafür aufwendet, es genügt ein Augenblick – es ist eine Frage der Haltung."[12]

Patienten im Zustand von Angst und Ohnmachtserfahrung verlangen nach aufmerksamer Zuwendung des Arztes. Ablenkung von außen, Ich-Befangenheit, Interaktions-Befangenheit und Fremd-Befangenheit sind zentrale Störfaktoren, diese Grundhaltung der Aufmerksamkeit zu aktivieren!

Was läßt sich unter „Aufmerksamkeit" verstehen? Aufmerksamkeit umfaßt beides: das kommunikative Engagement dem Patienten als Person gegenüber als auch das Engagement gegenüber dem Thema der Kommunikation. Wobei die Pflege der Beziehung zum Patienten vorrangig ist, weil sie über die Qualität der thematischen Orientierung mitentscheidet. Störungen auf der Beziehungsebene beeinträchtigen auch die themenorientierte Kommunikation.[13]

Thematische Verständigung ohne Einverständnis auf der Beziehungsebene ist höchst störanfällig. Jede thematische Verständigung setzt auch und vor allem eine

Verständigung zwischen den Partnern voraus. Hier werden die Bedingungen des Gelingens oder Mißlingens der thematischen, gegenständlichen Kommunikation festgelegt. Besteht z.B. kein Vertrauen zum Arzt, fehlt der gegebenen medizinischen Sachinformation die notwendige affektive Komponente zu ihrer sinnhaften Einordnung und Anwendung.

Die beklagte mangelnde Compliance ist ja nicht primär ein Problem mangelnden Sachverstands der Patienten oder der verwendeten Fachsprache, sondern vielmehr ein Problem mangelnder Überzeugungskraft von Ärzten aufgrund vorhandener grundlegender Beziehungsstörungen. Mißverständnisse, Fehlinterpretationen, Fehlbeurteilung der Relevanz, u.s.w. sind die häufigsten Formen des Scheiterns der Verständigung zwischen Arzt und Patient auf der Inhaltsebene. Was sich zunächst als sachliches Mißverständnis ausweist, dem liegt in Wahrheit aber ein Mißverständnis und Mißverhältnis zwischen den Interaktionspartnern zugrunde.

Gewiß: der Arzt hat keine Verpflichtung zum Heilerfolg, aber er hat eine Verpflichtung zum Engagement gegenüber der Pflege der Kommunikation mit dem Patienten und – darin „eingebettet" – gegenüber dem Thema der Kommunikation. Dieses doppelte Engagement speist sich – wenn schon nicht aus der Liebe, so doch aus einer Grundhaltung der Solidarität mit dem Patienten. Das Medium, in dem sich diese Solidarität heilbringend entfalten kann, ist die Kommunikation. Kommunikation kann vielen strategischen Zielen dienen, – wie dargestellt eben auch der Abwehr des Patienten. Kommunikation kann aber auch Medium und Ausdruck von Gemeinsamkeit, also Solidarität sein. Erst in dieser durch Kommunikation geschaffenen und sich in ihr manifestierenden Gemeinsamkeit begegnen einander Arzt und Patient als Existenzen, wie dies K. Jaspers beschreibt.[14] Denn nur so entsteht „eine Solidarität mit dem Patienten … als gemeinsame Teilnahme an der Situation des Menschen wie an der Situation der Welt."[15]

Je mehr aber im Gegensatz dazu die vom Arzt ausgehende Kommunikation der Darstellung und Durchsetzung von Status und Rangordnung dient, also bloß strategische Bedeutung hat, desto weniger konstituiert sie echte Interaktion mit dem Patienten. Je weniger aber echte, also nicht strategisch orientierte Interaktion zustande kommt, desto geringer ist die Chance der Entfaltung auch des sanativen Potentials von Kommunikation.

Entscheidend für diese, an der Person des Patienten und seinem „Thema" orientierten Kommunikation sind aber, wie gesagt, die entsprechenden vorausgehenden, die Kommunikation steuernden Erwartungen. Erwartungen steuern nicht nur den Kommunikationsverlauf, sondern auch den Prozeß des das Kommunikationsgeschehen begleitenden Beobachtens. Der Prozeß des erwartungsvollen Beobachtens selbst wiederum verändert den Zustand der beobachteten Wirklichkeit. Um es vielleicht etwas überspitzt zu formulieren: Man muß das Heil des anderen erwarten, um es so möglich werden zu lassen...

So gesehen erhält die auch von I. Illich vertretene Annahme, Krankheit sei, was das Medizinsystem als Krankheit definiert, eine beklemmende Brisanz. Denn dann geht es nicht mehr nur um den Prozeß eines medizinisch generierten und gesellschaftlich konsentierten Interpretationsmonopols über Krankheit, sondern um das wirklichkeitsstiftende Potential ärztlicher Erwartungs- und Definitionsmuster in jeder konkreten Begegnung mit dem Patienten. Ärztliche Erwartung, Wirklichkeitsdefinition und Kommunikation legen dann nicht nur bestimmte Begriffsrahmen als kategoriales Schema fest, sondern diese werden selbst Teil derjenigen Wirklichkeit, die zu beschreiben sie vorgeben. Sie werden selbst Teil der Realität, die Arzt und Patient im Prozeß wechselseitiger Wahrnehmung konstruieren.

Nichts bleibt im komplexen Interaktionsgeschehen zwischen Arzt und Patient unverändert: Die in der Begegnung ablaufenden emotiven und kognitiven Prozesse generieren eine neue und spezifische Realität, die sowohl Arzt und Patient einbindet. Beide Partner werden in Richtung des gewählten emotiven wie kognitiven Bezugsrahmens ihrer Erwartungen verändert. Die medizinische Theorie des Arztes hat an der *Konstruktion* desselben „Gegenstandes" teil, die sie zu beschreiben sucht.

Negative Kommunikationsformen, die erwähnten Strategien kommunikativer Abwehr, sowie die Formen kommunikativer Entfremdung und Depersonalisierung des Verhältnisses zum Patienten schaffen entsprechende – leidvolle – Realität.

In diesem Sinne *konstruiert* der Arzt genauso wie der Patient die Wirklichkeit der Krankheit, eine Wirklichkeit, innerhalb derer sich beide, sich selbst und einander deutend, bewegen und von der sie – ohne sich dessen bewußt zu sein, selbst bewegt werden.

∗∗∗

4 · Sublime Unterwerfung: Die Sachlichkeit der Medizin-Technokraten und die Unsachlichkeit der Leidenden

Angst – oder der Verlust des „metaphysischen Leichtsinns"

Die kommunikative Ausgangssituation für den Patienten wird vor allem durch drei elementare, in den Kern des subjektiven Selbstwertgefühls zielende Grundemotionen bestimmt: durch die Angst, das Erleben des Kontrollverlusts und die Verletzung der Intimität.

Paul Klees berührendes Bild *„Angstausbruch III"* (vgl. erste Abbildung nach S. 46) zeigt anschaulich die Desintegration des Menschen in Angst – das Auseinanderfallen des scheinbar Festgefügten. Aber auch dort, wo es nicht um Geisteskrankheit und Wahnvorstellungen geht, wird deutlich: Angst und Panik zerstören die Integrität und Identität der Person. Der Mensch gerät außer sich. Seine Organe treten aus dem gewohnten Funktionszusammenhang – der Zustand des fraglosen Funktionierens ist aufgehoben, das angstbesetzte Bewußtsein macht sich am plötzlichen Nicht-Funktionieren, am schmerzenden Organ fest. Die zuvor erlebte Ganzheit zerfällt. Im psychiatrischen Sinn signalisiert das Bild Ich-Verlust und zwanghaftes Bemühen des Schizophrenen, Grenzen der eigenen Identität zu ziehen und dennoch den unaufhörlichen Zerfall des Ichs erleben zu müssen.

Hier setzt der sanative Kommunikationsprozeß ein: vom Erleben der Krank*heit* im Sinne des organischen Ausfalls, zum Krank*sein* als Störung des Ganzen voranzuschreiten. Der Mensch, durch die Krankheit des-integriert, bedarf der Re-Integration. Die Krankheit, die Erfahrung des Organausfalls ist das äußere Zeichen für einen inneren, geistigen Prozeß, des Aus-dem-Gleichgewicht-geworfen-Seins. Der Mensch hat sein rechtes Maß verloren. Kommunikationsaufgabe des Arztes ist es also, dieses rechte Maß wieder herzustellen.

Angst ist eine Grundemotion, die eine hohe Sensibilität, ja Übersensibilität in der Wahrnehmung des Gegenübers bewirkt. Ein Patient, der zum ersten Mal in eine Praxis kommt, fährt hunderte Antennen aus, die alles gleichzeitig wahrnehmen.

Die Arzt-Patienten-Beziehung ist zunächst also eine angstbesetzte Situation – und Schmerz tut sein übriges dazu. Angst weicht nur der Sicherheit, Sicherheit aber kommt aus dem Vertrauen.

Vertrauen aber läßt sich nicht erschwindeln – weder durch eine beeindruckende Apparatur, noch durch eingeübte Kommunikationsrituale. Jeder Patient benötigt einen eigenen Kommunikationszugang, steuert das Gespräch nach eigenen Regeln, baut ein spezifisches Beziehungsmuster zum Arzt auf, das unterschiedlich stabil ist und von dem a priori nicht gesagt werden kann, wie lange es hält und welchen Belastungen, z.B. Enttäuschungen, es auch standhält. Daher kann es keinen feststehenden Kommunikationsplan geben, nach dem die Kommunikationsabfolge geordnet werden soll.

„Angst" ist immer auch Angst vor Kontrollverlust. Der Patient befindet sich in einer besonderen Situation der Schutzlosigkeit. Er ist in der Defensive, dem, was auf ihn zukommt, ganz ausgeliefert, ohne irgendeine Chance steuernd in den weiteren Verlauf eingreifen zu können. Der Mensch fühlt sich aus seiner Mitte geworfen – ihm gegenüber eine labyrinthische Unüberschaubarkeit des Geschehens, des inneren wie des äußeren Geschehens!

Auch hier sagt das Bild mehr, als Worte es vermögen. Die Darstellung von Ernst Steiner mit dem Titel *„Wo bin ich"* (vgl. zweite Abbildung nach S. 46), zeigt den Menschen „außer sich" – den Menschen, der sich ohne Halt in Angst und Verzweiflung einer verwirrenden Vielfalt an Formen, Zeichen und Symbolen gegenüber sieht. Er muß den Weg nach innen antreten – dieser Weg ist jedoch kein gerader, sondern es ist ein höchst verschlungener, labyrinthischer Weg, mit all den Möglichkeiten der Verirrung und des Scheiterns. Es ist dies die Situation scheinbarer Ausweglosigkeit.

Zugleich aber ist der labyrinthische Weg auch der Weg zu einem höheren Bewußtsein, das mit dem Kranksein verbunden ist. Der Weg führt vom Biologischen zum Psychischen, vom Leiblichen zum Seelischen. Verloren geht durch die plötzliche Erfahrung des Krankseins das, was Max Scheler als „metaphysischen Leichtsinn", bezeichnete. An seine Stelle tritt die Auseinandersetzung mit den Beschwernissen des Alters, des Krankseins, des Leidens, die Auseinandersetzung mit dem Gefühl: „Alles ist anders, als es früher einmal war…"

Zur Angst und zum Gefühl des Kontrollverlusts kommt vielfach das Erleben des Verlusts von Intimität. Die Preisgabe der Intimität zwingt den Patienten in eine Art Demutshaltung. Ärztliches Handeln dringt oft in den Intimbereich des Menschen und erfordert daher mehr als bloß medizintechnische Kompetenz. Hier geht es auch und vor allem um eine entscheidende psychische Dimension der Begegnung. Die mitunter ungeheure psychische Belastung einer Funktionsstörung mit all den weitreichenden Folgen für die Existenz des Menschen muß hier nicht weiter erläutert werden. Genaugenommen geht es ja bei jedem Eingriff um eine zentrale Dimension menschlicher Existenz: um Identität und – im negativen Fall –

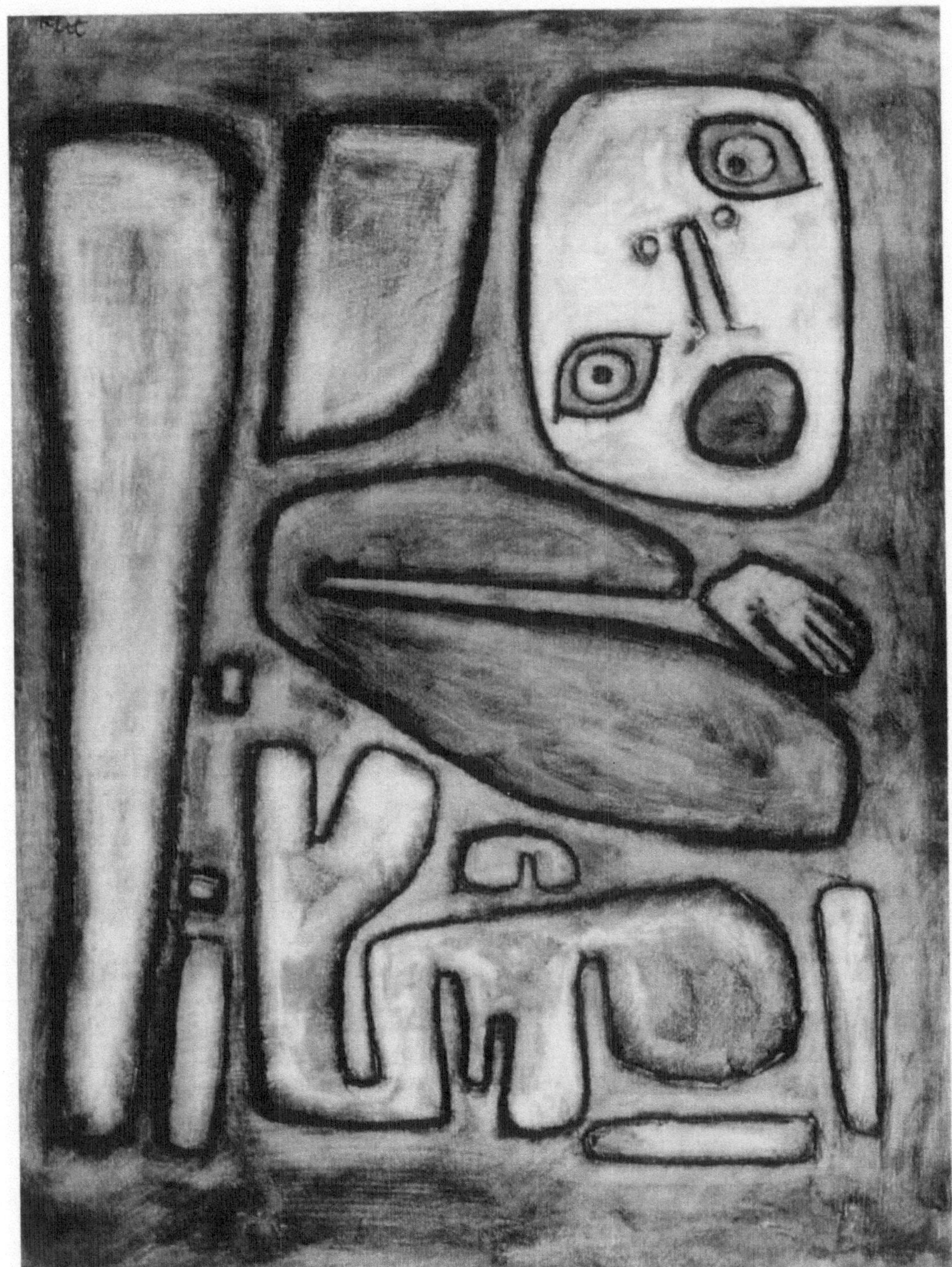

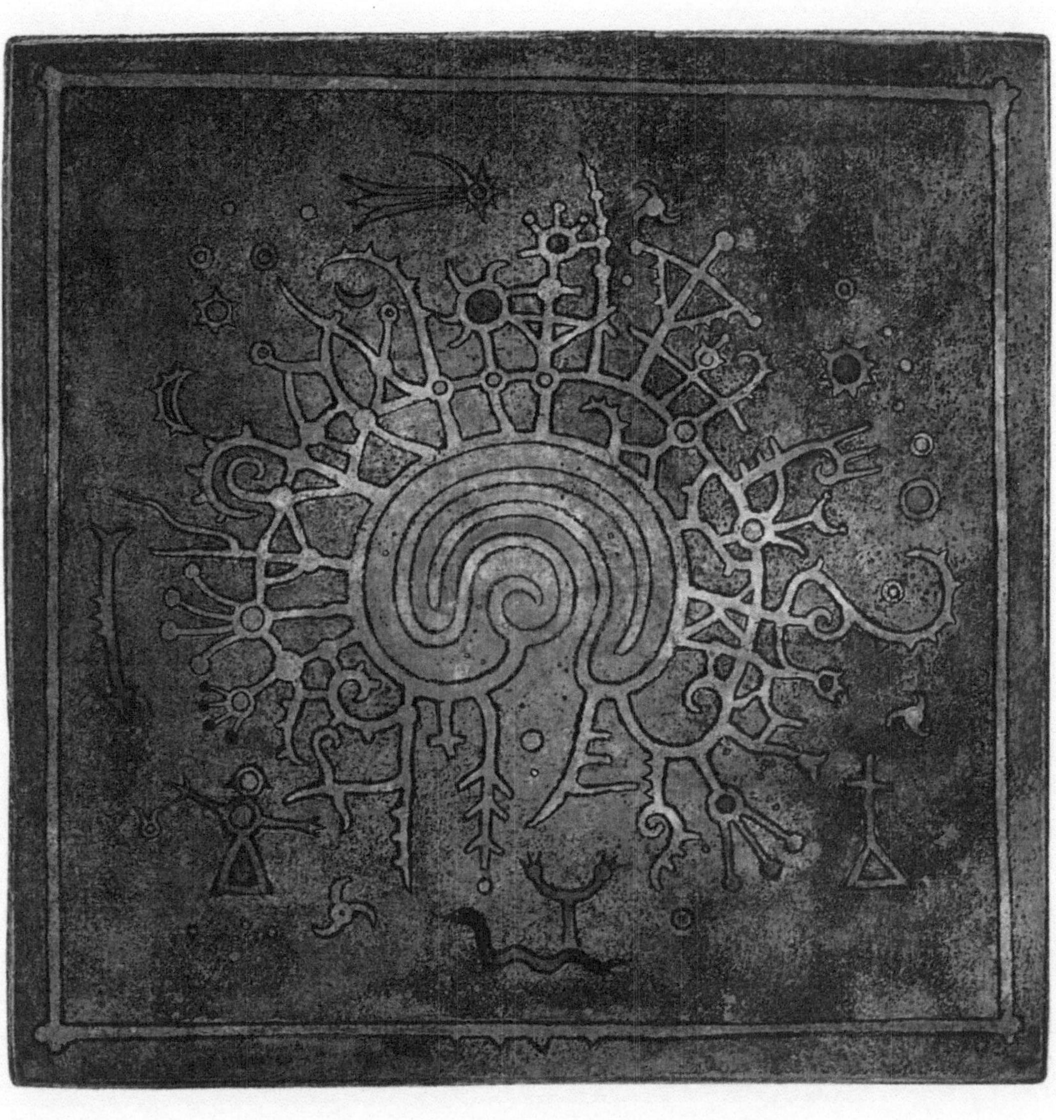

um Identitätsverlust bei eingeschränkter Funktionsmöglichkeit. Das betrifft den Zahnarzt genauso wie den Urologen.

Intimbereiche sind mit kulturell tradierten Tabus geschützt – auch geschützt vor kommunikativem Zugriff, indem „man" eben nicht darüber spricht. Denn wenn man über etwas reden kann, dann kann man es sich auch verfügbar machen. Hier bedarf es großen Respekts und großer Einfühlungsgabe! Mit sogenannten „lockeren Sprüchen", „gespieltem Unernst" oder Zynismus ist es dabei nicht getan.

Es gibt aber noch eine andere, häufig eingesetzte Form vermeintlicher Enttraumatisierung des Geschehens. Sie besteht darin, Angstminderung durch Versachlichung, bzw. Objektivierung zu erreichen. Damit einher geht die Absicht, Autorität und Kompetenz des Arztes zu bekräftigen. Versachlichung verhilft aber nur bedingt zur Distanz des Patienten zu seiner eigenen, ihn ängstigenden und bedrängenden Situation. Um ein Verhältnis zu sich selbst und seiner Situation finden zu können, bedarf es nicht der medizinischen Sachlichkeit und Distanz, sondern gerade im Gegenteil eines begleitenden ärztlichen Nahverhältnisses, ja in gewissem Sinne der ärztlichen Identifikation mit dem Leiden des Patienten.

In der Kraft der so aktualisierten Gemeinsamkeit oder auch Solidarität liegt die Chance der sinnstiftenden Transzendierung der subjektiven Krankheits- bzw. Leiderfahrung. Die bloß begriffliche Ein- und Zuordnung bestätigt lediglich den Status quo der medizinischen Wissenschaft und ihrer funktionell-instrumentellen Handlungsmuster. Diese haben mit der subjektiven Leidenserfahrung der Menschen aber nichts oder nur bedingt etwas damit zu tun.

Entpersönlichung durch Versachlichung

Die bloße ergebnisorientierte, der Routine folgende Versachlichung ist ein höchst problematisches Gegenkonzept zur notwendigen empathischen Zuwendung. Wer den Patienten lediglich als Objekt der Behandlung sieht, ihn einfach begrifflich kategorisiert, der hält sich damit den Patienten auch auf Distanz.

Solche „Versachlichung" nimmt dem Geschehen die persönliche Dimension, aus dem Krank*sein* als subjektive Empfindung, wird eine begrifflich faßbare, objektivierbare Krank*heit*, die ein vom Menschen mehr oder minder unabhängiges Dasein führt.

Eigentlich sucht der Patient eine existenztragende Begegnung, eben eine Begegnung von Existenz zu Existenz – was er findet ist jedoch eine Begegnung mit Begriffen, die ihm fremd sind. Die mit Fachtermini durchsetzte sprachliche Verobjektivierung kommt in der Regel zum falschen Zeitpunkt – sie blockiert die Emotion, läßt sie an den unüberwindbaren Mauern routinierter Begrifflichkeit scheitern. Der Arzt hält sich mit der begrifflichen Verobjektivierung den Patienten

in seiner Leidempfindlichkeit vom Hals, und der Patient findet in der „versach-
lichten" Gesprächsbeziehung kein adäquates Medium, seine affektiv hoch aufgela-
dene Befindlichkeit, sein Leid ausdrücken zu können.

Man muß es ganz klar sagen: „Versachlichung" ist die falsche Antwort auf die
emotionalen Bedürfnisse hilfe- und haltsuchender Patienten. Nur Leiden, das sich
mit-teilen kann, verhilft zur notwendigen Distanz zum Krankheitsgeschehen.
Dort, wo Leiden un-sagbar ist, oder mangels Mit-teilbarkeit im Menschen bleibt,
dort verhilft nur mehr die Zeit zur überlebens-notwendigen Distanz. Aber dazu
bedarf es nicht des Arztes, sondern dafür hat die Natur ohnehin vorgesorgt: „Oftmals bedarf es des zeitlichen Abstands von aufwühlenden Erfahrungen, um über
sie sprechen zu können oder auf sie angesprochen zu werden. Die Zeit muß geschlagene Wunden heilen, ehe eine sprachliche Verobjektivierung möglich ist. Ja,
es gibt so etwas wie eine Einkapselung von Konfliktherden, es bedarf des befreien-
den Vergessens und Verdrängens über lange Zeitstrecken hinweg, ehe man im
Wort auf sie zurückkommen kann ..."[1]

Gerade für die ärztliche Kommunikation ist die Versachlichung und sprachliche
Verobjektivierung eine untaugliche Grundlage – so sehr dies auch dem Denk-
schema und der naturwissenschaftlichen Denktradition entsprechen mag.

Die Sachlichkeit der Arztsprache beruht auf einem ergebnisorientierten, auf Reparatur und Bewahrung des eigenen ärztlichen Egos abzielenden Verhaltenskonzept,
das die moderne, kurative Medizin kennzeichnet. Versachlichung aber kann nicht
Ersatz für empathische Zuwendung sein. Von der begrifflichen Kategorisierung hat
der Patient nichts, denn er will nicht Partner in einem wissenschaftlichen Diskurs
sein, sondern Partner in einer Beziehung, die er zum Überleben braucht und die
daher auch primär durch eine affektive Wahrnehmung der Wirklichkeit geprägt ist
und diese affektive Wahrnehmung der Wirklichkeit auch zuläßt.

Versachlichung, die darin besteht, den Patienten – allgemein: den anderen – zu
kategorisieren, ihn und seinen leidvollen Zustand „auf den Begriff" zu bringen,
stellt überhaupt den Sündenfall des Arztes dar: Die zentrale Bedeutung und Stel-
lung des anderen, seine Schutzlosigkeit, verbietet geradezu, ihn „begrifflich zu erfassen, ihn in Kategorien oder Fälle einzuordnen und zu qualifizieren."[2]

Den anderen nur denkend und erkennend erfassen zu wollen, hieße nach E. Lévinas, dem anderen Gewalt anzutun, weil dieses denkende Erfassen nur um den
Preis der Unterwerfung des anderen, um den Preis der Auslöschung seines Anders-
seins möglich ist. Denn der andere widersetzt sich einem Verstandenwerden in
Kategorien.[3]

Die fundamentale ethische Verantwortung ergibt sich gerade aus der Schutzlo-
sigkeit des Anderen, der – wie Lévinas es formuliert – „Direktheit des dem Tode-
Ausgesetztseins und Befehl an mich, den Nächsten nicht im Elend zu lassen (Wort
Gottes)"[4]. Und dies bedeutet den klaren Verzicht, ihn unter mein kategorisieren-

des Verstehen unterwerfen und ihm damit Gewalt im Sinne der Durchsetzung eines ärztlichen Interpretationsmonopols antun zu wollen.

Rein sachliche, begriffliche und sprachliche Verobjektivierung dessen, was sich der Verobjektivierung eigentlich entzieht, meint Unterwerfung unter die Definitionskraft des Arztes. Damit wird die Leidenserfahrung des Patienten um eine entscheidende Dimension verschärft: nicht nur sein Leiden isoliert ihn von der gewohnten Ordnung der Dinge und den gewohnten sozialen Beziehungen, sondern zur krankheitsbedingten Isolation kommt die Isolierung durch den Arzt in der Situation größter Hilfsbedürftigkeit hinzu. Der Patient leidet also unter doppelter Isolation. Um dieser Isolation zu entkommen, signalisiert er um den Preis der Selbstverleugnung Unterwerfungsbereitschaft unter das Definitions- und Interpretationsmonopol des Arztes.

Wir kennen die Problematik aus unseren alltäglichen Kommunikationssituationen: Nahezu ununterbrochen wird „Sachlichkeit" der Kommunikation eingefordert. Gefordert wird der Verzicht auf Expression innerer, emotionaler Beweggründe. „Sachlichkeit" als Kommunikationsforderung gleicht aber eher einer hochgezogenen Zugbrücke, die jedem Fremden den Zutritt in die eigene Festung verwehrt.

„Sachlichkeit" ist ein unverdächtiger Wert für einen höchst verdächtigen Sachverhalt: sich selbst nicht in die Karten schauen zu lassen und zu erwarten, daß der andere ebenso verschlossen ist, um nicht auf ein unvermittelt offenbartes Inneres des anderen mit der Öffnung des eigenen Inneren antworten zu müssen. „Sachlichkeit" ist der negative, kleinste gemeinsame Nenner formal-kommunikativer Austauschprozesse. Auf ihr allein läßt sich aber keine sinnvolle ärztliche Kommunikation aufbauen!

Kommunikationspsychologisch gesehen bedeutet die selbst verordnete Reduktion komplexer Bedeutungszusammenhänge auf sogenannte Sachargumente das Gegenteil dessen, was durch solche Strategien der „Entemotionalisierung" erreicht werden soll:

„Dieser Appell zur Disziplin sucht das Unerwünschte zu unterbinden (‚Wir wollen doch sachlich bleiben!'). Für einen reibungslosen Schnellverkehr mag diese Methode eine zeitsparende Notlösung sein. Für eine langfristige Kooperation ist es wenig aussichtsreich, den Deckel der Sachlichkeit auf die Schlangengrube menschlicher Gefühle zu pressen. Denn zum einen braucht eine engagierte, kreative Sachlichkeit den Aufwind positiver mitmenschlicher Beziehungen – andernfalls herrscht auch sachliche Flaute. Zum anderen lassen sich die unsachlichen Impulse gar nicht aus der (Seelen-)Welt schaffen – sie sind Teil der Realität und gehen bei offiziellem Verbot in den Untergrund und bestimmen die Kommunikation aus dem Verborgenen: Schein-sachliche Argumentiererei wird zum Vehikel persönlicher Auseinandersetzung, überlange ‚sachliche' Ausführungen dienen der Selbstrechtfertigung –

die ‚Sache‘ wird zum trojanischen Pferd einer persönlich-emotionalen Untergrund-bewegung.“[5]

Die Begegnung mit dem Arzt hätte gerade diese, sich aus dem emotionalen, see-lischen „Untergrund“ des Patienten speisenden Bedeutungen zuzulassen, ja zu för-dern, um sie an die Oberfläche des Bewußtseins zu bringen. In diesem Sinne liegt es am Arzt, „kommunikativ zu erwecken“, also am Prozeß der Selbstfindung des Patienten, seiner Begegnung mit sich selbst, mitzuwirken. Auf diesen Anspruch „kommunikativer Erweckung“ werden wir in der Folge noch eingehend zu spre-chen kommen.

Der Sachlichkeit erschließen sich nicht die verdeckten Bedeutungen, mit denen Patienten etwa ihre Eigen- und Fremdwahrnehmung des Arztes oder der Umwelt versehen. Deswegen bedarf es des ärztlichen Bemühens zur Selbstoffenbarung, der eigenen wie derjenigen des Patienten.

Krankheit ist eine existentielle, alle Seinsebenen des Menschen, die seelische, gei-stige, körperliche, soziale und spirituelle Ebene, durchdringende Störung. „Sach-lichkeit“ ist darauf keine adäquate Antwort. Die Fixierung auf eine sachliche, also vermeintlich entemotionalisierte, leicht steuerbare Arzt-Patienten-Kommunikation verkennt die eigentliche Herausforderung, die mit einer solchen Störung verbunden ist. Die Strategien kommunikativer Abwehr, bzw. Entfremdung, sowie das Ignorieren der affektiven Wahrnehmung dienen dazu, dem diesen Störungen innewohnenden Appell, die Störungen zu beheben und darauf mit Mitmenschlichkeit zu reagieren, auszuweichen. Währenddessen gerade das Gegenteil notwendig wäre, wie dies etwa Ruth Cohn mit der Kommunikationsregel *„Störungen haben Vorrang“* fordert:

„Störungen haben de facto den Vorrang, ob Direktiven gegeben werden oder nicht. Störungen fragen nicht nach Erlaubnis, sie sind da: als Schmerz, als Freude, als Angst, als Zerstreutheit; die Frage ist nur, wie man sie bewältigt. Antipathien und Verstörtheiten können den einzelnen versteinern und die Gruppe untermi-nie-ren. Unausgesprochen und unterdrückt bestimmen sie Vorgänge in Schulklassen, in Vorständen, in Regierungen…

Die unpersönlichen ‚störungsfreien‘ Klassenzimmer, Hörsäle, Fabrikräume, Konferenzzimmer sind dann angefüllt mit apathischen und unterwürfigen oder mit verzweifelten und rebellierenden Menschen, deren Frustration zur Zerstörung ihrer selbst oder ihrer Institution führt.

Das Postulat, daß Störungen und leidenschaftliche Gefühle den Vorrang haben, bedeutet, daß wir die Wirklichkeit des Menschen anerkennen; und diese enthält die Tatsache, daß unsere lebendigen, gefühlsbewegten Körper und Seelen Träger unserer Gedanken und Handlungen sind. Wenn diese Träger wanken, sind unsere Handlungen und Gedanken so unsicher wie ihre Grundlagen…

Wie werden solche positiven und negativen Störungen im allgemeinen in Klassen-zimmern und anderen Gruppen behandelt? Was tun die Teilnehmer? 1. Sie täuschen

Aufmerksamkeit vor, die nicht da ist. 2. Sie zwingen sich zu einer Aufmerksamkeit, die nur von einem Bruchteil ihrer Energien gespeist wird, weil diese in starken Emotionen gebunden ist. 3. Die unterdrückten Emotionen schleichen sich meist auf Nebenwegen als Fehlerquelle in Entscheidungen und Gedankengänge ein."[6]

Was hier beschrieben wird, läßt sich mühelos und mit wenig Phantasie auf jene, die Störungen des Patienten überlagernden „iatrogenen Kommunikationsstörungen" in Spitälern und Arztpraxen ausweiten.

Die Fixierung auf „Sachlichkeit" ist nämlich selbst Ausdruck einer tiefen Störung. Diese Störung besteht darin, sich gerade nicht an der gemeinsamen Kommunikationshandlung wechselseitiger Erschließung von Bedeutungszusammenhängen beteiligen zu wollen, um einer Eigendynamik, die mit dem „einfühlenden Verstehen" verbunden sein könnte, vorzubeugen.

Die Fixierung auf „Sachlichkeit" ist eine mentale und verbale Abwehrhaltung gegenüber dem Patienten und seinen ausgesprochenen, mehr aber noch, seinen unausgesprochenen Heilserwartungen. „Sachlichkeit" ist ein verbaler Modus, mit dem das ärztliche Vermeidungs- und Abwehrverhalten gegenüber dem Patienten und dessen Störungen „positiv", d.h. ohne Verlust des ärztlichen Images, erhalten werden kann, freilich auf Kosten der Patienten.

Diese Art von Selbstschutzmechanismus funktioniert etwa so: Da einfühlendes Verstehen die Gefahr mit sich bringt, vom Leiden des anderen selbst affiziert zu werden, in das Leidensgeschehen des anderen involviert zu werden, sucht man dieser Gefahr tunlichst auszuweichen. Und dies schon aus zeitökonomischen Gründen, weil Distanz und Sachlichkeit die Mühe von Kommunikations- und Interpretationshandlungen spart und an ihrer Stelle zeitsparende Handlungs- und Kommunikationsmuster eingesetzt werden können. Da mit einfühlendem Verstehen immer auch ein Stück Selbstinterpretation, ja Selbstenthüllung zu leisten ist, liegt Vermeidungsverhalten nahe.

So wird aus dem geleugneten „Ich will mich nicht mit dem Patienten und seinen Leiden zu eingehend auseinandersetzen" ein „Ich kann mich schon aus Zeitgründen nicht mit jedem Patient so eingehend auseinandersetzen, auch wenn es vielleicht wünschenswert wäre". Mit dieser Umdeutung schützt sich der Arzt vor seiner eigenen Verletzlichkeit. Und darin mag auch der eigentliche, tiefere Grund für die Leugnung und das kommunikative Abwehrverhalten im Sprachgewand der „Sachlichkeit" zu suchen sein.

Damit weiß sich zwar – vorderhand – der Arzt in seiner Verletzlichkeit geschützt, nicht aber der Patient. Für beide, Arzt und Patient, ist es unmöglich, auf dieser Gesprächsebene die kommunikativen Möglichkeiten wechselseitiger Selbstoffenbarung zu aktivieren. Der Vorteil des einen wird zum Nachteil für den anderen.

Zwar bietet die begriffliche Kategorisierung eine Art kommunikativen Schutzwall gegen die vom Patienten ausgehende, mögliche eigene Verletzung. Aber dem

Patienten wird durch die solcher Art aufgebauten Kommunikationshürden eine bloß einseitige Selbstoffenbarung nahezu unmöglich gemacht. Die Selbstoffenbarung des einen setzt nämlich die Bereitschaft zur Selbstoffenbarung des anderen voraus. Das ereignet sich aber nur dann, wenn das Prinzip „Achtung" Geltung hat. Erst gegenseitig entgegengebrachte Achtung schafft das Vertrauen dafür, daß die Selbstoffenbarung nicht mißbraucht wird, indem sie etwa zur Vereinnahmung führt.[7]

Sprachliche „Verobjektivierung" zum falschen Zeitpunkt – in der Kürze einer durchschnittlichen Arzt-Patienten-Begegnung muß dieser Zeitpunkt nahezu immer falsch sein – verhindert diese auf *Achtung* und *Selbstoffenbarung* beruhende Kommunikationsbeziehung. Dabei geht es auch gar nicht um komplexe, zeitintensive Dialoghandlungen. Vielmehr ist es die persönliche, geistig-emotionale, ganz am Patienten orientierte, unmittelbare Präsenz des "Für-jemanden-da-Seins". Es ist eben die Haltung der Aufmerksamkeit, die dem Patienten Achtung signalisiert und eine Selbstoffenbarung des Patienten möglich macht.

„Die Gegenwart einer Persönlichkeit, in ihrem Willen zum Helfen einen Augenblick ganz für den Kranken da, ist nicht nur unendlich wohltuend. Das Dasein eines vernünftigen Menschen mit der Kraft des Geistes und der überzeugenden Wirkung eines unbedingt gütigen Wesens weckt im anderen, und so auch im Kranken, unberechenbare Mächte des Vertrauens, des Lebenwollens, der Wahrhaftigkeit, ohne daß darüber ein Wort fällt. Was der Mensch dem Menschen sein kann, erschöpft sich nicht in Begreiflichkeiten."[8] Und – so ließe sich ergänzen – was der Mensch dem Menschen sein kann, erschöpft sich auch nicht, und schon am allerwenigsten, in Begrifflichkeiten.

Gesprächsverhalten unter dem Diktat der „Sachlichkeit" und sprachlichen Verobjektivierung, machen den anderen, und insbesondere den Patienten zum behandelbaren, be-arbeitbaren, letztlich dem Arzt ver-fügbaren „Ding". Es ist dies das Gegenteil dessen, was mit gemeinsamer Beteiligung an einer Kommunikationshandlung (Habermas) oder dem dialogischen Prinzip (Buber) gemeint und in der Begegnung zwischen Arzt und Patient gefordert ist.

Radikal ethischer Anspruch: den Nächsten nicht als Objekt zu verstehen

Die „Verobjektivierung" subjektiven Leidens durch sprachlich-begriffliche Versatzstücke schafft Distanz, dort, wo eigentlich Nähe geboten wäre und gelebt werden müßte. Mit der sprachlichen Distanz geht auch ethische Distanz einher, die dem Arzt die Flucht aus der Wirklichkeit des Leidens des anderen ermöglicht, damit den Patienten aber mit seiner Angst alleine läßt.

Subjektive Leiderfahrung, Existenzangst, Not und Sorge werden so durch abstrakte begriffliche Konstruktionen zugedeckt. Die Selbstwahrnehmung des Patienten wird auf eine Erfahrungsebene reduziert, die ihm keine Möglichkeit einräumt, mit seinen Ängsten, Nöten und Sorgen zurechtzukommen. Der Weg zur existentiellen Orientierung bleibt versperrt.

Dialog ist weder begriffliche Kategorisierung noch Informationsaustausch, sondern der Prozeß des Gemeinsam-Machens von Sinn, der Aktualisierung verborgener Bedeutungen – ein Prozeß der Verwandlung von Nicht-Selbst zu Selbst. Das stets geforderte und eingemahnte „Vertrauen" konstituiert sich erst auf dieser Ebene gemeinsamer Sinnaktualisierung. Im Unterschied zum blinden oder naiven Vertrauen, das sich lediglich auf die – angemaßte – Autorität und Definitionsmacht des Arztes bezieht und entsprechend anfällig ist für Enttäuschungen, wenn die Diskrepanz zwischen Heilserwartung, Heilungsverlauf und Heilungsergebnis zu groß wird, beruht jenes im gemeinsamen Sinnerleben wurzelnde Vertrauen nicht in naiver Zuschreibung, sondern empfundener Zuwendung.[9]

Dialog besteht in der Vorrangigkeit des *Du*, sprachliche Verobjektivierung ist ein Kommunikationsmuster, diesem Prinzip und seinem ethischen Anspruch auszuweichen. Auf diesen Umstand, den anderen nicht als Objekt (miß-) zu verstehen, hat in radikaler Weise E. Lévinas in seiner Auseinandersetzung mit Martin Buber aufmerksam gemacht. Wir wollen hier nochmals den weiter oben angesprochenen Gedanken zum besseren Verständnis unserer Kritik am ärztlichen Kommunikationsverhalten aufgreifen:

„Den Nächsten nicht als Objekt zu verstehen, heißt nicht nur, daß ich den anderen Menschen nicht für eine meinem Vermögen unterworfene Sache halte, daß ich ihn nicht als ein ‚etwas' betrachte. Es bedeutet, daß das ursprüngliche Verhältnis zwischen mir und dem Nächsten, zwischen mir und jemandem, strenggenommen in keinem Erkenntnisakt Platz findet, der als solcher Zugriff, Be-Greifen, Herstellung von Objekten ist."[10]

In der unmittelbaren, gerade nicht durch den Akt des Denkens und begrifflich vorstrukturierten Erkennens vermittelten Begegnung, sieht Lévinas den eigentlichen „ethischen Urbezug" zum Anderen, zum Nächsten und damit die Verantwortung für ihn:

„… die unbegrenzte Verantwortung für den Nächsten bedeutet: ich bin des anderen niemals los und ledig. – Verantwortung für den anderen Menschen, keineswegs durch freie Akte, deren Folge diese Verantwortung wäre, bestimmt oder an ihnen gemessen. Verantwortung, die keinerlei Zweck verfolgt, die an die Lage einer Geisel erinnert und bis zur Selbstaufopferung für den Anderen geht, ohne Erwartung von Gegenseitigkeit. Fundament der Brüderlichkeit und Sühne für den Anderen … Daher die tiefe Wahrheit der oft zitierten Dostojewskijschen Formel aus den ‚Brüdern Karamasow': *Wir sind alle verantwortlich für alles und alle, allen gegenüber, und ich selbst mehr als alle anderen ...* 'Unabweisbare Verantwortung, als riefe mich der Nächste ganz dringend und zwar nur mich, als wäre ich als einziger davon betroffen. Die Natur der Beziehung liegt gerade in ihrer Exklusivität. Ethik schließt aus, daß ich meine Verantwortung abschiebe ...."[11]

Für Lévinas ist nicht die Wiederentdeckung des *Ich* im *Du* im Sinne der Buberschen „Dialog – Ethik" maßgeblich, sondern bereits – gleichsam eine Stufe vorgeschaltet – die sich im „Antlitz" des Anderen manifestierende Ursprünglichkeit der Begegnung:

„Das ,*Du sollst nicht töten!*' ist das erste Wort des Antlitzes. Das aber ist ein Gebot. In der Erscheinung des Antlitzes liegt ein Befehl, als würde ein Herr mit mir sprechen. Dennoch ist das Antlitz des Anderen zur gleichen Zeit entblößt – hier ist der Elende, für den ich alles tun kann, und dem ich alles verdanke. Und ich, wer immer ich auch bin, aber ich, als jemand, ,in der ersten Person', ich bin derjenige, der über die Mittel verfügt, um auf diesen Ruf zu antworten."[12]

Die eigentliche Verantwortung wurzelt also nicht in der ursprünglichen Gleichheit der Ich-Du-Beziehung, sondern im immer schon vorgegebenen göttlichen – gebietenden – Anspruch, der im Antlitz des Anderen aufscheint. Es gibt keine Gleichheit der Beziehung zwischen Ich und Du – es gibt nur das moralische Gefälle vom *anderen* zu einem selbst. Und es bedarf hier nicht einmal mehr des Anrufs durch das „Du", das in diesem Anruf als ein anderes „Ich" verstanden wird, das zu mir „Du" sagt.[13] Bei Lévinas geht dem Anruf des anderen immer schon meine Verantwortung für ihn voraus.

„In dieser Weise der Verantwortung", interpretiert der Wiener Philosoph P. Kampits den Anspruch Lévinas', „verschwindet die auf sich selbst gestellte autonome Subjektivität meines Seins. Der andere weist mir eine Verantwortung zu, die für Lévinas so weit führt, daß ich selbst für die Verantwortung des anderen als verantwortlich erscheine, ohne ihn damit wieder in eine neue Abhängigkeit zu bringen. Damit ist nach Lévinas die Beziehung zum anderen von vorne herein asymmetrisch, aber in Umkehrung der traditionellen Subjektzentriertheit. Das Du hat in seiner Andersheit den absoluten Vorrang. Ich bin dem anderen gewissermaßen unterworfen, Subjectum im ursprünglichen Sinn des Wortes... Der Appell ,Ich bin und ich leide.', der an mich ergeht, bedeutet Verantwortung, bedeutet eine extrem ethische Anforderung, die vom anderen ausgehend an mich gerichtet wird."[14]

Mit diesen grundlegenden kommunikationsphilosophischen Überlegungen wird deutlich, daß ein Verständnis des Verhältnisses von Arzt und Patient als Subjekt-Objekt-Beziehung dem eigentlichen, ethischen und heilstiftenden Anspruch dieser Beziehung nicht nur nicht gerecht wird, sondern genau dessen Gegenteil ist.

Deutlich wird damit zugleich aber auch: „Verobjektivierung", die – auch verbale – Degradierung des anderen, des leidenden Menschen, zum „Fall", die zahlreichen Mechanismen der „Versachlichung" dessen, was von seinem Wesensgehalt her nicht sachlich sein kann, – all dies geht am eigentlichen Anspruch sanativer ärztlicher Kommunikation und der ethischen Exklusivität ihrer Verantwortung nicht nur vorbei, sondern steht diesem fundamentalen Anspruch diametral entgegen. Diese grundlegende ethische Dimension der Arzt-Patienten-Begegnung, die die Grundlage für die eigentlichen diagnostisch-therapeutischen Maßnahmen darstellt, ist heute weitgehend verloren gegangen.

Lévinas' radikal ethischer Anspruch geht von einer grundsätzlichen Asymmetrie der Kommunikationsbeziehung aus – der radikalen Unterordnung des „Ich" unter das „Du" des anderen. Es ist dies die extreme Gegenposition zur negativen, unheilvollen Asymmetrie der Arzt-Patienten-Beziehung. Diese Asymmetrie besteht ja gerade in der Unterordnung des Patienten unter das ärztliche Interpretations- und Handlungsmonopol. Diese Asymmetrie manifestiert sich auch in der Kommunikationsbeziehung: der Arzt bestimmt Situation, Inhalt und Verlauf des Gesprächs.

Diese negative Asymmetrie verstärkt sich – wie dargestellt – in dem Maße, in dem schlechte Prognosen über den Krankheitsverlauf erkennbar werden. Ärztliche Zuwendung hat hierbei keinen – wie man erwarten könnte – mildernden Einfluß auf das Geschehen. Im Gegenteil: je dringender der Bedarf nach positiver Zuwendung und Kommunikation, desto geringer die Chance, sie von ärztlicher Seite auch zu erhalten. Dies nur nochmals zur Erinnerung, um die beiden Formen asymmetrischer Kommunikation einander gegenüberzustellen. Sie verhalten sich zueinander wie Tag und Nacht!

Der stumme Anruf durch das Antlitz des anderen wird in der begrifflich analytischen, medizinischen Wahrnehmung systematisch ausgefiltert und bleibt unbemerkt. Aber auch die Sprach-Not, in der sich die Not des Leidenden ausdrückt, wird aus der medizinischen Wahrnehmung ausgeklammert.

Von dieser Not will die Medizin, einschließlich der medizinischen Psychologie, eigentlich nichts wissen. Um die Not gerade nicht im ärztlichen Bewußtsein zulassen zu müssen, wird die Sprach-Not umfunktioniert und schon im Vorfeld ihres möglichen Ausdrucks durch austauschbare Versatzstücke des verbalen, medizinisch-wissenschaftlichen Repertoires ersetzt. Dies erlaubt eine Verständigung auf niedrigem emotionalen Level ohne allzu großes inneres Engagement.

***

5 · Kommunikationsnot und Not der Seele

Von Ärzten zugefügtes Leid

Angesichts der aufgezeigten Diskrepanz zwischen ethischem Anspruch und tatsächlichem ärztlichen kommunikativen Handeln wird deutlich: Der Arzt mit all seinem wissenschaftlich-technischen Handlungspotential, mit all seiner damit einhergehenden „egalitären Rhetorik" ist nicht mehr an der Seite des Patienten. Mehr noch: Arzt und Patient stehen einander nicht selten feindlich gegenüber. Statt Achtung herrscht Achtlosigkeit vor.

„Von Ärzten zugefügte Leiden und Gebrechen sind seit jeher Bestandteil der medizinischen Praxis. Berufsbedingte Gefühllosigkeit, Nachlässigkeit und schiere Unfähigkeit sind althergebrachte Formen der Kurpfuscherei. Mit der Wandlung des Arztes vom Handwerker, der seine Kunst an ihm persönlich bekannten Individuen ausübt, zum Techniker, der wissenschaftliche Regeln auf Patientenkategorien anwendet, hat die Kurpfuscherei einen anonymen, fast respektablen Status gewonnen.

Was vordem als Vertrauensbruch und als moralisches Vergehen galt, läßt sich heute als zufälliges Versagen von technischem Gerät und dessen Bedienungspersonal rationalisieren. Im Rahmen einer komplexen Krankenhaustechnologie wird Achtlosigkeit zum ‚versehentlichen‘ menschlichen Irrtum oder ‚Systemversagen‘, Gleichgültigkeit zu ‚wissenschaftlicher Objektivität‘ und Unfähigkeit zu einem ‚Mangel an Spezialgeräten‘. Die Entpersönlichung von Diagnose und Therapie hat dazu geführt, daß die Pfuscherei nicht mehr als ethisches, sondern als technisches Problem betrachtet wird."[1]

So geht ein weithin entpersönlichtes, berufliches Selbstverständnis und Handeln mit entpersönlichter Kommunikation einher.

Im Anschluß an Illich kann man sagen: „Iatrogene Krankheiten", also Leiden, die von Ärzten oder dem Medizinsystem selbst zugefügt werden, haben eine elementare, kommunikative Dimension. Die Fülle kommunikativer Fehlhandlungen von Ärzten sind ebenso als pathogene, also krankmachende Ursachen anzusehen, wie diagnostische oder therapeutische Fehlleistungen. Ist die Belangbarkeit des Arztes in Hinblick auf eine schädigende Diagnose bzw. Therapie schon kaum gegeben – weil meistens keine Regelverletzung gegenüber professionellen Standards, Lehrsätzen und Verfahren nachgewiesen werden kann, sondern im Gegenteil, nicht selten ihre strikte Befolgung[2] – wie sollte erst eine Belangbarkeit wegen seelischer Verletzung, wegen eines gesundheitsgefährdenden ärztlichen Kommunikationsverhalten erwartbar sein?

Jene von Illich angeprangerte, pathogene Medizin weist auch ein ebenso pathogenes Kommunikationsverhalten auf. Die Geschichte dieser kommunikativen Iatrogenesis wird zwar unentwegt auf allen Ebenen des Medizinsystems erlitten, sie bleibt aber ungeschrieben und wohl auch ungesühnt.

Kommunikative Iatrogenesis bedeutet das im System selbst begründete und in seinen Folgen verheerende Unvermögen, im Leiden des Menschen den eigentlichen – und auch im Sinne Lévinas ethischen – Anspruch für heilstiftende Kommunikation zu erkennen.

Das Problem der modernen, naturwissenschaftlichen Medizin liegt nach Illich darin, daß selbst dort, wo technische und organisatorische Maßnahmen ergriffen werden, um die im Medizinsystem selbst gelegenen pathogenen Entwicklungen zu beseitigen, erst recht ein sich selbst beschleunigender, iatrogener Kreislauf erzeugt wird. Das System ist aus sich selbst heraus nicht reformierbar, „die Iatrogenesis ist irreversibel geworden".[3] Illich sieht darin die eigentliche medizinische Nemesis: die Rache der Götter für die Hybris der Menschen, sich die Vorrechte der Götter anzumaßen.

Die Nemesis hat sich, wie gesagt, auch der kommunikativen Dimension der Medizin bemächtigt und wütet dort nicht weniger als im Bereich der klinischen Iatrogenesis. Die Sprachlosigkeit, in die das Medizinsystem die Patienten treibt, seine Anonymität, seine Sterilität und Rigidität, die gegen die persönliche Leiderfahrung immunisiert, schlägt auf das Medizinsystem selbst zurück. Es hat nicht nur die Patienten, sondern auch sich selbst um die kommunikativen und damit sinnstiftenden Möglichkeiten gebracht.

Der wissenschaftlich-methodisch begründete, aber in seinen humanitären Folgen katastrophale Primat der Funktionalität hat die Gesundheit zur Ware, die Medizin zum industriell organisierten, seelenlosen Reparaturbetrieb und den Patienten zum entpersönlichten „Fall" verkommen lassen. Der Zweifel an der Medizin hat nicht nur die Patienten, sondern mit ihnen auch die Ärzte erfaßt. Beiden bleibt nicht nur der Sinn des Krankseins verborgen, sondern es verschließt sich ihnen auch die mit kommunikativer Sinnfindung verbundene Dimension einer heilsamen Begegnung.

Illich sieht nur eine einzige Chance, diesem circulus vitiosus einer „eskalierenden Zerstörung" durch den medizinischen Fortschritt zu entkommen: „Die medizinische Nemesis ist gegen medizinische Heilmittel resistent. Sie kann nur revidiert werden, wenn die Laien den Willen zur Selbstbehandlung wiederfinden und das Recht zur Selbstbehandlung auf der rechtlichen, politischen und institutionellen Ebene anerkannt wird, wodurch dem Berufsmonopol der Ärzte Grenzen gezogen werden.“[4]

Vom gesellschaftskritischen Standpunkt aus gesehen, ist eine solche, politisch herbeizuführende Beschränkung und Brechung des ärztlichen Monopols eine naheliegende Möglichkeit. Sie setzt aber eine andere Entwicklung voraus: die Entwicklung einer neuen medizinischen Kommunikationskultur, in der die Patientenautonomie tatsächlich jenes Gewicht erhält, das ihr eigentlich zukommt.

Illich rechnet auch mit dieser Möglichkeit trotz seines primär gesellschaftspolitischen und systemkritischen Engagements, wenn er meint: „Ich glaube, daß die Reversion der Nemesis nur von innen, durch den Menschen selbst erfolgen kann und nicht durch ein weiteres administratives (und heteronomes) Management, das wiederum von vermessenem Expertentum und daraus folgender Mystifikation abhängig wäre.“[5]

Die „Reversion der Nemesis“ kann nur bei der Kommunikation ansetzen. Und so könnte man vorsichtig auf die Zukunft hin sagen: an ihren Patienten und der von ihnen bewirkten neuen Kommunikationskultur wird das Medizinsystem gesunden. Die neue Achtung für den Patienten kann so auch zum Heilmittel gegen die verlorene Selbstachtung des Arztes werden.

Zum Schweigen verurteilt

Dem kommunikationsethischen Postulat der Achtung steht in der Realität der Arzt-Patienten-Beziehung die Mißachtung gegenüber. Die Antwort auf die Mißachtung ist selten der Protest, sondern allzuoft das Schweigen! Die Bedrängnis, in der sich ein Patient befindet, ist immer unmittelbar, aber sie wird nicht wahrgenommen. Alle Versuche der Herbeiführung „echten“ Sprechens über die Unmittelbarkeit des Betroffenseins, werden als Störung diskreditiert und als Störgrößen im medizinisch-administrativen Ablauf, so weit wie möglich, eliminiert.

Das hat weitreichende negative Konsequenzen, denn auf diese Weise kann der Patient, der primär von *sich* sprechen möchte, auch nicht *zu* sich *von* sich sprechen, d.h. er wird gehindert, sich selbst zu begegnen. Der Patient wird so um die Möglichkeit gebracht, zu sich *selbst* zu kommen. Das Medizinsystem und sein Sprach-Code verdammen ihn zum Schweigen und die Sprachlosigkeit der Angehörigen tut ihr übriges dazu! Darin liegt ja der tiefere Sinn des Sprechens, daß „Sprechen“ immer ein zugleich *zu* sich, *von* sich und *über* sich Sprechen ist. Wenn dieses Sprechen unterbunden wird, dann bleibt dieser dem Sprechen innewohnende Sinn verborgen und kann sein therapeutisches, also heilstiftendes Potential nicht entfalten.

Man könnte dies auch so sagen: Das „Selbst“ kommt nicht zur Anschauung, weil es keinen Zugang zu seiner sprachlichen Selbstvermittlung findet, oder doch nur im duldenden Verstummen, das einen so greifbar bleiern in den Krankenhäusern, den Anstalten sprachlosen Leidens umfängt. In diesen Räumen erleidender und erlittener Sprachlosigkeit werden Ärzte und Pflegepersonal zu Wächtern dieser Sprachlosigkeit. Regelverletzungen bis hin zum Aufschrei der leidenden Kreaturen läßt das System nicht zu.

Dieses Schweigen hat etwas Elementares. Max Picard beschreibt diesen Zustand des Schweigens so: „Um die Krankheit ist auch heute, in der Welt des Lärmes, ein Schweigen, das alle richtigen und falschen Reden der Ärzte nicht vertreiben können. Es ist, als sei das Schweigen, von überallher verjagt, zu den Kranken in ein Versteck gegangen, es lebt bei ihnen wie in den Katakomben.

Oft, wenn ein Kranker schweigend daliegt, ist es, als sei der Kranke nur der Ort, wo das Schweigen sich niederließ – die Krankheit kam und ihr folgte das Schweigen, sie scheint nur wie der Weg, auf dem für das Schweigen Platz gemacht wurde, langsam besetzt es den Körper, und das Wort des Kranken und das des Besuchers vermag kaum durch das Schweigen hindurch zu dringen.

Immer war das Schweigen beim Kranken. Und doch ist das Schweigen, das heute beim Kranken ist, nicht das gleiche wie früher. Das Schweigen heute beim Kranken ist unheimlich, denn es, das ein Teil des gesunden Lebens sein und in ihm wirken soll, ist nun vertrieben von dort und nur beim Kranken."[6]

So stehen wir vor der paradoxen Situation, in dieser lärmenden Kommunikationsgesellschaft vergeblich nach Räumen der Stille, des Schweigens zu suchen, während in der Welt des Kranken vergeblich und verzweifelt nach dem heilstiftenden Wort gesucht wird – dem heilstiftenden Wort, das die schwere Last des Schweigens mildert, ja sie aufzuheben vermag.

Für das Schweigen fühlt sich niemand verantwortlich. Die arbeitsteilig verfahrende Medizin, die nicht selten für den Patienten zur Odyssee im Reich der Spezialisten mit ungewissem Ende wird, agiert in ebenso eng umgrenzten Verantwortungszirkeln. Mit dem Verlust der Wahrnehmung des Ganzen in der Medizin geht auch der Verlust der Verantwortung für das Ganze der leidenden Person verloren. Spezialisten wissen nur beschränkt um die Bedeutung ihres Funktionierens für das Ganze und ihre Verantwortung bezieht sich auch nicht auf dieses Ganze.

Wer aber nicht seine Verantwortung und Zuständigkeit für das Ganze erkennt, wer sich damit begnügt, als bloßes „Rädchen" im System zu funktionieren und sich auch so rechtfertigt, der trägt zur Verwirklichung jedweder Systemziele bei. So funktionieren, wie gerade die jüngere Geschichte zeigt, Unrechtsregime, so wurden die in ihrem Namen verübten unermeßlichen Verbrechen möglich.

Die Befreiung von der Verantwortung für das Ganze entlastet natürlich und setzt Handlungspotential frei, das sonst unter dem Druck moralischer Verantwortung gebunden oder unterbunden bliebe. Mit der Verantwortung für das Ganze, bzw. ihrem Verlust, hängt auch die Qualität ärztlicher Kommunikation zusammen.

Der Kommunikationsanspruch, der mit dem Risiko der Verantwortung für das Ganze, für die Gesamtpersönlichkeit des Patienten verbunden ist, ist ein anderer als jener, der sich auf die Funktionsstörung eines Organs bezieht, ohne zu erkennen, daß die Funktionsstörung Ausdruck einer Störung des Ganzen ist.

Die Grenzen der jeweiligen Spezialisten sind nicht nur Wahrnehmungsgrenzen, sondern auch Kommunikationsgrenzen und Grenzen der Verantwortung. Das ist ein zentrales Hauptübel der modernen, arbeitsteiligen Medizin. Kommunikation und Verantwortung nämlich lassen sich nicht teilen und auch nicht delegieren. Sie sind unter gegebenen Bedingungen von allen, die mit den Leidenden konfrontiert sind, ganz wahrzunehmen und zu erfüllen: in der Begegnung mit dem Leiden und der Not des anderen liegt immer ein Gesamtanspruch und eine Gesamtverantwortung.

Heute ist es umgekehrt: Die Familie nimmt ihre Kommunikationsverantwortung, ihre Verantwortung auch für das psychische Wohlergehen der Familienangehörigen, nicht wahr und delegiert an die Arztpraxis, der praktische Kassenarzt wiederum, der meint, sich gerade dadurch am Leben erhalten zu können, daß er auf allzu ausführliche, zeitintensive Kommunikation und psychische Betreuung verzichtet, nimmt die Verantwortung nur eingeschränkt wahr und delegiert an den Facharzt. Der Facharzt wiederum delegiert an die Klinik, in der er meist selbst oder seine Kollegen tätig sind. Und in der Klinik als medizinisch-administratives System wird der Anspruch auf Kommunikation und seelisches Wohlbefinden überhaupt negiert oder mit Scheinaktivitäten übertüncht.

Da werden etwa Werbevideos zur „Information" vor Operationen gezeigt, da kommen unbeholfene Psychologen, die kaum zu Fragen, geschweige denn zu tragfähigen Antworten fähig sind – letztlich aber bleibt der Patient alleine. Die in Mode gekommene, künstliche, „aufgesetzte" Freundlichkeit des Krankenhauspersonals ändert an diesem Zustand nichts Entscheidendes. „Small talk" und Händchenhalten am Krankenbett sind meist spürbar unbeholfene Versuche, die Sprachlosigkeit auf beiden Seiten zu überspielen.

Das Schweigen in der Medizin ist in der einschlägigen Fachliteratur eingehend beschrieben.[7] Und alle Daten signalisieren: Das System ist aus sich heraus offenkundig unfähig, den erkannten Mißstand abzustellen. Die moderne naturwissenschaftliche Reparatur-Medizin und mit ihr der Patient ist eine zum Schweigen, zur Kommunikationslosigkeit verurteilte Medizin.

Die Seele braucht keine Chemie, sondern Kommunikation

Auf das sprachlose Leid des Patienten reagiert die Medizin mit ebensolcher Sprachlosigkeit. Arzt und Patient befinden sich in einer negativen Spirale der Kommunikationslosigkeit. Das liegt sicher zum Teil an den Sprachbarrieren, die zwischen Ärzten und Patienten bestehen. Das alleine aber ist nicht das Problem. Die spezifischen Sprachbarrieren sind selbst nur Symptome für eine dahinterliegende, tiefgehende Kommunikationskrise. Sie läßt in der Tat erheblichen Zweifel darüber aufkommen, ob das System aus sich heraus noch seine Kommunikationsdefekte zu beheben vermag.

So zeigt etwa eine deutsche Fallstudie, daß selbst dort, wo Ärzte besonders bemüht sind, sich im Rahmen des Klinikalltags für die psycho-sozialen Probleme der Patienten zu interessieren, der Erfolg dennoch minimal bleibt. Die behandelnden Ärzte und Schwestern hatten tatsächlich nur von 10 % der 120 Patienten, die im Zeitraum von neun Monaten befragt worden waren, volle Kenntnis derjenigen Faktoren, die das Krankengeschehen mit-bedingten. Von der Mehrheit der Patienten hatten Ärzte und Schwestern keine oder nur ungenaue und unzureichende Kenntnis der psychischen und sozialen Vorgeschichte des Kranken. Und das bei besonders intensiver Kommunikationsanstrengung des gesamten Personals!

Umgekehrt hatte nur ein Drittel der Patienten richtige Vorstellungen über seine Krankheit, 24 % hatten falsche, 36 % der Patienten nur teilweise richtige Vorstellungen von der eigenen Krankheit. Entsprechend gering war auch die Kenntnis über die an den Patienten zur Anwendung gebrachten Therapie: Mehr als zwei Drittel (69 %) wußten nicht wirklich, was mit ihnen in der Klinik gemacht worden war.[8]

Über Kommunikation läßt sich also nicht so leicht verfügen wie über andere Faktoren zur Optimierung organisatorischer und bürokratischer Abläufe. Was im Vorstellungsbild der einen durchaus als akzeptable, ja vielen als optimale Arzt-Patienten-Kommunikation erscheinen mag, entspricht keineswegs der Erwartungshaltung und der Erfahrung der anderen, der Patienten nämlich.

Ähnliches gilt für die durchschnittliche Arztpraxis: was dem Arzt im Rahmen seiner durchschnittlich fünf- bis zehn-minütigen Begegnung mit dem Patienten als effizient und x-fach bewährt erscheint, kann sich im Erleben des Patienten genau gegenteilig darstellen. Abgesehen davon, daß die wenigen Minuten kaum dazu reichen, die Oberflächensymptomatik zu erfassen, geschweige denn, den zahlreichen verborgenen Faktoren der biographischen Konstellation nachzugehen.

Das Konzept einer „sprechenden Medizin" zielt aber gerade darauf ab, über die Oberflächensymptomatik hinauszukommen und die psychischen oder psychosomatischen Bedingungen des Krankengeschehens zu rekonstruieren. In diesem Sinne plädiert etwa P. Lüth ebenso wie auch M. Balint für gesprächstherapeutische Kompetenz auch des „normalen" Kassenarztes.[9]

Zu Recht wird auf den Umstand verwiesen, daß jedes Arzt-Patienten-Gespräch eine mehr oder minder ausgeprägte, mehr oder minder augenfällige, psychotherapeutische Dimension enthält, derer sich auch der niedergelassene Allgemeinmediziner bzw. Kassenarzt bewußt sein sollte. Vor dem Hintergrund eines hohen und wachsenden Anteils psychosomatischer Erkrankungen in den westlichen Industrienationen gewinnt dieses Problem zunehmend an Brisanz.

Schon in den siebziger Jahren zeigten entsprechende Befunde der psychologischen Medizin im internationalen Vergleich, daß 14 % bis 17 % der Patienten eines Allgemeinpraktikers psychische Störungen aufwiesen und in der Praxis des Internisten damals schon zwischen 40 % und 50 % der Patienten mittleren Alters als Kranke mit deutlich psychosomatischer Komponente einzustufen waren.[10] Heute liegen die epidemiologischen Daten noch wesentlich höher.

Studien in den USA sprechen davon, daß gegenwärtig rund drei Viertel aller körperlichen Beschwerden psycho-soziale Ursachen haben, und 60–90 % aller Arztbesuche streßbedingt sind. Welche Antworten gibt hier die Schulmedizin?

Was bereits seit Jahrzehnten erkennbar war, müßte heute endlich die Alarmglocken läuten lassen: „Angesichts der großen Häufigkeit psychischer Störungen muß erwartet werden, daß auch unter den organisch Kranken ein erheblicher Prozentsatz psychische Störungen aufweist, die mit der organischen Krankheit in keinen unmittelbaren Zusammenhang zu bringen sind.“[11]

Sieht man von der Frage ab, was eigentlich „psychische Störungen“ im Verhältnis zu einem als „normal“ gesellschaftlich definierten Verhalten sind, und ob es überhaupt berechtigt ist, von „psychischen Störungen“ klassifikatorisch zu sprechen,[12] so erhebt sich doch die Frage, was Ärzte eigentlich behandeln, wenn sie ihren professionellen Handlungsmustern folgen und mit welchen Konsequenzen für den Patienten sie dies tun? Daß der verordnete Griff zu Tranquilizern und Psychopharmaka die Probleme nur verschiebt, anstatt sie zu lösen, ist den meisten Beteiligten klar. P. Lüth hat vor bald 25 Jahren auf die Problematik aufmerksam gemacht, wenn er schreibt:

„Es ist gar kein Zweifel, daß der Kassenarzt, der nicht speziell für diese Problematik durch Weiterbildung oder Fortbildung sensibilisiert ist, die Mehrzahl dieser Kranken verkennt, sie also falsch einordnet und beurteilt, demgemäß erheblichen Schaden anrichtet, sowohl individuell für jeden Kranken als auch volkswirtschaftlich hinsichtlich der Kostendeckung für soziale Sicherheit. Die Diagnose, mit der diese Kranken in einer Kassenpraxis versehen werden, geht in Richtung der vegetativen Dystonie, neurozirkulatorischen Dystonie, vegetativen Stigmatisation … Man wird in jedem Fall nicht umhin können, zuzugeben, daß ein hoher Prozentsatz von Kranken in den Praxen der Kassenärzte falsch beurteilt und eingestuft und damit auch falsch oder mindestens unzweckmäßig behandelt wird. Dieser Prozentsatz von ‚Irrläufern‘ ist für jede Praxis und jedes Land sicherlich verschieden, liegt aber wohl mit dem durchschnittlichen Vorkommen bei etwa 30 bis 40.“[13]

Es besteht kein Anlaß zur Annahme, daß sich die Verhältnisse in den vergangenen Jahren grundlegend oder auch nur peripher verbessert hätten. Im Gegenteil: die Diskrepanz zwischen den gesellschaftlich mitbedingten Störungen und den vielfältigen Mechanismen ihrer Unterdrückung, etwa durch das reiche Angebot der Pharmaindustrie, „die Schwierigkeiten pharmakotherapeutisch zuzudecken und damit zu überspielen",[14] wird immer größer.

Alleine in Österreich verzeichnet der Psychopharmaka-Markt eine jährliche Zuwachsrate von rund 16 %. In den vergangenen drei Jahren ist der Umsatz, der mit Psychodrogen erzielt wurde, um 57 % auf knapp 1 Milliarde öS gestiegen. Die Hälfte davon wird für Antidepressiva ausgegeben, fast ein Viertel für Neuroleptika.[15]

Man könnte angesichts dieser Ziffern sagen: diese Gesellschaft hält sich nur mehr mit Psychopharmaka „über Wasser". Ihr reguliertes, soziales Zusammenleben erfolgt mehr und mehr über den Konsum von Psychopharmaka. Allerdings gibt es hier Unterschiede: Patienten aus der sozialen Unterschicht tendieren, wie medizinsoziologische Studien zeigen, häufiger als Angehörige der Mittelschicht dazu, ihr Leiden zu „somatisieren". Sie haben zwar nicht weniger psychische Schwierigkeiten, als dies in anderen sozialen Schichten der Fall ist, können dies aber dem Arzt nicht verständlich machen, sodaß dieser die Leiden gar nicht als psychosomatisch erkennen kann.[16]

Die Erfahrungen kommunikationspathologischer Störungen in Familie, Beruf und Gesellschaft werden also durch kollektive Narkotisierung zugedeckt. Um den Preis der Konfliktvermeidung organisiert und entwickelt sich die Gesellschaft immer mehr zur Suchtgesellschaft – begleitet durch ein dichtes Netz „williger Helfer" in Kliniken und Arztpraxen, zum Wohle der allgegenwärtigen Pharmaindustrie.

Parallel dazu ist die Nachfrage nach Psychotherapie in den vergangenen Jahren rasant gestiegen. Da nur ein geringer Prozentsatz der seelisch Kranken sich ihrer seelischen Konflikte auch bewußt ist, besteht kaum Hoffnung auf jene von P. Lüth schon vor mehr als zwanzig Jahren erhoffte „Eruption" der Medizin-Konsumenten, der Patienten, gegen ihre Fremdbestimmung durch Medizin- und Pharmaindustrie.

***

6 · Therapeutische Ansprüche

Geht die Sprache der Seele jeden Arzt etwas an?

Mit der wachsenden Bedeutung und Akzeptanz ganzheitlicher Heilverfahren, insbesondere im Bereich chronischer Erkrankungen, wendet sich allerdings langsam das Blatt. Immer mehr Ärzte bieten zusätzlich zu schulmedizinischen Verfahren auch alternative Heilmethoden an. Mit der Aufhebung der Trennung zwischen körperlichen und seelischen Krankheiten gewinnt die Frage nach dem psychodynamischen Hintergrund von Störungen immer mehr Bedeutung.

Es ist dies auch eine Wende in den Kommunikationsbeziehungen zwischen Arzt und Patient. Wenn seelische Leiden auch das Ergebnis von Beziehungsstörungen auf den verschiedenen Ebenen sozialer Existenz sind, dann liegt es nahe, nach den kommunikationstherapeutischen Möglichkeiten, die diese Störungen beheben können, zu fragen. Und diese Frage geht jeden an – gerade auch den praktischen Arzt. Sie ist nicht auf den Facharzt für Psychiatrie oder den Psychotherapeuten beschränkt. Darüber hat M. Balint bereits in den 60-er Jahren geschrieben: „Es herrscht im allgemeinen Übereinstimmung darüber, daß mindestens ein Viertel, wenn nicht ein Drittel der Arbeit des praktischen Arztes reine Psychotherapie ist."[1]

Oftmals entledigen sich Ärzte dieser mühsamen, an die eigene Substanz gehenden Gesprächsaufgabe durch routinierte Aufmunterung und allgemeine Ratschläge, die alles und nichts besagen. Damit wird dem Patienten aber nicht geholfen: „... zu oft erfolgt der beruhigende Zuspruch nur um des Arztes Willen, weil ihm die Last der Tatsache, daß er nicht genug weiß oder nicht helfen kann, unerträglich ist; und häufiger, als es der Arzt zugibt, gilt dies auch für die vielen fachärztlichen Untersuchungen, zu denen der Patient geschickt wird, und für die vielen Medikamente, die verschrieben werden."[2]

Wenn überhaupt, so wirkt diese Beruhigung, sofern sie als Ersatz für die mühevolle Diagnose psychischer Probleme dient, bei normalen, nicht sehr neurotischen Patienten mit organischen Symptomen. Die Wirkung dieses Placebo-Effekts ärztlicher Beruhigung nimmt aber ab, je stärker Persönlichkeitsprobleme mitspielen.[3]

Ärztliche Kommunikation steht vor einem größeren Anspruch als demjenigen billiger Beruhigung.

Sowohl für das psychoanalytische als auch das therapeutische Gespräch – etwa in der Allgemeinpraxis – gilt die bereits in der Einleitung zitierte Einsicht Freuds, daß Worte unsagbar wohl tun oder fürchterliche Verletzungen zufügen können.

P. Lüth sieht den Unterschied zwischen analytischem und therapeutischem Gespräch darin: Während es in der Analyse „um Erhellung des unbewußten psychischen Lebens des Patienten" geht, ist „die Gesprächstherapie des Arztes ... primär nicht auf das Unbewußte gerichtet." Und er führt weiter aus:

„Sie sollte im Gegenteil eher versuchen, dieses möglichst auszuklammern, soweit das praktikabel ist. Für den Arzt geht es darum, im Bereich des Bewußten zu einer Neuorientierung zu kommen und mit der notwendigen Schärfestellung der Begriffe und Gegenstände sowie der Aufweisung der verborgenen Zusammenhänge und Wechselwirkungen zum Abbau des bestehenden Konflikts beizutragen ... ist doch die Haltung und Einstellung des Arztes im Vergleich mit dem Analytiker pragmatischer, nicht im gehobenen Sinn gegenwarts-, sondern schlechthin alltagsorientiert.

Der Unterschied geht daraus hervor, daß der Arzt die Konflikte zwar auf ihre affektive Grundlage prüft, die Verwurzelung in frühkindlichen Frustrationen erwägt, jedoch abstellt auf das, was aktuell im sozialen Leben Schwierigkeiten bereitet ...

Der gewichtigste Unterschied liegt jedoch in der Gesprächsorientierung, in der Grundhaltung zu diesem Gespräch. Die Analyse kennt ... keine Gleichberechtigung. Das ärztliche Gespräch ist ebenfalls mit einer Herrschaftsstruktur angelegt, einmal durch die Situation, zum anderen durch die Sprache, schließlich auch durch den Informationsvorsprung auf ärztlicher Seite, anders als die Analyse steht sie – sollte stehen – unter dem Gesetz einer Orientierung an herrschaftsfreiem Sprechen."[4]

Und P. Lüth ergänzt: „Anders als der Analytiker, der zuhört und wertet, bis er Material für Konfrontation und Klärung findet, ohne selbst zu lenken, muß der Arzt besorgt sein, daß das Gespräch nicht ozeanisch ausufert, sondern einem bestimmten Ziel zu sich bewegt. Während für den Analytiker die Möglichkeit nicht besteht, sich irgendwann mit der idealen Redesituation zu identifizieren, denn er ist es, der immer wieder eingreift, muß der Arzt sich dieses Zieles unablässig vergewissern, um durch seine Orientierung an der unmittelbaren Praxis nicht autoritär zuzudecken, was doch nur den einen Sinn haben kann, die Chancengleichheit in der Kommunikation zu wahren.

Auch beim Arzt soll im Gespräch vor allem der Patient reden, sich seiner Chancengleichheit gleichsam ständig versichernd."[5]

Und er fügt abschließend noch ein weiteres pragmatisches Unterscheidungsmerkmal hinzu: „Der Arzt ist gehalten, das begrenzte Ziel des Gesprächs unablässig gegenwärtig zu haben, weil nicht auf Veränderung im langen Maßstab biblischen Menschenlebens, sondern auf Veränderung *hier* und *heute* abzustellen ist.

Die Analyse rechnet – sehen wir von der Forderung der unendlichen Analyse ab – mit Monaten und Jahren. Das ärztliche Gespräch geht – nehmen wir den Gedanken, bewußtes Leben sei immer Gespräch, als philosophisches Impromptu – auf Wochen, intendiert eine Klärung in einem – dem ersten – Gespräch, wird jedoch eine Gesprächsserie nicht über einen Monat ausdehnen wollen."[6]

Zu Recht verweist M. Balint darauf, daß das vielstrapazierte Zeit-Argument nicht stichhaltig ist. Es zeigt sich nämlich, daß eine „lange Aussprache" mit dem Allgemeinpraktiker auch ohne psychotherapeutische Erfahrung durchaus zu positiven Ergebnissen führen kann. In der Regel hört der Praktiker zu, ohne viele Fragen zu stellen und dadurch wird dem Patienten die Möglichkeit gegeben, sich innerlich aufzuschließen.[7]

Solche „Aussprachen" verschaffen zum einen tatsächlich Erleichterung beim Patienten, indem sie vor dem Gespräch noch vorhandene Symptome zum Verschwinden bringen, und sie helfen insofern auch Zeit zu sparen, als die Häufigkeit des Arztbesuches nach solchen Aussprachen gewöhnlich zurückgeht.[8]

Aber Kommunikation ist nicht nur eine Abfolge von Reden und Zuhören. Kommunikation bedeutet – nimmt man sie so ernst, wie man sie eigentlich nehmen muß – schwere psychische Arbeit. Kommunikation kostet zunächst Substanz – selbst dann, wenn man „nur" Zuhörer ist. Darauf macht auch M. Balint aufmerksam: „Die ‚lange Aussprache' ist eine Sache des Gebens und Nehmens. Der Patient hat dem Doktor viel gegeben: sein Vertrauen, einige eifersüchtig gehütete Geheimnisse, die einem Außenseiter zwar gelegentlich unbedeutend, selbst kindisch erscheinen mögen, die ihm aber ungeheuer viel bedeuten; wenn nun nicht genug geschieht, um das Gleichgewicht wieder herzustellen, muß der Patient sich beraubt und betrogen vorkommen. Sehr oft muß er hinterher entwerten oder zurücknehmen, was er seinem Doktor gegeben hatte, oder er läuft mit einem Gefühl der Entrüstung, Demütigung, selbst des Hasses davon. Es ist nur schwer zu sagen, wodurch eigentlich das Gleichgewicht so wiederhergestellt wird, daß der Patient sich nach der Aussprache verstanden, erleichtert und sogar bereichert und nicht beraubt und betrogen fühlt. Der Unterschied liegt nicht in der ‚korrekten Deutung', obgleich die korrekte Deutung ein Teil davon sein kann. Noch auch liegt er in der ‚Beruhigung', wie wir schon sahen. Man kann vielleicht noch am ehesten sagen, daß der erfahrene Arzt ein Gefühl dafür hat, wann er aufhören muß, und daß der Anfänger es sich zweimal überlegen sollte, ehe er über den Zeitraum einer Stunde hinausgeht."[9]

Zu lange Aussprachen stören das Gleichgewicht des Gebens und Nehmens. Es bedarf hier einer feinfühligen Dosierung der Droge „Arzt": „Wenn sie zu konzentriert gegeben wird, kann der Patient sie nicht vertragen; aber die beabsichtigte therapeutische Wirkung ließe sich vielleicht ohne ernstliche Risiken erreichen, wenn das Medikament in refracta dosi gereicht wird."[10]

Daß es hierbei allerdings weniger um zeitliche Dauer, als um die Intensität der kommunikativen Aktivität, die Intensität der Aufmerksamkeit und auch psychische Präsenz geht, liegt auf der Hand.

Die Beziehung ist vor dem Wort

P. Lüth führte als wesentliches Unterscheidungsmerkmal zwischen einem psychotherapeutischen und einem psychoanalytischen Gespräch den Umstand der kommunikativen Chancengleichheit beim therapeutischen Gespräch an. Eine solche kommunikative Chancengleichheit im Rahmen eines „herrschaftsfreien Dialogs" ist freilich höchst akademisch. Denn in der Situation des Leids, der Not auf der einen und der Möglichkeit, dem anderen in der Not zu helfen, aber selbst nicht in Not zu sein (oder zumindest nicht in der aktuell gegebenen Not des Gesprächspartners) auf der anderen Seite, stellt sich die Frage der Chancengleichheit gar nicht. Wer Not leidet, ist a priori nicht chancengleich mit dem, der keine Not leidet! Leiderfahrung ist immer Erfahrung der Benachteiligung, des Verlustes entscheidender Handlungschancen. Hier vermag kommunikative Chancengleichheit nichts Entscheidendes zu verändern. Sie ist eine Selbstverständlichkeit und das Minimum, das an ärztlicher Hinwendung zum Patienten erwartet werden kann. Ein Minimum freilich, das zugegebenermaßen oftmals nicht einmal ansatzweise in der Praxis erfüllt wird.

Not erfordert nicht – ohnehin nur fiktive – Chancengleichheit, sondern geht wesentlich darüber hinaus: Not erfordert nicht Proporz – Kommunikationsproporz – sondern gerade einen kommunikativen „Umkehrproporz": Not und das Gewahrwerden von Not erfordern – E. Lévinas folgend – vielmehr die Haltung der Asymmetrie im Sinne der Unterordnung des Arztes unter den Patienten. Nichts anderes meint auch die ursprüngliche, etymologische Bedeutung des Begriffes *Therapie*, bzw. *Therapeut*: damit ist einer gemeint, der dient, pflegt, heilt.[11] Diese „dienende" Funktion muß sich auch kommunikativ ausdrücken: Im Zustand des Leidens wird der Anruf des anderen unvergleichlich deutlicher als sonst, und zugleich werden die Grenzen der Mitteilbarkeit der Not unvergleichlich deutlicher, als dies sonst bei Mitteilungen über die eigene subjektive Befindlichkeit der Fall ist.

Um im Bild des „Dieners" zu bleiben: Charakteristisch für den guten Diener ist seine die Wünsche und Bedürfnisse antizipierende Grundhaltung. Nicht die Worte sind es so sehr, die ein bestimmtes, erwartetes Verhalten nach sich ziehen, sondern die Qualität der Beziehung ist es, die Worte erst gar nicht notwendig macht:

die Bedürfnisse „der Herrschaft" bedürfen gar nicht erst vieler Worte, um erfüllt zu werden. Die Qualität der Bindung zwischen Diener und Herren macht es aus – sie geht den Worten voraus, ja ersetzt die Worte.

Ähnliches gilt für jede echte, nicht-triviale, zwischenmenschliche Kommunikationsbeziehung und damit auch für die Arzt-Patienten-Beziehung: In der Mitteilung aktualisiert sich eine, immer schon dieser Mitteilung vorausgehende Beziehung der Gemeinsamkeit. Diese Gemeinsamkeit wird durch die Mitteilung nicht erst hergestellt, sondern das Bewußtsein um die Gemeinsamkeit macht Mitteilen und das Mitteilen-können erst möglich.

Die Erfahrung eines „glückenden" Gesprächs, einer positiven therapeutischen Beziehung liegt genau darin, daß die so ausgetauschten Worte Resonanz in einem schon vorgängig Gemeinsamen finden. Um diese *Gemeinsamkeit* geht es auch in der Arzt-Patienten-Beziehung. Die Gemeinsamkeit besteht aber nicht, oder nur bei oberflächlicher Betrachtung, im dialogischen und chancengleichen, kommunikativen Prozeß – das wäre ja noch relativ einfach zu bewerkstelligen – sondern in einer gleichsam außersprachlichen Beziehung, die Lévinas treffend als „Unmittelbarkeit der Mit-Gegenwärtigkeit" bezeichnet.[12] Wo diese therapeutische Fähigkeit zur „Unmittelbarkeit der Mit-Gegenwärtigkeit" nicht gegeben ist, dort entsteht nicht jene postulierte Gemeinsamkeit zwischen Arzt und Patient, eine Gemeinsamkeit, auf deren Grundlage sich empfundene Not und erlebtes Leid mitteilen ließe.

Darin liegt die spezifische kommunikationsethische Haltung des Arztes: durch seine personale Präsenz und Aufmerksamkeit, durch seine Haltung „unmittelbarer Mit-Gegenwärtigkeit" mit dem notleidenden anderen, jene Bedingungen zu schaffen, die es dem anderen möglich machen, die ihn bedrängende Wahrheit seiner Not zum Ausdruck zu bringen.

Insofern ist eine kommunikative Medizin eben nicht nur eine „sprechende Medizin". Eine kommunikative Medizin hat einem doppelten Anspruch zu genügen: einerseits hat sie mit den – verborgenen – Voraussetzungen des eigenen medizinischen Sprechens zu tun, ist also in diesem Sinn *reflexiv;* und sie hat andererseits mit den Voraussetzungen und Bedingungen des Sprechenkönnens ihrer Patienten zu tun und ist insofern *protektiv.*

Ärztliche Kommunikation ist dann protektiv, wenn sie die Kommunikationsbedürfnisse der Patienten mehr fördert als die eigenen Kommunikationsinteressen, wenn sie sich ganz am Patienten orientiert und auf die Verteidigung und Durchsetzung ärztlicher Definitions- und Steuerungsmacht verzichtet. Sie operiert nicht mit Versachlichung und verzichtet, auf subjektives Leid mit Formen verbaler Verobjektivierung zu reagieren. Sie weiß um die fundamentale Bedeutung kommunikativ unterstützter Selbstwahrnehmung des Patienten und öffnet ihm daher den Weg zur eigenen existentiellen Orientierung. Die protektive Grundorientierung begnügt sich nicht mit routinierter Freundlichkeit und ausgesuchter Zuvorkommenheit und ist nicht mit billiger Kundenorientierung zu verwechseln. Sie ist nicht Instrument zur Erreichung eines vom Arzt vorgegebenen Ziels oder Zwecks, sondern sie ist selbst der Zweck, der sich im Patienten heilswirksam erfüllt.

***

Teil II
Programm einer kommunikativen Medizin

„*Im Getrenntsein vom Nächsten, in dieser
Isolierung erlebt der Kranke das
Getrenntsein von sich selbst. Dieser
Zustand ist mit der ‚Liebe zur Sache‘ nicht
zu ändern; es bedarf zunächst der Liebe
zum Menschen und sie allein muß die
Grundhaltung des Arztes sein …*“
(W. Leibbrand)

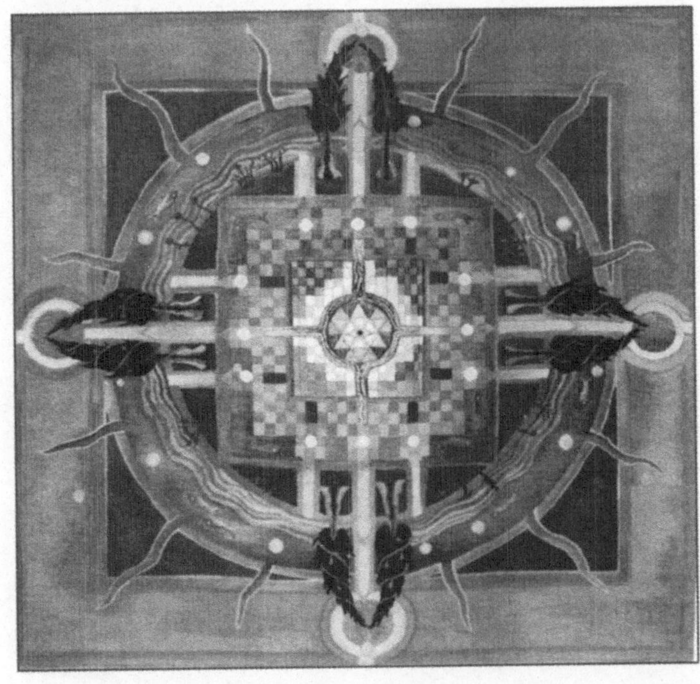

Die tibetanischen Mandalas und die indischen Yantras
haben die Funktion, den Meditierenden eine Hilfe zu
bieten, damit sie zu einer inneren Schau kommen und
ihren eigenen göttlichen Wesenskern entdecken können.
Im Menschen findet sich ein Abbild der göttlichen
Urkraft, es gibt eine Entsprechung zwischen dem
Absoluten und dem zu sich selbst gekommenen Menschen. Die figurenreichen Mandalas und die linear-
geometrischen Yantras sind Angebote, die Geheimnisse
des eigenen Selbst tiefer zu erfassen und in seinem
eigenen Kernbereich die einwohnende Gottheit zu
erfahren.

......Das Viereck symbolisiert ja das weltimmanente
„Erdhaus", unseren Bereich also, in dem wir leben.
Dann aber stoße ich auf ein Rund, eine kreisförmige
Wasserstraße. Wenn ich sie überschritten habe, stoße ich
wieder auf ein Quadrat, das seinerseits wieder aus
Vierecken besteht und erneut zu einem Karree führt.
Nun kommt eine von Wasser umflossene runde Mitte-
zone, die aus Dreiecken besteht, einen Stern ergibt und
im absoluten Mittelpunkt ein Auge hat...

Das ganze Bild kann als Grundriß eines Tempels
verstanden werden, aber es ist der Tempel aus „lebendigen Steinen". Alles ist vom Gedanken der Begegnung
und gegenseitigen Erfüllung getragen. Das irdische
Viereck und das göttliche Dreieck verbinden sich und
werden von den Kreisformen zusammengehalten. Und
das innerste Auge symbolisiert das „Ein und Alles"
Gottes, der „alles in Allem" sein soll.
(Text: Otto Betz)

Gerade auch die Medizin hat eine entscheidende
geistige Dimension: Sie führt den Menschen zu seinem
Selbst-Sein. Medizin und Meditation speisen sich nicht
nur sprachlich aus derselben Wurzel...

7 · Einfühlsame Kommunikation

Wir haben in den vorangehenden Kapiteln einige Probleme angesprochen, die dazu führen, daß trotz wachsender medizinischer Betreuung, trotz wachsender Zunahme medizinischer Interventionsmöglichkeiten und lautstark verkündeter Erfolgsbilanzen in Diagnose und Therapie, zugleich und unübersehbar das Unbehagen in der Gesellschaft an dieser Medizin wächst.

Dennoch bleibt die Frage aufrecht: Warum wird der nicht selten spektakulär verlaufende Wettkampf der modernen naturwissenschaftlichen Medizin gegen Krankheit und Tod gesellschaftlich nicht mehr und gebührend honoriert? Woher dieses Mißtrauen gegenüber den Errungenschaften der modernen Medizin? Führen Ärzte und Pflegepersonal in den Operationssälen, Intensivstationen, Rehabilitationszentren, den Einrichtungen zur Vorsorge und schnellen Versorgung nicht immer auch und zugleich unseren Kampf, den Kampf auch für jeden von uns?

Man darf sich die Antwort darauf nicht allzu leicht machen. Die Ideologie einer plakativen Fortschrittsfeindlichkeit wäre allzu billig und ist mittlerweile selbst Teil des Systems, dessen Negation sie propagiert. Das Unbehagen an der modernen Schulmedizin reicht tiefer, und es hat mit der wachsenden Entfremdung zwischen Arzt und Patient zu tun.

Die eigentliche „Nemesis der Medizin", so sagten wir, liegt in den versteckten Mechanismen kommunikativer Verweigerung, in der un-heilvollen Kommunikationsnot, im System des iatrogenen Schweigens, das das Leid des Menschen verstärkt, weil es seine Mitteilung unterbindet. Damit aber bringen sich letztlich beide, Arzt und Patient, um die positiven, sanativen Sinn-Möglichkeiten, die gerade in der existentiellen Begegnung zwischen Arzt und Patient aktiviert werden können.

Die kritische Auseinandersetzung mit häufig anzutreffenden kommunikativen Fehlleistungen bot zugleich die Möglichkeit – gleichsam als Hintergrund der Kritik – einige kommunikationsethische Parameter für die Arzt-Patienten-Beziehung anzugeben.

Im folgenden soll es nun darum gehen, die Konturen einer neuen kommunikativen Medizin erkennbar zu machen. Zu diesem Zweck werden wir einerseits dem faszinierenden Zusammenhang zwischen positiver Kommunikation und ihrer sanativen Wirkung weiter nachgehen; andererseits sollen die kommunikations-ethischen Argumente soweit verdichtet werden, daß sie als mögliche Maßstäbe bzw. Maxime kommunikativen Verhaltens – man könnte auch sagen: als kommunikative ärztliche Tugenden – erkennbar werden. In der Darstellung des Zusammenhangs zwischen Kommunikation, Glauben und Heilerfolg werden wir uns auf eine Reihe aktueller empirischer Forschungsergebnisse beziehen, die hierzu deutliche Hinweise und Indizien liefern.

Information ist wichtig – Emotion aber entscheidend

Die Bedeutung des emotionalen Engagements in der Arzt-Patienten-Interaktion wird noch weithin unterschätzt. „Emotion" ist eine Schlüsselvariable im komplexen Beziehungsgeflecht zwischen Arzt und Patient. Gefühle – positiver wie negativer Art – müssen sich mitteilen können, und sie schaffen auch Bindungen. Das gilt für den Arzt nicht weniger als für den Patienten. Der Prozeß, um den es hierbei geht, läßt sich am besten mit „empathischer Kommunikation" bezeichnen.

Empathische Kommunikation ist das Gegenteil zur heute im modernen Medizinsystem vorherrschenden kommunikativen Verweigerung, von der in den vorigen Kapiteln ausführlich die Rede war. Empathische Kommunikation weist zwei miteinander in Beziehung stehende, aber analytisch unterscheidbare Dimensionen auf: eine kognitiv-informative und eine affektiv-motivationale Dimension.[1]

Erstere umfaßt die Fähigkeit bzw. Bereitschaft, die Perspektive des anderen einzunehmen, also seine Definition der Situation zu teilen; zweitere beschreibt die – wesentlich anspruchsvollere und weiter reichende – Fähigkeit und Bereitschaft, sich auf die Gefühle des anderen einzulassen, sich affektiv involvieren bzw. affizieren zu lassen.

Die Bedeutung beider Ebenen empathischer Kommunikation wird durch eine Reihe empirischer Forschungsergebnisse untermauert. Aus der Fülle einschlägiger Studien zur Arzt-Patienten-Interaktion[2] lassen sich drei grundlegende Einsichten ableiten:

1. Patienten haben einen hohen Bedarf an Information über ihre Krankheit. Dieser Informationswunsch ist wesentlich größer als die Informationsbereitschaft der Ärzte.

2. Der Wunsch nach einem Maximum an Information geht einher mit dem Wunsch nach positiver emotionaler Beziehung zum Arzt.

3. Die Qualität der Kommunikationsbeziehungen zwischen Arzt und Patient hat direkten und nachweisbaren positiven bzw. negativen Einfluß auf Krankheitssymptome und Krankheitsverlauf.

Grundsätzlich, das zeigen die einschlägigen Forschungsergebnisse, geht der Anspruch der Patienten wesentlich über die Befriedigung eines verständlichen und ganz elementaren Informationsbedürfnisses hinaus. Mit bloßer „Information" ist es ja im Krankheitsfall noch keineswegs getan.

Um Vertrauen in die Information des Arztes zu haben, muß der Arzt zuerst beim Patienten glaubwürdig sein.[3] Die medizinische Information, die der Patient dem Gespräch mit dem Arzt entnehmen kann, trägt aber nur zu einem Teil zu seinem Vertrauen, seiner Zufriedenheit, seinem Verständnis des medizinischen Sachverhalts oder auch seiner Bereitschaft bei, vorgesehene therapeutische Maßnahmen zu befolgen (Compliance).

Wesentlich, wenn nicht überhaupt entscheidend, ist der emotionale, „außersprachliche", auch non-verbal zum Ausdruck kommende Hintergrund der Begegnung, die persönlichen Überzeugungen und die in die jeweilige subjektive Biographie eingebetteten Einstellungen und Erwartungen, mit denen Arzt und Patient einander begegnen. Worte alleine reichen nicht aus, wenn sie nicht Ausdruck dahinterstehender Überzeugungen sind. Es ist ein großer Irrtum zu meinen, daß mit der Quantität gegebener medizinischer Informationen zugleich auch die Qualität der Beziehung zunimmt. Die Qualität der Beziehung hängt primär von empathischen Momenten bzw. Faktoren ab: z.B. der Fähigkeit des Arztes, sich auf die subjektive Wahrnehmung der Krankheit durch den Patienten einzulassen, seinen Standpunkt einzunehmen, aber auch sich affektiv zu engagieren.

Was nun das ärztliche Informationsverhalten selbst betrifft, so zeigen internationale Studien übereinstimmend: Patienten erwarten ein Maximum an Informationen über ihre Krankheit, ihre Ursachen und die Merkmale des Krankheitsverlaufs. Der Grad der eigenen Informiertheit ist ein zentraler Faktor für die Zufriedenheit der Patienten mit ihrer Behandlung. Je größer das Maß an Informiertheit, desto größer die Zufriedenheit.[4] Patienten-Zufriedenheit wiederum ist ein wichtiger Faktor für die Qualität des Behandlungsergebnisses.

Eine vergleichende Analyse von 61 amerikanischen und englischen Untersuchungen, die im Zeitraum von 1962 bis 1986 zur Arzt-Patienten-Interaktion durchgeführt wurden, zieht hier aber eine eher ernüchternde Bilanz: Die durchschnittliche Gesprächsdauer in amerikanischen Ordinationen beträgt rund 12 Minuten, in englischen lediglich 6 Minuten. Im Schnitt kann der Patient etwa 40 % des Gesprächs bestreiten, während 60 % des „Dialogs" vom Arzt genützt wird. Die Hälfte des Gesprächsanteils, der von Patienten bestritten wird, dient wiederum der Information des Arztes. Nur ein geringer Prozentsatz, nämlich 6 % des gesamten Interaktionsvorgangs, kann für Patientenfragen, also für die Informationssuche, genützt werden; je 7 % dienen der sozialen Gesprächsbeziehung bzw. dem Äußern von Sorge, Angst und Unzufriedenheit.[5]

Umgekehrt wird das Gesprächsverhalten des Arztes stark durch Informationssuche (22 %) und Informationsabgabe (38 %) bestimmt. Im Vergleich zum Fragenanteil, der auf Patienten fällt, machen Ärzte rund viermal mehr von der Möglichkeit, Information zu erfragen, Gebrauch als Patienten. Es zeigt sich also, daß das kommunikationsethische Postulat kommunikativer Chancengleichheit in der Realität nicht erfüllt wird.

Obwohl natürlich andererseits dem Arzt zurecht eine gewisse Vormachtstellung im Informationsverhalten einzuräumen ist. Sich ein möglichst genaues Bild über die Krankheit zu verschaffen und alles notwendige Wissenswerte zu erfragen, ist schließlich nicht nur professionelles Vorrecht von Ärzten und die Voraussetzung für adäquates diagnostisches und therapeutisches Handeln, sondern auch legitimer Anspruch der primär davon Betroffenen, also der Patienten. Was die empirischen Befunde signalisieren, ist lediglich das relativ hohe Ausmaß des Ungleichgewichts in der Arzt-Patienten-Interaktion.

Das Kommunikationsverhalten von Ärzten drückt nur selten und geringfügig (1 %) negative Emotionen unterschiedlichster Art wie Spannung, Sorge, Traurigkeit, Angst Ärger, u.s.w. aus. Umgekehrt zeigen Ärzte im Bereich positiver Gefühlsäußerungen aber ebenfalls deutlich weniger Engagement als Patienten.[6]

Ärzte tun sich also mit Gefühlsäußerungen schwer und ziehen ein affektiv neutrales Gesprächsverhalten vor. Wie wir später noch ausführlich zeigen werden, entsprechen sie damit gerade nicht den Erwartungen ihrer Patienten: Affektive Neutralität korreliert deutlich negativ mit Patientenzufriedenheit und auch negativ mit Behandlungserfolg.

Bleiben wir zunächst noch kurz bei der kognitiven Dimension empathischer Kommunikation, also beim Faktor „Information" in der Arzt-Patienten-Interaktion.

H. B. Beckmann/R. M. Frankel untersuchten das „Eröffnungsritual", die ersten neunzig Sekunden des Arztgesprächs beim Einholen entsprechender Patientendaten. Nur in knapp einem Viertel der untersuchten Fälle (23 %) hatten die Patienten die Chance, die Eröffnungsfrage des Arztes ausreichend zu beantworten. In mehr als zwei Drittel der Fälle (69 %) unterbrach der Arzt den Patienten bereits nach 15 Sekunden. Nicht einmal ein Drittel der Patienten (30 %), die auf die gestellte Frage antworteten, hatte dazu bis maximal zweieinhalb Minuten Zeit. Ein längerer Zeitraum, eigene Gedanken in Worte zu kleiden, wurde Patienten nie eingeräumt.[7]

Information ist erst dann Information, wenn sie – informationstheoretisch betrachtet – vorhandene Unsicherheit in Hinblick auf einen frag-würdigen Sachverhalt reduziert. Unsicherheit kommt in der Regel in Fragen zum Ausdruck. Fragen aber werden – die einschlägigen empirischen Befunde sprechen da eine deutliche Sprache – weder in Spitälern noch in Arztpraxen in notwendigem Umfang zugelassen. Fragen werden eher als Ausdruck des Mißtrauens empfunden. Ärzte erwarten fragloses Vertrauen. Dazu kommt: das Ausbleiben von Patientenfragen wird vielfach von Ärzten als Desinteresse an entsprechenden Informationen mißverstanden.[8]

Nicht gestellte Fragen werden so zur Rechtfertigung für ärztliche Informationsverweigerung.

Das Umgekehrte aber ist der Fall: Patienten, die, aus welchen – meist bildungsrelevanten bzw. schichtspezifischen – Gründen auch immer, keine Fragen stellen, haben nachweislich dennoch (und gerade deswegen) einen hohen, aber unbefriedigt bleibenden Informationsbedarf. Das Schweigen der Patienten kann also nicht als Rechtfertigung ärztlichen Schweigens oder kommunikativer Zurückhaltung dienen.

Außerdem: Die Qualität der vom Arzt gegebenen Information hängt zu einem Gutteil von der Quantität und Qualität der vom Patienten erhaltenen relevanten Information ab. Wird dem Patienten keine Chance gegeben, über sich selbst ausreichend gut zu informieren, ist auch die Informationsbasis für den Arzt sehr schmal und sind auch die von ihm gegebenen Informationen möglicherweise zu dürftig.

S. Kaplan und S. Greenfield vom New England Medical Center in Boston analysierten Tonbandaufzeichnungen von Patientensprechstunden und fanden heraus, daß der durchschnittliche Patient innerhalb eines fünfzehnminütigen Gesprächs nicht einmal vier Fragen stellt.[9] Das wirft ein bezeichnendes Licht auf die Beziehungs-Kluft zwischen Ärzten und Patienten.

Der Informationswunsch von Patienten wird auch nicht geringer, wenn negative Informationen zu erwarten sind. Im Gegenteil: C. Blanchard et al. konnten bei Krebspatienten zeigen, daß 92 % jede, also auch negative Information ihren Zustand betreffend, haben wollen. Patienten wünschen die Wahrheit, die ganze und keineswegs eine ärztlich gefilterte Wahrheit.[10] Die oft gebräuchliche Meinung, daß die Wahrheit nicht zumutbar sei, trifft nur in Ausnahmsfällen zu und entspricht eher einem spezifischen ärztlichen Vermeidungsverhalten als einer Realitätsleugnung seitens der Patienten.

Die beiden südamerikanischen Ärzte J. Castejon und J. Rodriguez-Marin fanden in ihren Untersuchungen über den Informationsbedarf krebskranker Patienten heraus, daß 52 % von ihnen mehr Informationen über den Verlauf des Krankheitsgeschehens haben wollten und 47 % der Krebspatienten angaben, zu wenig Information darüber erhalten zu haben, wie sie mit der Erkrankung umgehen sollten.[11]

Auch R. Faden et al. zeigten, daß Krebspatienten so viel wie möglich an Informationen auch über mögliche Nebenwirkungen therapeutischer Methoden erwarten, Ärzte aber nur ein Minimum unbedingt notwendig erachteter Informationen zu geben bereit sind und auch nur über die am häufigsten auftretenden Nebenwirkungen informierten. Während 90 % der Patienten auch über andere als die vorgeschlagenen Behandlungsmöglichkeiten informiert werden wollten, waren nur 50 % der Ärzte dazu bereit.[12]

Eines wird aus diesen und ähnlichen Studien deutlich: es gibt eine erhebliche Diskrepanz zwischen den Informationserwartungen der Patienten und dem tatsächlichen Informationsangebot durch Ärzte. Darin liegt eine fundamentale Störung des Kommunikationsgeschehens und ihre Behebung wäre ein erster konkreter Schritt in Richtung einer neuen kommunikativen Medizin. Man kann diese tristen Befunde auch so interpretieren: weil Ärzte im Faktor „Kommunikation" keine oder nur eine marginale Bedeutung im gesamten Behandlungsprozeß erkennen, äußert sich dies eben nicht nur in ihren subjektiven Erwartungen und Überzeugungen, sondern auch auf allen Ebenen der Interaktion mit Patienten.

Vertrauensvolle Delegation der Verantwortung

Der Wunsch der Patienten nach ausführlicher Information, der in allen einschlägigen Studien ausgewiesen wird, korrespondiert aber nicht automatisch auch mit der Bereitschaft, behandlungsrelevante Entscheidungen selbst treffen zu wollen.

In ihrer weiter oben zitierten Untersuchung über den Zusammenhang von Information und Entscheidungsverhalten erwachsener Krebspatienten fanden C. Blanchard et al., daß zwar nahezu alle (92 %) so viele Informationen wie möglich über ihre Krankheit erhalten wollten, aber nur 69 % sich auch an den therapeutischen Entscheidungen beteiligen wollten. Fast 25 % derer, die alle verfügbaren Informationen suchten, waren bereit, die weitere therapeutische Entscheidungen ganz dem Arzt zu überlassen. In dieser Gruppe waren primär ältere, kränkere Männer vertreten. Obwohl also die meisten Patienten möglichst alle relevanten Informationen über ihren Krankheitszustand erfahren wollen, bevorzugt ein Viertel von Ihnen eine eher autoritäre als partizipatorische Beziehung zu ihrem Onkologen.[13]

Wer also wissen will, muß nicht automatisch auch schon an den Entscheidungen über die weitere Behandlung mitwirken wollen. Dies gilt eher für ältere Patienten, die noch tradierte autoritäre Bindungen zum Arzt haben. Hohe Erwartungshaltung in Hinblick auf den Grad eigener Informiertheit kann also durchaus einhergehen mit ebensolcher Erwartung in Hinblick auf die Entscheidungskompetenz und Verantwortungsbereitschaft des Arztes. Wissen wollen schließt die Bereitschaft zur Delegation der Verantwortung für die Wahl der Behandlungsmethode nicht aus.[14]

A. E. Beisecker/Th. D. Beisecker von der Universität in Kansas kommen in ihrer Studie über den Zusammenhang von Informationswünschen chronisch kranker Patienten und ihrer Bereitschaft, medizinische Entscheidungen selbst zu treffen, zu folgendem Ergebnis: Zwar haben Patienten ein hohes Informationsbedürfnis, was ihren Zustand betrifft, zugleich aber wollen sie keine Verantwortung über medizinische Entscheidungen übernehmen. Sie wollen über ihre Behandlung bestmöglich Bescheid wissen, ohne notwendigerweise für die Therapieentscheidung selbst verantwortlich sein zu wollen.[15]

Oftmals bemühen sich Ärzte, ihren Patienten die Vor- und Nachteile verschiedener Behandlungsmethoden einsichtig zu machen. Damit versuchen sie, den Patienten in den medizinischen Entscheidungsprozeß einzubeziehen. Dies entspricht ja auch dem Anspruch des mündigen Patienten und dem Konzept der Mitverantwortung des Patienten am Behandlungsprozeß. Die empirischen Ergebnisse signalisieren hingegen, daß es zwar eine hohe Informationsbereitschaft, aber eine – im Vergleich dazu – eher geringe Bereitschaft zur Mitbeteilung an der Therapieentscheidung gibt.

Mit anderen Worten: Die eingeholte Information über den Krankheitszustand dient nicht automatisch als Grundlage dafür, auch selbst die daraus ableitbaren notwendigen Entscheidungen zu treffen. Information kann also Vertrauen nicht ersetzen! Beides ist für den Behandlungserfolg unersetzlich. Vertrauen kann als die einzige Chance verstanden werden, die Komplexität der Welt zu reduzieren, um die Unwägbarkeit von Handlungsalternativen zu minimieren. Aber das ist nicht das Entscheidende!

Worauf es ankommt, ist, daß Vertrauen mit positiven, *heilswirksamen Erwartungen* einhergeht. Erwartungen haben – wie wir einleitend sagten – Einfluß auf unsere Wahrnehmung, unsere Gefühle und unser Verhalten. Vertrauen ist eine Option auf die Zukunft und insofern der Hoffnung sehr nahe, wenn nicht sogar mit ihr gleichzusetzen. Die „Droge" Arzt (Balint) beruht darauf, daß vom Arzt „Erwartungsvertrauen" im Patienten geweckt wird und daß sich dieses „Erwartungsvertrauen" positiv auf den Handlungserfolg auswirkt.[16] Wir werden im nächsten Kapitel, in dem es um den zentralen Stellenwert des Glaubens im Heilungsprozeß geht, noch ausführlicher darüber sprechen.

Daß Vertrauen nicht ohne weiteres eingefordert, ja eingeklagt werden kann, sondern von einer Reihe persönlichkeitsspezifischer Faktoren und situativer Bedingungen abhängt, muß nicht extra hervorgehoben werden. Ähnliches gilt aber auch für die Information: Ob Informationen gesucht werden und wie intensiv dies geschieht, hängt ebenfalls von den situativen Voraussetzungen ab, etwa von der zur Verfügung stehenden Gesprächsdauer, der jeweiligen Diagnose und auch vom Grund des Arztbesuchs.[17]

Zu diesen situativen Bedingungen zählt aber entscheidend das Kommunikationsverhalten des Arztes – nicht zuletzt davon hängt die Bereitschaft von Patienten ab, ihre Informationswünsche auch zu äußern.

Denn auch das zeigt die Studie von A. E. Beisecker/Th. D. Beisecker: Trotz großem Wunsch nach medizinischer Information zeigten die Patienten nur geringfügig ein Kommunikationsverhalten, das dazu angetan wäre, die gewünschten Informationen den Ärzten „herauszulocken".[18]

Die Ergebnisse könnten leicht zu Folgerungen etwa dieser Art führen: Die Patienten sind selbst daran schuld, wenn sie sich *a)* nicht ihrer Informationen bedienen und sich an der Entscheidung über die Behandlung beteiligen und *b)* nicht die Informationen erfragen, die sie so dringend wünschen. Dagegen wäre einzuwenden: Hier liegt es schon primär am Arzt und dessen Fähigkeit zur empathischen Kommunikation, die Suche der Patienten nach allen für sie wichtigen Informationen so zu unterstützen und zu fördern, so daß sie zur Grundlage eines Wissens um den eigenen Zustand werden – unabhängig davon, ob nun Partizipation oder paternalistische Delegation im Zusammenhang mit behandlungsrelevanten Entscheidungen angestrebt wird. Alles andere hieße, die Verantwortung auf den Hilfesuchenden abzuwälzen.

Primär ist es ja der Arzt, der durch sein Verhalten, seine ihm eigene Art zu praktizieren, eine bestimmte Atmosphäre schafft und versucht, seine Patienten danach auszurichten. Er gibt die situativen Bedingungen für die Begegnung mit dem Patienten vor.[19] Schließlich ist in diesem Zusammenhang auch zu erwähnen, daß sich Ärzte keineswegs allen Patienten gegenüber gleich verhalten. Ihr Verhalten hängt von verschiedenen Merkmalen der Patienten ab. Forscher des Departments of Medicine and Psychiatry der Universität von New Mexico konnten in einer Fallstudie zeigen, daß es zwischen bestimmten Verhaltensweisen von Ärzten und spezifischen Merkmalen ihrer Patienten deutliche Zusammenhänge gibt:

Weibliche Patienten bewirken bei den beobachteten Ärzten höhere Informationsbereitschaft und Empathie. Sie werden auch seltener vom Arzt unterbrochen. Anglo-Amerikaner kommen in den Genuß größerer Gesprächsbereitschaft und empathischer Äußerungen als vergleichsweise spanisch-amerikanische Patienten; besonders gepflegt aussehende Patienten können ebenfalls mit größerer Gesprächsbereitschaft, non-verbaler Aufmerksamkeit und Höflichkeit rechnen; älteren Patienten gegenüber reagieren Ärzte ebenfalls höflicher.[20]

Die Autoren der Studie empfehlen: „The recognition that patient characteristics influence physician behavior should stimulate physicians to examine their reactions in order to insure that all types of patients receive thorough, courteous and empathic care."[21]

Die Bereitschaft oder auch nur die Möglichkeit zur aktiven Informationssuche von Patienten in der Begegnung mit einem Arzt ist also auch davon abhängig, wie der Arzt den Patienten einschätzt. Und diese Einschätzung verläuft, wie sich zeigt, durchaus unterschiedlich.

Um nochmals auf den Umstand zu sprechen zu kommen, daß Patienten zwar möglichst viel über ihre Behandlung erfahren wollen, aber nur geringe Bereitschaft zur Übernahme von Verantwortung für Therapieentscheidungen zeigen: Hier handelt es sich zwar um unterschiedliche, aber einander nicht ausschließende, sondern sogar einander ergänzende Dimensionen empathischer Beziehung.

Deswegen macht es ja auch durchaus Sinn, empathische Kommunikation sowohl unter kognitiv-informativen als auch unter affektiv-motivationalen Gesichtspunkten zu betrachten. Damit wird nochmals deutlich, daß es in der Arzt-Patienten-Beziehung nicht nur um Information und Wissen, also um Aufklärung geht, sondern auch um das gesamte Spektrum emotionaler Werte – positiver wie negativer Art.

Empathische Kommunikation muß sowohl den kognitiven wie auch den affektiven Ansprüchen gerecht werden. Der Arzt ist ja jemand, in dessen Hände der Patient sein Schicksal legt und es dort gut aufgehoben weiß, oder gut aufgehoben wissen möchte. Darin besteht das grundlegende, die Beziehung tragende Erwartungsvertrauen.

Es ist also durchaus verständlich, daß zwischen dem Wissen darüber, was medizinisch geschehen könnte und der letztendlich zu treffenden Entscheidung, was in der gegebenen Situation auch tatsächlich geschehen soll, um Heilung oder zumindest Linderung des Leids zu ermöglichen, unterschieden wird. Indem der Patient ganz dem Arzt vertraut, sich in seine Hände begibt, ihm – wie das Kind den Eltern – glaubt und vertraut, können Heilkräfte mobilisiert werden.

Der schon weiter oben erwähnte amerikanische Kardiologe H. Benson, Professor an der Harvard Medical School und des ihr angegliederten und von ihm gegründeten Mind/Body Medical Institute spricht dabei in seiner ausführlichen und eindrucksvoll dokumentierten Beschreibung des fundamentalen Zusammenhangs von Glauben und Heilung nicht von Placebo-Effekten, sondern von „erinnertem Wohlbefinden".[22]

Jemandem ganz trauen zu können, auf jemanden seine ganzen Sorgen „abladen" zu können, ist ein solcher Vorgang des „erinnerten Wohlbefindens". Und dieses – beispielsweise in die Kindheit zurückreichende – „erinnerte Wohlbefinden", das in der vertrauensvollen Beziehung zwischen Arzt und Patient aktiviert werden kann, ist es, das – kombiniert – mit entsprechenden, streßabbauenden Entspannungspraktiken auch jene Heilungskräfte freisetzt, die dann fälschlicherweise der jeweiligen medizinischen Behandlungsmethode zugeschrieben werden.

J. D. Frank hat in seiner zum Klassiker gewordenen vergleichenden Analyse des Zusammenhangs von Überzeugungs- und Heilprozessen nahezu idente Überlegungen angestellt: „Der Mensch ist ein zeitverplanendes Geschöpf, daher haben Annahmen über die Zukunft machtvolle Wirkung auf den gegenwärtigen Zustand. ... Hoffnungslosigkeit [kann] die Heilung verzögern oder sogar den Tod beschleunigen, während das Wecken von Hoffnung eine wichtige Rolle in vielen Formen des Heilens spielt. Günstige Erwartungen erzeugen Gefühle des Optimismus, der Energie und des Wohlbefindens; sie können auch die eigentliche Heilung fördern, besonders bei Krankheiten mit einer großen psychischen oder emotionalen Komponente."[23]

Umso erstaunlicher, daß Benson darauf nicht Bezug nimmt. Obwohl er weniger die günstigen Erwartungen als die Erinnerungen an positive Erlebnisse als Basis für jenes heilswirksame Wohlbefinden sieht. Es ist unschwer zu erkennen, daß positive Erinnerungen und positive Erwartungen nur unterschiedliche Aspekte ein und desselben Phänomens aktivierter Selbstheilungskräfte darstellen, die durch die Interaktion zwischen Geist und Körper ermöglicht werden.

H. Benson zeigt, wie jenes, durch positive Überzeugung seitens des Arztes oder des Patienten, oder im Idealfall durch positive Überzeugung beider, ausgelöste „erinnerte Wohlbefinden" auch gehirnphysiologisch erklärbar ist. Wir werden später noch auf diesen wichtigen Zusammenhang zu sprechen kommen.

An dieser Stelle sei noch auf den interessanten Umstand hingewiesen, daß selbst Ärzte, die ernstlich erkranken, in dieses Schema vertrauensvoller Delegation der Verantwortung für die Behandlung „zurückkehren" (obwohl es nicht wenige Hinweise auch darauf gibt, daß sich Ärzte in Kenntnis der prinzipiellen Risiken medizinischer Behandlung – und auch im Wissen um die zahlreich möglichen ärztlichen Fehlleistungen – nur ungern in die Hände ihrer Kollegen begeben...).

J. Ende, L. Kazis und M. A. Moskowitz machten darauf aufmerksam, daß sich erkrankte Ärzte in ihrem nur mäßigen Wunsch nach Entscheidungsautonomie nicht wesentlich von anderen Patienten unterscheiden. Zwar zeigten sie im Vergleich zu „normalen" Patienten, die in derselben Universitätsklinik wie die befragten Ärzte untergebracht waren, eine etwas höhere Bereitschaft zur Mitbestimmung in Fragen der Behandlungsmethode, aber im Prinzip waren auch sie bereit, die Verantwortung an die behandelnden Kollegen zu delegieren. Mehr noch: zeigte die Erkrankung einen negativen Verlauf, wollten die behandelten Ärzte noch weniger am ärztlichen Entscheidungsprozeß beteiligt sein als die Kontrollgruppe „normaler" Patienten.[24]

Die Bereitschaft, sich im Ernstfall ganz dem Arzt im Sinne des Konzepts des Paternalismus anzuvertrauen, ist also demnach weder vom Bildungsniveau noch vom sozio-ökonomischen Status oder eben der professionellen Nähe abhängig. Vielmehr scheint der Wunsch nach Mitbestimmung in der Wahl der Therapie vom Grad der Erkrankung abzuhängen: je besorgniserregender die Krankheit, desto größer die Bereitschaft, die Verantwortung für die Therapie ganz zu delegieren. Die Bereitschaft der Delegation der Verantwortung für die Maßnahmen zur Wiederherstellung der Gesundheit oder zumindest der Linderung des Leids entspringt einem Akt des Glaubens, des Erwartungsvertrauens. Dieses freilich kann weder vom Arzt eingefordert, noch als selbstverständliche Eingangsbedingung für die Interaktion mit dem Patienten vorausgesetzt werden.

Erwartet wird: Engagement des Herzens

Wir haben eben davon gesprochen, daß empathische Kommunikation zwei unterschiedliche – analytisch unterscheidbare – Dimensionen aufweist. Ist das Gesprächsverhalten daran orientiert, den Standpunkt des anderen einzunehmen, seine Sicht der Dinge zu teilen, sich auf seine Interpretation der Wirklichkeit einzulassen, dann steht die kognitiv-informative Dimension einfühlender Kommunikation im Vordergrund. Werden die Gefühle des anderen übernommen, wird dessen affektive Wahrnehmung geteilt, dann dominiert die eher affektiv-motivationale Dimension. Beide Ebenen einfühlsamen Verstehens sind von großer, viel zu wenig beachteter Bedeutung für positives Heilungsgeschehen.

Das ärztliche Informationsverhalten wird nur dann erfolgreich sein, wenn ihm jener Prozeß des „Sich-Einfühlens" in die Situation des Patienten, der Prozeß des Einnehmens seiner Standpunkte, vorangeht. Auch ärztliche Mitteilungen beruhen darauf, daß sie etwas mit dem anderen teilen. Geteilt wird der Sinngehalt der Aussagen auf Basis von Gemeinsamkeit. Dem Informationsgeschehen muß Gemeinsamkeit vorausgehen, um tatsächlich Sinn zu stiften, um etwas, nämlich die Ungewißheit des Patienten über seinen Krankheitszustand, in Form zu bringen und eben dadurch auch zu vermindern.

Einfühlsames Verstehen bemüht sich um diese Beziehung der Gemeinsamkeit, auf der alle anderen Informations- und Kommunikationsprozesse aufbauen. Ist diese Gemeinsamkeit nicht gegeben, fehlt diesen Informations- und Kommunikationsprozessen die notwendige Basis.

Das Informationsverhalten des Arztes müßte also idealerweise auch eng mit empathischen Verhalten verknüpft sein. Dabei geht es sowohl um das Bemühen, die Perspektive des Patienten zu teilen, also eben um jene eher kognitiven Momente einfühlsamer Kommunikation, als auch um die affektiven Grundlagen, die die Informationen und Entscheidungen tragen. Und es geht dementsprechend auch und primär nicht um medizinische Wissenschaft in der Begegnung zwischen Arzt und Patient, sondern um existentielle Beziehungen, um die Beziehung zwischen Mensch in Not und Helfer in der Not. Und diese Beziehung erfordert nicht nur instrumentelle Vernunft und intellektuelles Engagement, sondern auch ein „Engagement des Herzens".[25]

Letztlich ist dieses emotionale Engagement die Grundlage für jede Form kommunikativer Zuwendung. Gefordert ist ein Höchstmaß an affektiver Sensitivität – denn ohne sie bleiben ärztliche Informationen ohne Bedeutung und die Übernahme der Sichtweise des anderen ohne Folgen.

Im Unterschied zur Fähigkeit, sich in die Lage eines anderen hineinversetzen zu können, in seine Gedanken und Gefühle, meint affektive Sensitivität, die Bereitschaft, sich durch den Gefühlszustand eines anderen selbst erregen zu lassen.[26] Wir kommen später noch auf diese entscheidene Dimension der Arzt-Patienten-Kommunikation zu sprechen.

Patienten sehen jedenfalls im affektiven Verhalten des Arztes ein entscheidendes Kriterium zur Beurteilung der Qualität medizinischer Behandlung.[27] Affektives Verhalten vermittelt sich sowohl verbal über bestimmte Kommunikationsmuster als auch non-verbal.

J. Hall et al. kommen nach Analyse von Forschungsergebnissen zur Wirkung verbaler bzw. non-verbaler (Tonlage, Gesichtsausdruck) Signale zu dem Schluß: „…that the negative affect judged in the physicians' tone in combination with positive words was interpreted in an overall positive sense by patients as reflecting sincerity, concern, and a task orientation."[28]

Und sie führen als weiteres Ergebnis ihrer eigenen Studie an: "…that the affective component of physician behavior may be recognized from communication patterns and that these patterns are associated not only with contentment but with appointment-keeping as well."[29]

S. Kaplan und seine Mitarbeiter fanden bei chronisch Kranken heraus, daß die Möglichkeit, auch Gefühle negativer Art zu äußern, und zwar sowohl seitens des Arztes als auch des Patienten, sowie größere ärztliche Informationsbereitschaft deutlich positive Auswirkungen auf den Behandlungserfolg haben – gemessen sowohl am funktionalen Status als auch in Hinblick auf die subjektive Einschätzung des eigenen Zustands durch den Patienten.[30]

Je mehr Information und Gespräch mit dem Arzt gesucht wurde, je mehr Gefühle positiver oder negativer Art sowohl vom Arzt als auch vom Patienten zum Ausdruck kamen, desto mehr konnte eine positive Entwicklung des Krankheitsverlaufs beobachtet werden: „Our studies have shown that an increase in emotion, particularly negative emotion, is related to improvement in health status. Other studies have shown a similar relationship between negative emotions or feelings expressed by physicians during office visits and a greater patient satisfaction with the visit."[31]

Aber, führen die Autoren weiter aus, „[it] should not be concluded from our findings or those from any existing studies that physician anger or hostility leads to better patient health outcomes. All studies to date in which a positive relationship between negative physician affect and positive patient outcomes has been observed have relied on coding schemes that combine various feeling states (tension, sadness, anxiety, impatience, strain, misgivings, self-consciousness, frustration) each of which might have different meanings and implications for health status…

We conclude that the physician-patient relationship is a primary bond that may act as a form of social support to influence patient's health status. We assert that generic measures of patients' health, in addition to available physiologic measures, are the logical outcomes against which to assess effective physician-patient communication."[32]

Daß gefühlsbetontes Verhalten unmittelbar positiven Einfluß auf die Zufriedenheit der Patienten hat, konnte auch J. Bensing in einer holländischen Studie aufzeigen: Emotionale Kommunikation findet dabei am wenigsten auf verbaler Ebene statt (7 %), sondern wird über die Stimmlage des Gesprochenen (22 %), vor allem aber über visuelle Signale wie Augenkontakt, Gesichtsausdruck oder Körpersprache ausgedrückt (55 %).[33]

Non-verbale Kommunikation ist also das primäre Medium für affektives Kommunikationsverhalten. Ärzte, die in der Lage sind, Gefühle zu aktivieren und sie auch non-verbal zum Ausdruck zu bringen, haben zufriedenere Patienten. Und: Ärzte, die in der Lage sind, die non-verbalen Äußerungen von Patienten, ihren Gesichtsausdruck, ihre Körpersprache und Stimmlage zu deuten, können eine intensivere Beziehung zu ihren Patienten aufbauen, als wenn das nicht der Fall ist.[34]

Körperkontakt, das Berühren des Patienten, etwa beim Schulterklopfen, ist eine solche mögliche Form non-verbaler Kommunikation. K. Larsen und C. Smith konnten allerdings zeigen, daß Berührungen nicht immer positive Reaktion beim Patienten auslösen. „Tätscheln" und „Schulterklopfen" wird von Ärzten nicht selten als Ausgleich für meist unbewußt wahrgenommene Defizite des eigenen verbalen Kommunikationsverhaltens eingesetzt. Patienten empfinden aber Berührung, die Kommunikationsdefizite des Arztes kompensieren helfen sollen, als unangebracht und unter Umständen auch als degradierend. Bisweilen können solche Handlungen sogar als Gewalt empfunden werden.[35]

So wichtig „Handeln" im Sinne der Berührung des Patienten auch sein mag – wenn nicht die entsprechende positive Emotion des Arztes dahintersteht, wirkt diese Form non-verbaler Interaktion kontraproduktiv. Sie wird vom Patienten als das durchschaut, was sie ist – unechtes Verhalten, das nicht Wohlwollen oder Zuneigung, sondern Überlegenheit, ja Herrschaftsanspruch über den zur beliebigen Verfügbarkeit degradierten Patienten signalisiert.[36]

Man könnte sagen: Jene Authentizität, die der Kommunikation des Arztes erst das notwendige, überzeugende Gewicht gibt, manifestiert sich gerade im Non-Verbalen, in den nicht-sprachlichen Signalen, die der Arzt während der Begegnung mit einem Patienten aussendet und die sich schwerer kontrollieren lassen als das Verbalverhalten. Mehr noch als die Worte, die der Arzt an den Patienten richtet, interpretiert dieser die Fülle ihm entgegenkommender, non-verbaler Signale. Die sanative Wirkung verbaler wie besonders auch non-verbaler Kommunikation hängt also primär von den positiven Gefühlen ab, die sie in den beteiligten Partnern zu wecken vermag und weniger vom Inhalt der Aussagen selbst.

Das ist ein entscheidendes Argument gegen die oft ratlose Rechtfertigung von Ärzten, die da nicht selten lautet: „Wir haben den Patienten ohnehin informiert und mit ihm geredet, aber ohne erkennbaren Erfolg." – Reden und informieren allein reicht eben nicht aus, es bedarf der emotionalen Fundierung dieses Redens.

Ohne dieses emotionale „Fundament" fehlen die Voraussetzungen für die Akzeptanz und das Verstehen von Information. Sachlichkeit bzw. affektive Neutralität ist eine Tugend im wissenschaftlichen Diskurs, nicht aber in der Arztpraxis oder am Krankenbett. Non-Compliance ist nicht das Ergebnis fehlender Information, sondern fehlender Emotion.

Heilsame Kommunikation

Damit wird also deutlich: die Verantwortung einer kommunikativen Medizin liegt nicht darin, bloß Informationsströme in Richtung des Patienten freizusetzen, ihn alles Relevante wissen zu lassen, was auch der Arzt weiß. Das sollte im Zeitalter der Informationsgesellschaft ohnehin eine Selbstverständlichkeit sein, ohne daß es sie de facto auch ist, wie empirische Untersuchungen und negative persönliche Erfahrungen von Patienten zeigen. Die Verantwortung und Chance einer kommunikativen Medizin liegt, will sie zur Zufriedenheit und damit auch zum Behandlungs- und Heilerfolg beitragen, vor allem in ihrem Vermögen, sich durch Gefühle des Patienten selbst affizieren, involvieren zu lassen, also Gefühl zu zeigen und damit motivierend auf den Patienten zu wirken. Das ist die Aufgabe empathischer Kommunikation und darin entfaltet sie auch ihre sanative Wirkkraft.

Patientenzufriedenheit kommt nicht vom Ausmaß und der Präzision gegebener Information, sondern gerade auch von der, „hinter" der Information erkennbaren emotionalen Zuwendung des Arztes, sei es, daß sie sich durch positive oder auch durch negative Gefühle ausdrückt. Darum geht es. Die Menschen gieren nach Information, weil sie der emotionalen Zuwendung bedürfen, die wiederum positive, heilswirksame Aktivität im Patienten bewirkt. Vielfach ist der Akt des Informierens selbst schon der Moment der ersehnten Zuwendung. Welche Emotion der Arzt auch immer zeigt, Hauptsache er zeigt überhaupt Emotion – verbal und nonverbal.

Der kognitive Aspekt des Vorgangs, zu wissen oder hinreichende Argumente geliefert zu bekommen, was einem fehlt und warum man etwas Bestimmtes tun oder lassen soll, ist natürlich nicht zu unterschätzen. Aber dennoch: nicht die Aufklärung an sich, sondern die hinter der Aufklärung stehende, affektive Grundhaltung des Arztes ist das ausschlaggebende Kriterium sowohl für Patientenzufriedenheit als auch für Compliance.

Vordergründig scheitert die Befolgung ärztlicher Therapievorschläge am Nicht-Verstehen der Anordnungen. Folgt man den Ergebnissen von P. Ley, dann sind es weniger als 40–50 % aller Patienten, die den Therapievorschlägen deshalb nicht folgen können, weil sie diese nicht verstanden haben.[37] Wenn nachweislich nur die Hälfte der Patienten dem Rat der Ärzte zur Änderung der Lebensweise folgt,[38] dann kann das zwar an kognitiver Überforderung liegen, aber – was wahrscheinlicher ist – auch an emotionaler Unterversorgung.

Würde man diesen Zusammenhang empirisch überprüfen wollen, was allerdings einen wesentlich größeren und originelleren Untersuchungsaufbau als den der üblichen Patientenbefragungen notwendig machte, würde sich ein anderes Bild des Zusammenhangs von erworbenem Therapiewissen und der Verhaltensbereitschaft bzw. Verhaltensmodifikation beim Patienten ergeben.

D. Roter/J. Hall kommen zu dem Schluß, daß die Befolgung ärztlicher Empfehlungen vom Glauben, den Annahmen und Erwartungen der Patienten abhängt, wie sehr sich der Arzt um sie sorgt und kümmert. Wenn Ärzte auch selbst von ihren Empfehlungen, die sie geben, überzeugt sind, entsprechend informieren und beraten, dann wirkt sich das positiv auf die Bereitschaft der Patienten aus, den ärztlichen Rat zu befolgen.[39] Damit bestätigt sich die heilswirksame Bedeutung des Erwartungsvertrauens, von dem weiter oben die Rede war.

Kommunikation ist – wie insbesondere amerikanische Studien zeigen – nicht nur ein psychologischer Faktor, der sich positiv auf die Patientenzufriedenheit, das Wissen über den eigenen Gesundheitszustand und die Compliance auswirkt. Kommunikation – insbesondere empathische Kommunikation, sei sie verbal oder non-verbal – beeinflußt auch unmittelbar den physiologischen Zustand von Patienten.

Bereits in den 60-er Jahren konnten L. Egbert et al. den positiven Einfluß qualitativ verbesserter Kommunikation bei postoperativen Schmerzbehandlungen nachweisen. Diejenigen Patienten, die in den Genuß besonderer kommunikativer Betreuung kamen, bedurften nur halb so vieler Schmerzmittel, wie ihre Leidensgenossen aus den Kontrollgruppen und konnten auch früher als die anderen, kommunikativ nicht betreuten Patienten, das Spital verlassen.[40]

30 Jahre später gibt M. Stewart – auf den Ergebnissen Egberts aufbauend – einen Überblick über 21 Studien, die sich mit dem heilsamen Effekt von Kommunikation beschäftigen. Zwei Drittel aller einschlägigen Studien konnten einen signifikanten Zusammenhang zwischen Kommunikationsqualität und Gesundheitszustand („health outcome") nachweisen. Sowohl besonders intensive Kommunikation über das Krankheitsbild als auch über den Behandlungsplan beeinflussen deutlich und nachhaltig die jeweiligen Symptome, wie Blutdruck, Blutzucker und Schmerzen.[41]

Kommunikation wirkt sich dann positiv auf den Gesundheitszustand aus, wenn dem Patienten ausreichend Gelegenheit gegeben wird, seine Krankengeschichte aus seiner Sicht zu erzählen und der Arzt offen ist für alle Probleme des Patienten.[42]

L. Followfield et al. untersuchten verschiedene Betreuungsmethoden bei Brustkrebspatientinnen: Jene Gruppen mit einer guten kommunikativen Betreuung wies über einen Beobachtungszeitraum von 12 Monaten einen wesentlich besseren psychischen und physischen Gesundheitszustand auf als die anderen Gruppen. Jene Patientinnen, die kommunikativ nicht gut betreut wurden, litten unter Depressionen, Angstzuständen und hatten noch ein Jahr nach der Operation diesen Eingriff nicht verkraftet.[43]

Zu ähnlichen Ergebnisse kommt auch David Spiegel in seiner vielzitierten Studie über die Auswirkungen psychoszialer Behandlung auf Patienten mit metastasierendem Brustkrebs: „Most striking was the difference in survival from time of randomisation, when intervention began, until date of death. Survival time for the treatment group was significantly longer compared with controls ... In addition the interval from first metastasis to death was significantly longer for the group randomised to treatment. Thus the intervention group lived longer on average twice as long as did controls."[44]

Die positive Wirkung von Kommunikation, Emotion und Zufriedenheit ist also gut empirisch belegt. Noch dazu handelt es sich dabei um Studien, die einwandfrei dem kausal-analytischen Erkenntnismodell folgen und den methodologischen Prinzipen natur- bzw. sozialwissenschaftlicher Forschung entsprechen. Es gäbe also keinen Grund, an der Relevanz der Ergebnisse zu zweifeln und zu zögern, aus diesen Ergebnissen auch die adäquaten Schlußfolgerungen für die Theorie und Praxis der Arzt-Patienten-Interaktion zu ziehen.

Dennoch sind diese wichtigen Ergebnisse kaum ins Bewußtsein der Schulmedizin vorgedrungen. Offenkundig handelt es sich hier um eine Art Wirklichkeitsverleugnung, um eine Art „déformation professionnelle": Schulmediziner können nicht glauben, daß positive empathische Kommunikation entscheidend und meßbar zum Behandlungserfolg und damit zum Heilungsprozeß beiträgt. – Und dennoch ist es so!

***

8 · Heilungsfaktor: Glaube

„Stehe auf und geh! Dein Glaube hat dir
geholfen." (Lk 17, 19)
„Imaginatio wirkt Unbegreifliches …
darum soll sich keiner darüber entsetzen,
daß aus der Imaginatio Werke kommen,
die leiblich sind. "
(Paracelsus)

Halten wir nochmals fest: Alle empirischen Befunde zeigen, daß „Information" für die Zufriedenheit der Patienten und den Behandlungserfolg wichtig ist. Sie zeigen aber zugleich, daß der entscheidende Faktor positiver Arzt-Patienten-Kommunikation nicht so sehr das Maß bereitgestellter Information ist, sondern die dieser Information zugrunde liegende und sie begleitende, affektive Komponente. Patienten wollen zwar wissen, woran sie leiden und wollen diesem Leiden auch einen Namen geben, noch mehr aber verlangen sie nach Befriedigung ihrer emotionalen Bedürfnisse.

Die Zufriedenheit von Patienten hängt vor allem von der Qualität der emotionalen Beziehung zu „ihrem" Arzt ab. Mangel an emotionaler Zuwendung läßt sich durch bloße Information zum besseren Verständnis der Krankheit nicht oder nur ungenügend ausgleichen. Dies ist umso verständlicher, als immer mehr Menschen – Schätzungen sprechen mittlerweile bereits von rund 80 % der Patienten – mit psychosozialen Gesundheitsproblemen zu ihrem Arzt gehen und sich von ihm die Lösung ihrer „verborgenen" Probleme erwarten, auch wenn sie primär zunächst nur physische Symptome „anbieten".

Die affektive Beziehung – sei es, daß es sich dabei um positive oder auch negative Gefühlsäußerungen handelt – kann in verbaler, mehr aber noch in non-verbaler Kommunikation zum Ausdruck kommen. Die Zufriedenheit der Patienten hängt davon ab, ob überhaupt Gefühle – ihre eigenen genauso wie die des Arztes – zugelassen werden, ob also emotionales Engagement erkennbar wird oder nicht.

Patienten wollen sich auf den Arzt verlassen können. Trotz eines hohen Informationsbedürfnisses und wachsender Skepsis mündig gewordener Patienten, besteht also große Bereitschaft zum Vertrauen und zur Delegation der Verantwortung für die Behandlung an den Arzt. Die Arzt-Patienten-Beziehung bleibt – will sie therapeutisch erfolgreich sein – trotz aller medizinisch-wissenschaftlicher Fortschritte und differenzierter Einsichten in komplexe organische Struktur- und Funktionszusammenhänge, letztlich eine Beziehung, die auf Vertrauen, auf Glauben aufbaut.

Interaktion von Körper und Geist

Damit sind wir beim Kern unserer Überlegungen angelangt: Die Medizin steht vor der immensen Herausforderung, die Kraft des Geistes (wieder) zu entdecken. Der Prozeß, um den es hierbei geht, läßt sich vereinfacht so beschreiben: Positive Überzeugungen wie Glaube, Hoffnung und Erwartungsvertrauen setzt der Körper in biologische Prozesse um, die ihrerseits das durch Störungen verlorene Gleichgewicht wieder herstellen und das Immunsystem kräftigen. [1]

Wie stark die Kraft des Glaubens sein kann, zeigt gerade die Placebo-Forschung: in zahlreichen Experimenten konnte gezeigt werden, daß der Glaube an eine bestimmte erwartete Wirkung eines Medikaments, die Kraft der Einbildung, ausreicht, um diese Wirkung – z.B. Schmerzlinderung – hervorzurufen, auch wenn es sich um ein „Scheinmedikament" handelt. Placebos sind ja pharmakologisch inaktiv, ihre Wirkung geht alleine von ihrer symbolischen Kraft aus. Diese symbolische Kraft hängt mit der Funktion des Arztes als Heiler und mit dem Erwartungsglauben des Patienten an diese Funktion zusammen. Der Arzt als Heiler überträgt diese symbolische Kraft gleichsam auf das Medikament bzw. Placebo.[2]

Weil Patienten an die Wirksamkeit eines schmerzlindernden Medikaments glauben, ohne zu wissen, daß es sich dabei um eine pharmakologisch völlig wirkungslose Substanz handelt, reagiert ihr Gehirn mit der Ausschüttung körpereigener, schmerzhemmender Stoffe. Genauso wie die Chemie, vermag auch der Geist, vermögen die Gedanken und Vorstellungsbilder physiologische Prozesse zu steuern. Das Problem liegt nur darin, diese geistigen Prozesse zu stimulieren.

Der schon mehrfach erwähnte amerikanische Kardiologe H. Benson praktiziert erfolgreich eine Form von Meditation, bei der emotional positiv besetzte, kurze Gebete, Sätze oder Wörter wiederholt werden, die nachweisbar physiologisch positive Wirkungen (z.B. Senkung des Blutdrucks) zeigen.

Jon Kabat-Zinn, Präventiv- und Verhaltensmediziner, behandelt an der Universität von Massachusetts Patienten, die unter chronischen Schmerzen und streßbedingten Gesundheitsstörungen leiden, mit einer Therapie, die ebenfalls auf Meditation, auf dem Vorgang „bewußter Wahrnehmung" beruht. Mediziner wie sie entdecken dabei eine uralte Weisheit wieder, die der westlichen, naturwissenschaftlich-technischen Medizin verloren gegangen ist, die Weisheit nämlich, „daß Körper und Geist in Wirklichkeit nur zwei Seiten derselben Medaille sind."[3]

Und die Ganzheit, um die es dabei geht, stiftet auch den inneren Zusammenhang zwischen Medizin und Meditation: Beide Begriffe – wir haben im Vorwort zu diesem Buch bereits darauf hingewiesen – gehen auf dieselbe lateinische Wurzel, also „heilen" (lat. medeor) und dem verwandten „meditor" – (er)messen zurück. Und Kabat-Zinn erläutert diesen Zusammenhang so:

90

„Medizin ist die Wissenschaft und Kunst, das richtige innere Maß wiederherzustellen, sobald es aus dem Gleichgewicht geraten ist. Und die Meditation ist die unmittelbare Wahrnehmung des richtigen inneren Maßes. Aus der Perspektive der Meditation und der neuen ganzheitlichen Medizin würde man sagen, die Gesundheit ist kein unveränderliches Objekt, das man an sich reißen kann wie einen Ball, um ihn ins Ziel zu bringen. Sie ist ein dynamisches Fließen von Energie, mit vielen Veränderungen im Laufe eines Lebens … Der Körper befindet sich in einem Zustand des ständigen Katabolismus, des Abbaus und Wiederaufbaus … Wenn wir beginnen, in dieser Form über Körper und Geist, Gesundheit und Krankheit nachzudenken, dann werden wir uns allmählich auch ein differenzierteres Bild von dem richtigen inneren Maß machen, in dem psychosoziale Einflüsse, Gedanken, Übertragungen und Gefühle ihre Rolle für die körperliche Gesundheit spielen."[4]

Streßabbau und Schmerzlinderung durch Meditation als Therapie? Kündigt sich hier, am Rande eines nie geahnten medizinwissenschaftlichen Fortschritts oder vielleicht als Gegenbewegung dazu, eine neue und zugleich uralte Konvergenz zwischen Medizin und Religion an? Kabat-Zinn gibt darauf eine klare Antwort:

„Die Medizin erlebt zur Zeit einen tiefgreifenden Wandel, und ihre Grenzen beginnen in dem Maß zu verschwimmen, wie man erkennt, daß man für den Umgang mit dem Gesamtorganismus Glaubenstheorien, Erwartungen oder Weltanschauungen berücksichtigen muß. Ob man deswegen von Religion sprechen kann, hängt von der Definition des Begriffs ab. In dem Wort ‚Religion' steckt als Wurzel ‚verbinden'. Die Religion verbindet Fragmentarisches, unser Ich, mit der Gesamtheit – Gott, oder wie immer man es nennen mag. In der Meditation geht es einfach darum zu verstehen, was es heißt, ein Mensch zu sein … Andererseits besteht zwischen ‚heilen' und ‚heilig' etymologisch ein Zusammenhang, so daß sich auch hier eine Verbindung zwischen Religion und Medizin ergibt … die Grenzen verfließen zusehends."[5]

H. Benson weist in seinen Untersuchungen zur heilswirksamen Bedeutung von Glaubensüberzeugungen im allgemeinen und religiösem Glauben im speziellen nach, daß solche positiven Überzeugungen einen Zustand herbeiführen, den er – wir sprachen bereits davon – „erinnertes Wohlbefinden" nennt:

„Der Körper reagiert auf die Sehnsüchte der Seele manchmal auf drastische, manchmal auf eher subtile Weise. Der Körper reagiert sogar auf das, was sich unsere Ärzte für uns wünschen, und auf das Vertrauen, das wir in der Beziehung zu unserem Arzt entwickeln. Starkes Verlangen und die Erwartung, daß das, wonach wir verlangen, auch tatsächlich eintritt, was man auch ‚Glauben' nennt, hilft unserem Körper, sich an die Botschaften und Anweisungen zu erinnern, die mit dem, wonach wir verlangen, verknüpft sind. Die Haltung eines zweifelnden ‚ungläubigen Thomas' kann also dem erinnerten Wohlbefinden im Wege stehen."[6]

Benson sieht also im „erinnerten Wohlbefinden" jenen „Mechanismus", über den Körper und Geist, Soma und Psyche miteinander interagieren. Meditation wäre demnach ein geistiger Prozeß, solches „erinnerte Wohlbefinden" zu stimulieren und heilswirksam werden zu lassen. Das Gehirn ist so beschaffen, daß es diesen geistigen Prozeß, der bestimmte Vorstellungsbilder hervorruft, körperlich umsetzt. Das gilt auch für Überzeugungen und Erwartungen, ja selbst für die wahrgenommenen Überzeugungen eines anderen, beispielsweise die Überzeugungen eines Arztes: Sein Glaube an den therapeutischen Erfolg, seine Versicherungen und Überzeugungen können meßbare physiologische Veränderungen bewirken.[7] Es geht also immer auch um das Erwartungsvertrauen des Arztes, nicht nur um jenes des Patienten!

Wenn dem aber so ist – und die entsprechenden experimentellen Untersuchungen über den interaktiven Zusammenhang von Geist und Körper scheinen die diesbezüglichen ganzheitsmedizinischen Überlegungen eindrucksvoll zu bestätigen – dann hängt von der Arzt-Patienten-Kommunikation wesentlich mehr ab, als bisher angenommen. Es geht dann tatsächlich um die Frage nach den Bedingungen und Möglichkeiten heilstiftender Kommunikation.

Erinnern wir uns nochmals an diesen fundamentalen Zusammenhang: „Vertrauen" ist nicht nur ein Qualitätsmerkmal zwischenmenschlicher Beziehung von Arzt und Patient, sondern wirkt sich direkt auf den Behandlungserfolg aus. „Vertrauen" ist also sowohl eine kommunikative als auch eine medizinische Schlüsselvariable. Nachdem die Bedeutung positiver Kommunikation auch für körperliches Wohlbefinden nicht hoch genug eingeschätzt werden kann, müßte man eigentlich sagen: Insofern Vertrauen eine kommunikative Schlüsselvariable ist, ist sie auch eine medizinische Schlüsselvariable! Vertrauen ist eine positive Überzeugung – das Verlangen, jemandem oder einer Sache Glauben zu schenken. Und positive Überzeugungen lösen einen gehirnphysiologischen Prozeß aus, den Benson eben als „erinnertes Wohlbefinden" charakterisiert. Dieser gehirnphysiologische Prozeß beruht im wesentlichen darauf, daß bereits die Erinnerung, z.B. an den Anblick eines Bildes bzw. die Vorstellung des Bildes, die Gehirnaktivität genauso stimuliert wie der unmittelbare Anblick selbst. Den gehirnphysiologischen Prozeß, der dabei abläuft, beschreibt Benson so:

„Ein Bild entsteht demnach, wenn eine bestimmte Gruppe von Nervenzellen aktiviert wird. Um die Erinnerung an ein solches Bild zu ermöglichen, rekonstruiert das Gehirn jene Nervenzellenaktivität, die beim tatsächlichen Anblick des betreffenden Bildes stattgefunden hat. Aktivitätsmuster werden gespeichert und beim Erinnern abgerufen: Um eine Erinnerung auszulösen ... aktiviert das Gehirn dieselben Akteure – Nervenzellen, Synapsen, Schaltkreise – wie bei der ursprünglichen Erfahrung. Das Muster der Gehirnaktivität, das erforderlich ist, um sich an ein Bild zu erinnern, wird auch Neurosignatur genannt. Alle Erlebnisse und Emotionen unseres Lebens besitzen Neurosignaturen, stenographische Notizen, die das Gehirn speichert und wieder abruft…"[8]

Das erklärt, warum geistige Prozesse, wie Vorstellungen und Erinnerungen, bestimmte physiologische Prozesse auslösen können. Dabei spielt die Emotion eine wichtige, ja eine zentrale Rolle. Erinnerungen sind immer auch gefühlsmäßig besetzt. Was uns im Augenblick des Erlebens, im Augenblick der Abspeicherung eines Erlebens gefühlsmäßig sehr bewegt, – ob positiv oder negativ – werden wir sehr viel leichter und detaillierter abrufen können als Ereignisse, die uns weniger beeindrucken.

Das Gehirn versieht Informationen und Ereignisse mit emotionalen Wertungen, „die für die gesundheitliche Reaktion des Körpers bedeutsamer sind als die objektiven Fakten."[9] Dabei können, so Benson, „Krebs-Statistiken … einen weniger starken Eindruck in unserem Gehirn hinterlassen als die warmherzigen, beruhigenden Worte eines freundlichen Arztes oder die Erinnerung an eine Freundin, die ihre Haare verlor und durch die Krankheit sehr geschwächt wurde, es aber schließlich schaffte, sich vom Krebs zu befreien."[10]

Bensons therapeutische Schlußfolgerungen, die nicht nur auf gehirnphysiologischen Einsichten, sondern auch auf einer Fülle experimenteller Untersuchungen beruhen: Positive Überzeugungen jeder Art lösen „erinnertes Wohlbefinden" aus, indem sie mit Wohlbefinden assoziierte Reaktionsmuster im Gehirn (Neurosignaturen) aktivieren.[11]

Das Medium zur Mobilisierung positiver Überzeugungen ist nun einmal primär die kommunikative Beziehung zwischen Arzt und Patient und die in ihr zum Ausdruck kommenden Erwartungshaltungen. Vor dem Hintergrund dieser Überlegungen werden die zahlreichen empirischen Befunde über einen realen, d.h. physiologisch nachweisbaren Zusammenhang zwischen dem Glauben an eine hilfreiche Behandlungsmethode und der Mobilisierung innerer Heilkräfte zumindest ansatzweise erklärbar. Die „Droge Arzt" wirkt nicht nur, wie die Placebo-Forschung in unzähligen Studien nachweist, sondern mit der Theorie des „erinnerten Wohlbefindens" scheint auch ein Schlüssel gefunden zu erklären, warum das so ist.

Um nochmals auf den Faktor „Vertrauen" in der Arzt-Patienten-Beziehung zurückzukommen: Zwischen der vom Arzt vermittelten Zuversicht, seiner Einstellung und Überzeugungskraft und der Erfolgsrate der medizinischen Behandlung gibt es einen elementaren, nahezu überlebenswichtigen Zusammenhang.

„Wenn Patienten an eine ihnen von den Ärzten wärmstens empfohlene Therapie *glaubten,* dann bewirkt dieser Glaube von Arzt und Patient ganz offensichtlich eine Linderung zahlreicher Erkrankungen wie Angina pectoris, Asthma, Herpes simplex und Zwölffingerdarmgeschwür. Sobald jedoch der Glaube der Patienten an diese Therapien untergraben wurde, schwand auch die positive Wirkung…",[12] faßt Benson die einschlägigen Ergebnisse der Placebo-Forschung zusammen.

Psychischer Streß als Gegenspieler

Patienten, die vor einer Operation vom Anästhesisten freundlich und einfühlsam behandelt wurden, erholten sich rascher, wurden früher aus dem Spital entlassen und brauchten um 50 % weniger Schmerzmittel als Patienten einer Vergleichsgruppe, die nicht in den Genuß einer solchen vertrauensvollen Beziehung kamen.[13]

Die positive Einstellung des Arztes hat – empirisch nachweisbar – oft größeren positiven Einfluß auf die Befindlichkeit als die Medikamente selbst, speziell bei Patienten, die an Symptomen leiden, für die sich keine körperliche Ursache finden läßt.[14] Bei diesen Patienten geht es zunächst darum, psychischen Streß abzubauen. Denn Streß hat, wie die Psychoneuro-Immunologie zeigt, direkten Einfluß auf das Immunsystem.[15]

Ärzte können genauso wie Pflegepersonal psychischen Streß von Patienten verstärken oder mildern. Wobei es natürlich von der jeweiligen Persönlichkeit abhängt, was als Streß empfunden wird. Auf diesen wichtigen Zusammenhang von Persönlichkeitsstruktur des Patienten und Kommunikationsverhalten von Ärzten hat der Wiener Medizinpsychologe U. Kropiunigg hingewiesen:

„Wenn man davon ausgehen kann, daß jedes frustrierte oder gestreßte Persönlichkeitsmerkmal einen unbedingten Einfluß auf das Immunsystem hat, so erhält das vielfach als ‚unnötige Sonderleistung‘ bezeichnete menschliche Eingehen des Arztes auf seine Patienten eine naturwissenschaftliche Begründung.“[16]

Patienten, die sich aktiv mit ihrer Krankheit auseinandersetzen wollen, dies aber im Rahmen einer stummen Medizin nicht können, werden dadurch unnötig zusätzlich frustriert bzw. gestreßt. Genauso wie Patienten mit starkem Bedürfnis nach sozialer Anerkennung durch „unpersönliche“ Visiten unbefriedigt bleiben.[17] Zwar besteht heute kaum mehr Zweifel am engen Zusammenhang zwischen seelischen und körperlichen Vorgängen, aber vielen Ärzten ist ihre eigentliche Bedeutung in diesem komplexen Wechselgeschehen nicht klar, oder nicht klar genug.

Nicht nur das medizinische Handeln als solches, sondern – von ihm nicht losgelöst zu betrachten und darin eingeschlossen – auch das ärztliche Kommunikationsverhalten (einschließlich seiner affektiven Grundlagen) hat – vermittels kommunikativ ausgelöster, psychoimmunologischer Einwirkungen – unmittelbaren Einfluß auf den Heilungsverlauf und Behandlungserfolg. Der Arzt und seine Worte können psychoimmunologisch wirksam werden, ob er sich dessen bewußt ist oder nicht.

Allerdings zeigten Ergebnisse der experimentellen Grundlagenforschung zur Klärung des Zusammenhangs zwischen Gehirn bzw. psychischen Prozessen und Immunsystem, daß Streß nicht gleich Streß ist. Streß kann dosiert sogar das Immunsystem stärken. Dabei hängt es jedoch von der Chance der Kontrolle über jeweilige

Streßfaktoren ab, ob einer Immunsuppression vorgebeugt werden kann oder nicht.[18] Streßexperimente beim Menschen zeigen: Nicht erst das Streßerleben selbst, sondern schon die Erwartung von Streß hat Auswirkungen auf das Immunsystem.[19]

Abbau von psychischem Streß heißt zugleich für den Arzt, meist den Allgemeinmediziner als erste „Anlaufstelle", sich jedenfalls auf eine therapeutische Beziehung mit dem Patienten einzulassen. Schon Balint hat darauf hingewiesen, daß gerade der praktische Arzt davon ausgehen muß, daß er immer mehr mit Patienten zu tun hat, die psychische Probleme haben und von ihm die Lösung dieser Probleme erwarten – auch und gerade dann, wenn sie dem Arzt somatische Beschwerden „anbieten". Oft ist schon sehr viel getan, wenn es der Arzt versteht, zuzuhören und sich gleichsam „die Schleusen öffnen können." Immer dessen eingedenk, daß „er Hausarzt (ist) und nicht Amateurpsychiater".[20]

Zuhören können, Geduld und Takt haben, zählen hierbei zu kommunikativen Tugenden, von denen gestreßte und dadurch physisch und psychisch Leidende Linderung erhoffen können.

Die Heilkraft des Glaubens

J. Kabat-Zinn setzt gegen den psychischen Streß auf die heilkräftige Wirkung der Meditation, auf die Technik der bewußten Wahrnehmung – des bewußten Wahrnehmens etwa nicht nur des Atmens, sondern auch der Schmerzen.

D. Spiegel lehrt, wie erwähnt, seine Krebspatientinnen im Rahmen von Selbsthilfegruppen die Technik der Selbsthypnose. H. Benson entwickelte die Methode des „erinnerten Wohlbefindens", durch geistige Aktivierung emotional positiv besetzter Vorstellungsbilder, Wörter, Sätze oder Gebete krankmachenden psychischen Streß zu mindern und psychologisch Prozesse positiv zu beeinflussen.

Wie immer die Methoden im einzelnen auch aussehen mögen, sie alle beruhen auf dem Prinzip, das heilende Potential des Geistes zu aktivieren. Dazu zählt die Grundeinsicht, „daß jede Art von Glauben Einfluß auf die Gesundheit hat."[21] Das gilt für den Glauben an den Arzt, den Glauben an seine Behandlungsmethoden und den Glauben an den Behandlungserfolg.

Das gilt auch und besonders für den religiösen Glauben, wenngleich er von den übrigen Formen des alltäglichen Glaubens und Dafürhaltens von seinen metaphysischen Voraussetzungen her zu unterscheiden ist. Freilich sind die Übergänge zwischen den verschiedenen Glaubensformen hier fließend. Benson fand im Zuge seiner Untersuchungen heraus, daß „bei Personen, die an eine ewige, das Leben transzendierende Kraft glaubten, das erinnerte Wohlbefinden am stärksten [wirkte], denn ein solcher Glaube spendet sehr viel Trost und befreit von ungesunder Rationalisierung und Sorgen."[22]

Unter den verschiedenen Überzeugungen, die ein Mensch haben kann, scheint der *religiöse* Glaube die stärkste Kraft zur Aktivierung von Selbstheilungskräften zu besitzen. Benson beschreibt dieses Phänomen folgendermaßen:

„Das mag daran liegen, daß der Glaube an ein unendliches Absolutes einziges Gegengewicht zur letzten Realität von Krankheit und Tod ist. ... der Glaube ermöglicht es nun auch, das Unsichtbare und Unbewiesene zu würdigen, wodurch eine Hoffnung entsteht, die sich der Vernunft entzieht ... Hoffnung und positive Erwartungshaltung wiederum erzeugen erinnertes Wohlbefinden – die Neurosignatur – Botschaften der Heilung, von denen die Reserven und Abwehrkräfte des Körpers mobilisiert werden."[23]

So gesehen könnte es durchaus sein, daß die Kraft des religiösen Glaubens, sich auch positiv auf die Kraft der alltäglichen Glaubensfähigkeit und damit indirekt auf die Gesundheit auswirkt, wenn etwa an die Heilkraft bestimmter Medikamente oder Therapien geglaubt wird.

Studien zum Zusammenhang von Religiosität und Gesundheit legen die Vermutung nahe, daß religiöser Glaube, gläubige Erwartungshaltung sowie altruistisches und sozial-karitatives Verhalten positive physiologische Wirkungen haben.[24]

Benson faßt die einschlägigen empirischen Forschungsergebnisse zum Thema „Glaube und Gesundheit" so zusammen: „Religiosität geht durchwegs mit besserer Gesundheit einher. Je stärker der religiöse Glaube ist, desto weniger psychische Symptome treten auf, desto besser ist der allgemeine Gesundheitszustand, desto niedriger der Blutdruck, desto größer die Lebensqualität trotz Krebs- und Herzkrankheit und desto höher die Lebenserwartung. ..."[25]

Zwei Probleme tauchen allerdings in diesem Zusammenhang auf. Das erste Problem besteht darin, daß diese Studien natürlich mit statistischen Werten operieren, die zwar etwas über die Verteilung bestimmter Variablen bzw. Merkmale in einer definierten Teilpopulation aussagen, nichts jedoch über den Einzelfall, das Einzelschicksal. Mit andern Worten: auch gläubige Menschen erkranken, und niemand vermag zu sagen, wie schwer oder nicht schwer sie an ihrem Leid tragen. Die Gleichung, „religiös und daher gesund" bzw. „nicht religiös und daher krank", wäre absurd und ließe sich leicht durch die Alltagserfahrung religiöser und zugleich kranker, bzw. a-religiöser und körperlich kerngesunder Menschen widerlegen.

Der Faktor „Glaube" sagt ja weniger etwas über die Schicksalshaftigkeit der Krankheit an sich aus als vielmehr über die Sinnorientierung im Umgang mit der Krankheit. Hoffnung und Trost, die der Glaube an göttlichen Beistand in der Not stiftet, verhindern nicht die Not, das Krankwerden selbst, geben ihm aber einen spezifischen Sinn, der sich wiederum positiv auf die Bewältigung der Krankheit und auf die Bewältigung des mit ihr einhergehenden Leids auswirken kann.

Daß „Glaube" in konkreten Fällen heilen kann, ist und bleibt letztlich – trotz aller gehirnphysiologischer Erklärungsversuche – ein Mysterium. Genauso wie der

Umstand, daß religiös Gläubige – oft vor ihrer Zeit – zu Tode erkranken können. Hier lassen sich keine verallgemeinerbaren monokausalen Zusammenhänge zwischen Spiritualität und körperlicher Gesundheit herstellen.

L. Dossey, der sich intensiv mit der geistig-spirituellen Dimension des Heilens und gerade auch mit dieser Frage auseinandersetzt, meint dazu:

„Sickly saints and healthy sinners show us that there is no invariable, linear, one-to-one relationship between one's level of spiritual attainment and the degree of one's physical health. It is obvious that one can attain immense spiritual heights and still get very sick … This is not to deny a general correlation between our physical and spiritual states. But we should not equate ‚general' with ‚invariable'. In any given case, we simply may not know why serious illness develops … we should admit the obvious: There is a great mystery here … the fact that saints sometimes suffer and sinners don't is but one expression of this mystery."[26]

Nur nebenbei sei angemerkt: Dieses Mysterium reicht bis Hiob zurück. „Gott im Leid" läßt sich nicht nach menschlichem Maß beurteilen. Gott folgt keinen menschlichen Vernunftkriterien und Verständniskategorien. Die biblische Ijob-Erzählung macht ganz klar: Es steht Gott als Schöpfer der Dinge zu, auch Fromme mit Krankheit und Leid zu schlagen. Er, Jahve, schlägt Wunden und heilt sie wieder.[27] Als Ijob erkennt, daß es keinen unbedingten und berechenbaren Anspruch auf Wohlergehen gibt, beendet er seine Auseinandersetzung mit Gott, zieht seine Klagen zurück und verstummt. Jetzt kann er sich auf Basis dieser neuen Einsicht Gott als wohlwollendem Weltenschöpfer neu zuwenden.[28] Letztlich ist Ijob trotz seiner Zweifel und Klagen, trotz seines Aufbegehrens gegen Gott und das ihm zugefügte vermeintliche Unrecht im Glauben an diesen Gott geblieben und hat durch alles Leid hindurch eine neue Beziehung zu Gott gefunden. Um diese neue Beziehung ist es bei Ijob gegangen, und darum geht es möglicherweise auch noch heute. Wie es im „Buch Ijob" heißt, wurde Ijob wieder gesund und erhielt seine verlorenen Güter gleich zweifach zurück. Betrachtet man die Ijob-Erzählung von ihrem glücklichen Ende her, dann ist selbst bei der schlimmsten Krankheit und dem tiefsten Elend des Frommen noch nicht das letzte Wort gesprochen – und es gäbe dann doch einen tiefen inneren sich unserer Logik entziehenden Zusammenhang zwischen Glaube und Heil(ung)…

Das zweite Problem des empirisch indizierten Zusammenhangs zwischen Glauben und Gesundheit liegt darin, daß der religiöse Glaube zumindest in unseren Breiten weitgehend „verdunstet" ist. Religiöser Glaube – zumindest in seiner konfessionell gebundenen Form – vermag in diesem Sinn also kaum noch sein heilswirksames Potential zu entfalten. Das macht den gewaltigen Unterschied zwischen Europa und den USA aus, wo sich 95 % aller Menschen explizit zu Gott bekennen. Europa befindet sich demgegenüber im Zustand des pragmatischen Atheismus. Wir leben in einer Kultur allenfalls „gottlos Glaubender".[29] Alle Umfragen signalisieren seit Jahren: Gott hat im ehemals christlichen Abendland keine Mehrheit. Der Verlust religiöser Bindungen und Überzeugungen ist aber ein entscheidendes Kriterium auch für den psychosozialen Zustand dieser Gesellschaft.

Mag sein, daß die heilsame Kraft des Glaubens nicht von der Zugehörigkeit zu bestimmten Konfessionen bzw. organisierten religiösen Gemeinschaften abhängt – aber welches sinnstiftende Potential kommt einem individualisierten, den eigenen Bedürfnissen angepaßten Glauben zu? Und welcher Art sind die ihm entspringenden positiven Überzeugungen, mit denen sich im Ernstfall ein tröstlicher Gegenentwurf zur Erfahrung des subjektiven, wie kollektiven Elends und Leids heilswirksam zur Geltung bringen ließe?

Liegt nicht gerade im Unterschied zwischen dem verbreiteten Glauben an „etwas Höheres" und dem Glauben an Gott, als letzte und einzige Zuflucht, der nicht nur theologisch, sondern auch therapeutisch entscheidende Bewußtseinssprung?

Aber welches heilstiftende Potential strahlt die jüdisch-christliche Religion noch aus? Unter welchen Bedingungen läßt sie sich in unserer Zeit noch als „therapeutische Religion"[30] oder auch als „medizinische Religion"[31] bezeichnen. Die verschüttete Tradition hat hier tiefe Wunden hinterlassen.

In den biblischen Schriften, sowohl im Alten Testament als auch in den Evangelien, dreht sich alles um Heil und Heilungen – seelische, wie körperliche Heilungen. Für das alte Israel war „Krankheit" und „Gesundheit" direkt in Jahve verankert. Dennoch wird auch dem Arzt Bedeutung zugewiesen. Im prophetischen Buch Jesus Sirach (38, 1–15) wird gesagt: „Schätze den Arzt, weil man ihn braucht; denn auch ihn hat Gott erschaffen. Mein Sohn, bei Krankheit säume nicht, bete zu Gott; denn er macht gesund. Laß ab vom Bösen, mach deine Hände rechtschaffen, reinige dein Herz von allen Sünden! Doch auch dem Arzt gewähre Zutritt! Er soll nicht fernbleiben; denn auch er ist notwendig. Zu gegebener Zeit liegt in seiner Hand der Erfolg; denn auch er betet zu Gott, er möge ihm die Untersuchung gelingen lassen und die Heilung zur Erhaltung des Lebens. Wer gegen seinen Schöpfer sündigt, muß die Hilfe des Arztes in Anspruch nehmen."[32]

Jesus, der Rabbi von Nazareth, war heilend unterwegs, wie bei den Evangelisten Markus und Lukas nachzulesen ist.[33] Aber immer war die Heilung, die Jesus vollbrachte, mit dem Akt des Glaubens verbunden. In seinem *„Aufriß einer therapeutischen Theologie"*(1997) schreibt der deutsche Religionsphilosoph Eugen Biser: „Also kann denn der Glaube ... tatsächlich heilen? Nicht minder grundsätzlich klingt die wiederholt in Evangelien gegebene Antwort: ‚Dein Glaube hat dich gesund gemacht.' Jesus nimmt also in diesen ältesten Wendungen die geglückte Heilung keineswegs für sich in Anspruch. Vielmehr schreibt er sie dem wie eine selbständige Entität agierenden Glauben zu. Damit ist aber aufs deutlichste unterstrichen, daß er tatsächlich zu heilen vermag."[34] Wir werden diese Thematik nochmals am Ende des Buches, im Epilog aufgreifen.

Der Weg zu sich selbst

„Glaube" als Form kommunikativer Manifestation positiver Heilserwartung auf der einen und die Wirkkraft des Wortes auf der anderen Seite können Heil stiften. Dabei geht es um mehr als um bloßen Austausch von Worten und Begriffen oder nur um Informationstransfer. Es geht, wie auch Biser richtig hervorhebt, um die Einsicht, „daß Worte verletzen und kränken, nicht weniger aber auch aufrichten und trösten können."[35]

Biser sieht in diesem elementaren Umstand auch die eigentliche Bedeutung einer, in Hinblick auf ein Verständnis von Christentum als „therapeutischer Religion", zu entwickelnden „Theotherapie". Wobei er als kommunikatives Kernstück einer solchen „Theotherapie" folgende Qualitätsmerkmale heilstiftender Kommunikation anführt:

„Im einzelnen ginge es dabei nur um die Nutzung des ‚überführenden' (elenchischen) Redens, das den Patienten zum Bewußtsein seiner inneren Sperren und Blockaden zu bringen sieht; um die des teilnehmenden (partizipierenden) Redens, das den Bann seiner Einsamkeit zu brechen sucht, um die des bestätigenden (aufrichtenden) Redens, das sein angegriffenes Selbstwertgefühl zu festigen sucht und zumal um die des tröstenden Zuspruchs, der freilich nur auf der Basis echter Einfühlung und Teilnahme wirksam wird."[36]

Daß „gutes Zureden" gerade etwa bei depressiv gestimmten, chronisch Kranken wenig wirkt, sieht Biser ähnlich wie vor ihm schon Balint, der sich ja sehr kritisch zu billiger Beruhigung und Alltagsratschlägen äußert, solange die eigentlichen (psychischen) Ursachen der Krankheitssymptome nicht aufgedeckt werden. Es geht also auch hier darum, über die Angebote organischer Krankheit hinaus, die inneren seelischen Konflikte – Biser spricht von „Sperren und Blockaden" – aufzuspüren.

Was immer die moderne Medizin als unterstützende Mittel anbieten mag, um die – etwa bei depressiven, chronischen Kranken – extrem gestörten Kommunikationsbeziehungen wiederherzustellen – sie müssen sich daran messen lassen, ob sie tatsächlich dazu beitragen „in dem Kranken den Glauben an seine Genesung zu wecken".[37]

Und Biser macht deutlich: „Denn es sind nicht so sehr die eingesetzten Mittel als vielmehr die durch den Glauben freigesetzten Energien, die Linderung oder gar Heilung bewirken. Die entscheidende Weichenstellung aber besteht darin, daß dem Kranken zur Annahme seines Schicksals und damit seiner selbst verholfen wird. Deshalb läßt sich das Programm der therapeutischen Theologie in den Satz zusammenfassen: Leiden hat Sinn!"[38]

Jene von Biser vorgenommenen Unterscheidungen verschiedener kommunikationstherapeutischer Dimensionen ärztlicher Rede lesen sich fast als Exemplifikation dessen, was lange vor ihm der Psychiater und Medizinhistoriker W. Leibbrand in seinem Entwurf zu einer Theologie des Arztberufs begrifflich so auf den Punkt gebracht hat: „Der Arzt muß kommunikativ erwecken: Nicht-Selbst muß zu Selbst gebracht werden. Psychotherapie ist Versöhnung des Menschen mit sich und der Umwelt. Der reine Suggestor verstellt diesen Weg, während geistige Anregung, freundschaftliche Kommunikation den Menschen zu sich und der Umwelt neu erschließen.“[39]

Eine glückende Arzt-Patienten-Beziehung verhilft also zur Innenschau, die Innenschau wiederum verhilft dem Menschen zu seinem Selbst, in dem die Lösung seiner krankmachenden psychischen Konflikte liegt.

Um die Aufmerksamkeit des Patienten nach innen zu lenken, ist – wie auch Balint immer wieder den psychotherapeutisch engagierten Allgemeinmedizinern ans Herz legt – zuerst das Zuhören-Können notwendig. Der Patient muß – wie schon weiter vorne erwähnt – gleichsam seine „Schleusen“ öffnen können, um das Aufgestaute, das, was ihn vielleicht schon jahrelang quält, „herauslassen“ zu können. Auf diese Weise kann der Arzt dazu beitragen, daß der Patient selbst zur Lösung seines Problems kommt. Genau darin liegt die Aufgabe, kommunikativ zu erwecken – Nicht-Selbst in Selbst zu verwandeln. Nur indem der Arzt auf den Patienten hört, kann diesem geholfen werden, auf sein Inneres zu hören.

Gerade auch aus ganzheitlich-medizinischer Sicht gilt: Heilung geschieht immer unter Mitwirkung des Patienten.[40] Kommunikation ist zugleich Voraussetzung und Medium dafür. Und der Weg dazu – das beschreiben ganzheitlich denkende Mediziner der verschiedenen Fachrichtungen übereinstimmend – der Weg dazu geschieht immer so, daß die Aufmerksamkeit des Patienten zunächst nach innen gelenkt wird, dem Patienten geholfen wird, auf sein Inneres zu hören.

„Sein Inneres ist sein Heiler, nicht ich“,[41] bringt es etwa die ganzheitlich behandelnde, kalifornische Krebsspezialistin R. N. Remen auf den Punkt. Diese Aktivierung der Aufmerksamkeit entspricht übrigens der buddhistischen Lehrtradition des „Prinzips der Achtsamkeit“. Nicht die Krankheit ist nämlich nach buddhistischer Lehre das eigentliche Problem, sondern die psychische Haltung dahinter. In der buddhistischen Gesundheitslehre signalisiert die Erkrankung eine direkte Botschaft, um eine anständige Haltung der Achtsamkeit zu entwickeln. Das wäre der Sinn jenes überführenden, transformierenden Redens.

Dazu bedarf es freilich des Vertrauens. Um es nochmals deutlich zu machen: Nicht die technischen Apparate, nicht die unterstellte fachliche Kompetenz und berufliche Routine – nein: die den Patienten gleichsam umhüllende Offenheit der Kommunikation ist die Basis für dieses Vertrauen. In dieser Offenheit der Beziehung passiert nämlich mehr und Entscheidendes: Der äußere Arzt verhilft so dem Patienten auf die leise Stimme seines „inneren Arztes“ zu hören – so wie umgekehrt der äußere, Hilfe suchende Patient, den „inneren Patienten“ im Arzt aktiviert, und dem Arzt dazu verhilft, auf die Stimme seines „inneren Patienten" zu hören. Wir werden auf diesen wichtigen intrapsychischen Interaktionsprozeß später noch zu sprechen kommen.

Dabei spielt die Vorstellung, die Aktivierung der Vorstellungskraft des Patienten eine besondere Rolle – über sie wird das Gewahrwerden des eigenen Körpers möglich. Vorstellung wiederum ist das Ergebnis detailreicher Darstellung, geduldiger Erklärung, aber auch das Ergebnis von Konzentrationsübungen, die die Imaginationskraft erhöhen. Aus der Mit-teilung wird die Teil-habe am Geschehen im eigenen Körper. Manche Ärzte verwenden dazu unterstützend Visualisierungstechniken, um diese Vorstellungsarbeit zu leisten. Vorstellung schafft die für das Urteil notwendige Distanz! Aber vor allem noch eines, worauf R. N. Remen ebenfalls aufmerksam macht:

„Durch bildhafte Vorstellungen kommunizieren unser Geist und unser Körper miteinander ... Das, was wir uns vorstellen, beeinflußt unser Immunsystem, unsere Kraft und unseren Optimismus. Deshalb müssen wir unsere Vorstellungskraft gezielt steuern und sie für unser Wohlbefinden einsetzen."[42]

Nichts anderes meint Benson mit seiner Theorie des „erinnerten Wohlbefindens". Es ist interessant zu sehen, wie sehr sich die verschiedenen Argumentationslinien und medizinischen Erfahrungen derer, die die Grenzen einer rein mechanistischen, biomedizinischen Konzeption von „Gesundheit" und „Krankheit" überwunden haben, ähneln und wie sie zu fast identen Schlußfolgerungen führen.

Man kann sagen: Imagination ist die Sprache des Unterbewußtseins.[43] Geistige Vorstellungen können sich körperlich manifestieren – das gilt für die vorgestellten Krankheiten genauso wie für die vorgestellte Genesung. Deswegen mobilisiert der amerikanische Psychiater und Verhaltenswissenschaftler D. Spiegel im Rahmen seiner Selbsthilfegruppen auf dem Weg der Selbsthypnose entsprechende geistige Energien bei seinen Patienten, die ihnen helfen sollten, ihr körperliches Geschehen so gut wie möglich unter Kontrolle zu halten.[44]

Umgekehrt kann Krankheit auch aus entsprechend oft genug wiederholten „krankhaft" geistigen Vorstellungen kommen. Die Symptome, die der Patient dem Arzt „anbietet", sind echt – nur ihre Behandlung scheitert, weil die dahinter liegende seelisch-geistige Ursache nicht behandelt wird.

Balint hat deutlich auf diesen Umstand hingewiesen, daß die angebotenen Symptome oftmals nicht auf organische Schäden, sondern auf ungelöste seelisch-geistige Probleme bzw. Konflikte zurückzuführen sind.

Schon Paracelsus kannte die Kraft der Imagination: „Kann Imagination Krankheit machen, kann Erschrecken Krankheit machen, so kann Freude Gesundheit machen."[45]

Indem sich der Arzt in einer offenen, am Patienten orientierten Kommunikationsbeziehung um dessen Aktivierung von Vorstellungen bemüht, schafft er zugleich auch eine emotionale Beziehung des Vertrauens. Vertrauen wiederum wird über den Vorgang „erinnerten Wohlbefindens" zum tragenden Fundament jenes heilstiftenden Gewahrwerdens, das zur Mobilisierung der im Inneren verborgenen Selbstheilungskräfte verhilft.

Erst auf dieser Ebene trägt die Arzt-Patienten-Kommunikation zur Einsicht in den Gesamtzusammenhang zwischen Seele, Geist und Körper bei und aktualisiert — im Bewußtsein des Patienten — jenes Sinnverständnis von Ganzheitlichkeit, das immer schon — wenn auch im Verborgenen — wirkte.

Vertrauen ist kommunikationsintensiv

Es geschieht aber noch etwas: Eine glückende Kommunikationsbeziehung stiftet Einheit zwischen Arzt und Patient. Das so aktivierte Bewußtsein und Empfinden der Ganzheitlichkeit bezieht dann auch den Arzt mit ein, er wird Teil dieser kommunikativ aktivierten Ganzheit. Das ist mehr als eine „Investierungsgesellschaft auf Gegenseitigkeit", wie M. Balint die Arzt-Patienten-Beziehung bezeichnet und sie so charakterisiert:

„Es ist nicht Liebe, nicht Respekt voreinander, keine wechselseitige Identifikation, nicht Freundschaft, obwohl etwas von allem darin steckt. Wir haben es — mangels eines besseren Ausdrucks — die ‚Investierungsgesellschaft auf Gegenseitigkeit' genannt. Wir meinen damit, daß der praktische Arzt nach und nach ein sehr wertvolles Kapital in seinem Patienten anlegt und daß umgekehrt auch der Patient wertvolles Kapital erwirbt, das in seinem Arzt angelegt ist."[46]

Denn diese „Investierungsgesellschaft auf Gegenseitigkeit" kann nur unter der Bedingung gegenseitiger Achtung und gegenseitigen Vertrauens gedeihen. Ohne diese beiden kommunikativen Grundtugenden verkommt dieser Vorgang zur bloßen Geschäftsbeziehung.

Kehren wir am Ende dieser Überlegung zur heilswirksamen Rolle des Glaubens in der Arzt-Patienten-Beziehung nochmals an den Anfang, zur Frage nach dem Vertrauen zurück. Vertrauen kann das Gegengewicht zur Angst — die der ständige Begleiter der Krankheit ist — bilden. Angstabbau durch Vertrauen geschieht durch kommunikative Signale wie: „Ich nehme Dich und Deine Sorgen ernst; ich bin für Dich da und begleite Dich durch die Krise; ich unternehme nichts gegen Deinen Willen und Deine Interessen." Und: „Ich verhelfe Dir zum inneren Gewahrwerden Deiner selbst, zur Anschauung Deines Problems, wenn Du es möchtest."

Wir haben gesagt: Vertrauen ist eine positive Grundüberzeugung, und positive Überzeugungen aller Art können positiven Einfluß auf den Behandlungsverlauf und das Heilungsergebnis haben.

Im Bewußtsein der Grenzen eigener Möglichkeiten, der Grenzen der Geschehenskontrolle, setzt der Akt der Verantwortungsdelegation, des Vertrauens, des Glaubens ein. Auch wenn dem Patienten in der Stunde der Not, der Situation der Hilfsbedürftigkeit, letztlich gar nichts anderes übrig bleibt, als zu vertrauen, so ist dies dennoch kein Freibrief dafür, sich dieses Vertrauen gar nicht erst erarbeiten zu müssen. Im Gegenteil: Vertrauen ist kommunikationsintensiv!

Aber auch blindes Vertrauen bedarf der Rechtfertigung, allenfalls ist die Enttäuschung bei Mißerfolg groß. Nicht selten erwarten, ja verlangen Ärzte jenes blinde Vertrauen als Eingangsleistung, die der Patient zu erbringen hat. Für sie ist „Patient-sein", „in-Not-sein" und „Vertrauen-haben-müssen" ident. Jede Frage des Patienten wird zur Anmaßung, zum möglichen Indiz für Mißtrauen. Ärzte sehen im Schweigen der Lämmer den größten und am billigsten erworbenen Vertrauensbeweis. Der schweigende, allenfalls heiter-optimistische Patient ist ihnen am liebsten. Dabei verwechseln sie aus durchaus pragmatischen Gründen der Einfachheit und des Vermeidens von Reibungsverlust angstvolle Unterordnung des Patienten mit Vertrauen, Zustimmung und Anerkennung der ärztliche Dominanz.

Aber der Prozeß läuft genau umgekehrt: Vertrauen ist Stück für Stück zu erwerben und zwar primär durch Kommunikation und durch die Authentizität des Arzt-Seins, die auch dem Verbalverhalten Gewicht und Überzeugungskraft verleiht. Über Vertrauen läßt sich nicht verfügen. Weder ist der Patient durch Androhung des Entzugs ärztlicher Zuwendung zu echtem Vertrauen zu zwingen, noch läßt sich Kommunikation instrumentell in den Dienst der Erreichung von Vertrauen stellen.

Vertrauen läßt sich kommunikativ erreichen, aber nicht bezwecken. Vertrauen bedarf gerade der Absichtslosigkeit, der Losgelöstheit von strategischen Zwecken. Vertrauen ist kein Zweck, auch kein kommunikativer Zweck, sondern eine bestimmte wertvolle, wertbesetzte, wertverwirklichende, weil heilstiftende Kommunikationsqualität.

Ärzte vollziehen meist den Fehlschluß, vom Zutrauen in die eigene Professionalität und Kompetenz, also vom eigenen, meist gut entwickelten Selbstvertrauen, auf die Vertrauensbereitschaft und Vertrauensfähigkeit des Patienten zu schließen. Vertrauen aus der Sicht der Ärzte bemißt sich in der Regel an der ihnen entgegengebrachten Unterwerfungsbereitschaft.

Hier begegnen Patienten am offenkundigsten der medizinischen Hybris. Jede kritische Frage, die aus der Sorge des Patienten, seiner existentiellen Not entspringt, wird nicht selten zur narzistischen Kränkung des behandelnden Arztes. Ärzte sind sehr „dünnhäutig", wenn es um Kritik oder Zweifel geht. Sensible Patienten vermeiden daher auch die Gefahr, durch kritisches Verhalten den Arzt in seinem Selbstwertgefühl in Frage zu stellen. Zu sehr hängen sie von seiner Zuwendungsbereitschaft und seinem Wohlwollen ab.

Vertrauen ist ein Akt des Glaubens. Indem der Patient Vertrauen zum Arzt entwickelt, signalisiert er sich selbst die Hoffnung auf Heilung. Der Arzt ist auch in dieser Hinsicht nicht Ursprung, sondern Medium der Heilung. Die Kraft des Vertrauens, des Glaubens versetzt den Patienten in einen anderen Bewußtseinszustand, der wiederum Selbstheilungskraft zu aktivieren vermag.

Damit aber „Vertrauen" und „Glauben" als zentrale Faktoren im Heilungsprozeß möglich werden können, sind eine Reihe unverzichtbarer kommunikativer Bedingungen – man könnte auch sagen, kommunikativer Tugenden bzw. Grundhaltungen – zu erfüllen. Mit ihnen wollen wir uns im folgenden eingehend im Sinne der Programmatik einer kommunikativen Medizin auseinandersetzen.

Zu diesen Grundbedingungen vertrauensvoller, empathischer Kommunikation zählt das Respektieren der Subjektivität des Patienten und seines individuellen Erlebens der Krankheit. Man muß bereit sein, dem Kranken in seiner Welt, in der Welt seiner Deutungen und Empfindungen zu begegnen. Das klingt zwar selbstverständlich, ist es aber bei weitem nicht.

***

9 · Die Entdeckung des Patienten

Die Welt des Patienten liegt im dunkeln. Und dies nicht nur angesichts einer Medizingeschichte, die eine Geschichte der Behandlungsmethoden und ärztlichen Berufskarrieren, nicht aber eine Geschichte des Homo patiens ist.[1]

Was weiß denn die moderne Medizin über die Welt des Patienten? Die ärztliche Behandlung ist somatisch, technisch-instrumentell ausgerichtet, das subjektive Erleben des Patienten, seine Leidensgeschichte ist vom Standpunkt der medizinischen Institution aus gesehen unerheblich und ohne Bedeutung und wird daher auch objektiviert, um vom leidenden Patienten abstrahiert zu werden.[2] Die moderne Medizin hat den Patienten noch nicht entdeckt.

„Der Patient ist derjenige, für den der ganze, prunkende und anspruchsvolle Aufwand da ist, der Medizin und System sozialer Sicherheit genannt wird, aber über den Patienten wissen wir verhältnismäßig wenig. Es gibt bis heute, wenn ich nicht irre, keine Geschichte des Patienten und sämtliche Geschichten der Medizin … sind einseitig auf die Ärzte ausgerichtet. Man kann, ohne jede Übertreibung, feststellen, daß die naturwissenschaftliche Medizin genau ebenso wenig zur Kenntnis des Patienten beigetragen hat, wie die vorausgehenden zweitausend Jahre priesterlicher, magischer, vorwissenschaftlicher und humoralpathologischer Medizin.“[3]

Diese von P. Lüth vor bald dreißig Jahren vorgetragene Kritik hat bis heute nichts an ihrer Gültigkeit verloren. Nicht umsonst vergeht kaum ein Ärztekongreß, bei dem nicht angemahnt würde, über all dem medizinwissenschaftlichen Fortschritt in Diagnose und Therapie nicht den Menschen als den Mittelpunkt ärztlichen Handelns zu vergessen. Vorläufig freilich sind dies nicht mehr als bloße Lippenbekenntnisse, die mit der Realität der Leidenden und den an der Realität Leidenden wenig bis gar nichts zu tun haben.

Die von Lüth erwähnten Priesterärzte zeichnete noch die Fähigkeit aus, „Heilung“ als Prozeß und Ergebnis transzendenter Kommunikation möglich zu machen. In diesem Sinne waren sie Medium des heilstiftenden Wirkens der Götter, Medium transzendenter Kräfte. Was sie ermöglicht haben, wurde nicht aus ihnen selbst hervorgebracht, – so gesehen bedurften die alten Priesterärzte auch keiner differenzierten Kenntnis über ihre Patienten – sie delegierten deren Leid an eine übergeordnete, höhere Instanz, und ihr Charisma lag in der Fähigkeit kommunikativer Vermittlung zwischen Krankheit und göttlicher Heilung. Heilung war kein profanes Geschäft und die Orte der Heilung waren sakrale Orte und damit der Wahrheit des Heilens vielleicht ein Stück näher.

Im Gegensatz dazu hat die von jeglicher transzendenten Rückkoppelung emanzipierte, naturwissenschaftlich-positivistische Medizin den Heil(ungs)-auftrag und Heilanspruch selbst in die Hand genommen und damit auch die Verantwortung für das Geschick des heilsuchenden Menschen.

Die Geschichte der Patienten, die Geschichte der Welt- und Seinserfahrung unter den Bedingungen von Krankheit und Leid ist noch ausständig. Aber selbst wenn es diese Geschichte gäbe, es würde nichts am täglich, ja stündlich neu gestellten Anspruch ändern, sich als Arzt auf die Welt der subjektiven Bedeutungen jedes einzelnen Patienten aufs neue einzulassen und mit ihm gemeinsam und durch ihn geführt, seine Erfahrungswirklichkeit zu teilen.

Die Achtung der Subjektivität des Leidenden

Die Beachtung und Achtung der *Subjektivität* des Leidenden ist mehr als ein für den reibungslosen Ablauf des Systems zu kalkulierender Faktor, ist mehr als bloß ein notwendiges Übel, mehr als ein vielleicht in Kauf genommenes Zugeständnis an die „Irrationalität" des Patienten-Daseins: Über die Subjektivität des anderen erschließt sich erst die Möglichkeit einer Begegnung jenseits der Gleichgültigkeit. Immer seltener jedoch kommen wir über eine alles bestimmende Grundhaltung der Gleichgültigkeit hinaus.

Der andere wird zum Objekt und nur als Objekt erhält er seinen gesellschaftlichen Status, ist er interpretierbar und wird interpretiert. Demgegenüber verbindet sich mit „Subjektivität" ein ganz anderer – kommunikativer – Anspruch: Erst in der größtmöglichen Respektierung der Subjektivität des anderen reduziere ich ihn nicht zum Objekt, zum „Fall".

„Hassen bedeutet: Nicht die Subjektivität meines Mitmenschen akzeptieren, nicht ertragen können, daß der andere sich selbst persönlich verwirklicht, seine persönliche Geschichte vollzieht. Hassen bedeutet: sich weigern ‚zusammen' ‚unsere' Welt zu bewohnen und ‚unsere' Geschichte zu vollziehen. Es ist der Versuch, die Subjektivität des anderen in meinen Weltentwurf aufgehen zu lassen, in dem Bedeutungssystem, das ich mir entwerfe, zu integrieren. Das bedeutet Sklaverei und Mord! Wer seinen Bruder haßt, ist ein Mörder, denn er vernichtet seine Subjektivität, die ihn zum Menschen macht."[4]

Im hochtechnisierten, bürokratisch und arbeitsteilig organisierten Medizinsystem wird Subjektivität systematisch vernichtet. Gemessen am Anspruch der Unantastbarkeit menschlicher Subjektivität, ist unser Gesundheitssystem letztlich

106

ein inhumanes, menschenverachtendes System. Und das ist es, was den Menschen Angst macht, was ihre Skepsis gegenüber dem anonymen Medizinbetrieb bewirkt.

Der Anpassungsdruck, den das System gegenüber „seinen" Patienten entfaltet, läßt jene Subjektivität, an deren Negation der Kranke noch mehr leidet als der Gesunde, nicht zu. Es überflutet den Leidenden mit Appellen zur Gefügsamkeit, also mit Appellen zum Verzicht auf Subjektivität. Nur ein sich seiner Subjektivität entäußernder Patient ist ein guter Patient, und nur solche Patienten dürfen vom System Zuwendung als Belohnung für Wohlverhalten erwarten.

In der Betriebsamkeit der modernen „Gesundheitsfabriken" hat das Respektieren der subjektiven Wahrnehmung des Patienten keinen Platz. Und das macht ihren eigentlich pathologischen Charakter aus – für den Anruf der Subjektivität des Leidenden immun und daher auch unfähig zur empathischen Kommunikation zu sein.

Damit bringt das moderne Medizinsystem nicht nur die Patienten um die Entfaltung ihrer Existenzmöglichkeiten *im* Kranksein und *durch* das Kranksein hindurch, sondern sich selbst um die Chance, an dieser Entfaltung und damit am Prozeß der Selbsttranszendierung teilzuhaben. Denn der Appell des anderen ist immer zugleich auch eine Einladung, „aus mir selbst herauszutreten, das Okkupiertsein meiner selbst und das Fasziniertwerden durch das Meine zu durchbrechen."[5]

Der Appellcharakter der Begegnung zwischen Arzt und Patient liegt also nicht – wie oftmals geglaubt wird – darin, etwas zu tun, sondern zunächst einmal liegt im Appell die Einladung an den Arzt, aus sich selbst, aus den eigenen Befangenheiten, herauszutreten.

Der Arzt, der nur eine Rolle spielt, ist für die Begegnung mit dem leidenden Patienten unempfindlich. Auch selbst wenn er sich mit dieser Rolle identifiziert, bleibt er auf sich selbst bezogen, von sich selbst eingenommen und daher präokkupiert – der wirkliche Appell des anderen kann nicht aufgenommen werden.[6]

Das aber ist die zentrale Voraussetzung auch für die so notwendige empathische Kommunikation. Die Begegnung mit dem leidenden anderen ist mehr als bloß das Ersuchen um Behebung eines körperlichen Mangelzustandes.

Zunächst einmal geht es um die Wahrnehmung des anderen in seiner *Ganzheit* und nicht um die Beobachtung bestimmter pathophysiologischer Teilaspekte des hilfesuchenden Anderen.

Nicht das „Was fehlt Dir?", sondern eher das „Was hast Du?" steht dabei im Vordergrund.[7] Dabei geht es freilich um mehr als um bloße Sprachfloskeln oder den Austausch nichtssagender Höflichkeiten. Es geht darum, sich bewußt auf die Subjektivität des anderen einzulassen und damit an der Welt seiner Bedeutungen, an seinem persönlichen Dasein teilzunehmen.

Das ist das genaue Gegenteil einer bloß funktionellen Begegnung. Bleibt sie funktionell, dann bleibt sie auch gleichgültig. In nur funktionellen Relationen wird kein Wohlwollen entwickelt – wobei es nicht unbedingt um ein Höchstmaß an Zuneigung oder Liebe gehen muß, sondern darum, daß selbst funktionale Beziehungen „an dem allgemeinen Wohlwollen für den Menschen zu partizipieren haben, wodurch die Begegnung unmittelbar aufhört, *rein* funktionell zu sein. Es geht hier nicht um einen ausdrücklichen Akt der Liebe, sondern um eine liebevolle Gesinnung, die sich praktisch nicht definieren läßt, sondern im Verhältnis von Mensch zu Mensch als Wohltat erfahren oder als peinlicher Mangel empfunden wird. Bei diesem Mangel wird die Begegnung mit Recht ‚Gleichgültigkeit‘ genannt. Es fehlt etwas, was anwesend zu sein hätte. Der Mensch erfährt sich selbst als ‚allein‘ und den anderen als ‚fern‘. Bin ich nicht mehr als die Summe meiner Qualitäten? Bin ich nicht mehr als der Gegenstand eines ‚objektiven‘ Urteils? Was bedeutet mein ‚Alleinsein‘, wenn der andere ‚fern‘ von mir ist? Daß ich den anderen ‚vermisse‘, daß ich ihn ‚vermissen‘ kann, verrät eine ursprüngliche Berufung, eine Berufung zur Gemeinsamkeit."[8]

Daher ist, wie wir im ersten Teil zeigten, jede affektive Äußerung etwa der Angst, der Sorge, des Unmuts, u.s.w. seitens des Arztes besser als affektive Neutralität und Distanz. Distanz isoliert und wirkt sich negativ auf den Patienten und sein Verständnis des Behandlungsprozesses aus! Selbst negative Emotion verbindet – wie die entsprechenden Analysen verbaler und non-verbaler Kommunikation zeigen – genauso (vielleicht sogar besser) wie positive Emotion!

Niemand anderer – auch und gerade in unserer angeblich so kommunikationsintensiven Gesellschaft – fühlt sich so alleine wie der Kranke. Krankheit isoliert, nicht trotz, sondern gerade wegen des hochentwickelten Systems technisch-medizinischer Sicherung und Dauerversorgung. Er fühlt sich heute deswegen alleine, weil sich die Begegnung mit dem Arzt im rein Funktionalen erschöpft und sich das Elend der Gleichgültigkeit, die Gleichgültigkeit gegenüber dem Elend, das immer subjektiv empfundenes Elend ist, wie ein undurchdringbarer Schleier über alles legt. Der Preis der technisch hochgerüsteten, arbeitsteilig organisierten und bürokratisch verwalteten Medizin ist ihre vollkommene emotionale Verödung. Unter ihr leiden zwar primär die Patienten, für die es kaum ein Entrinnen aus dem System der Mitleidslosigkeit gibt – unter dieser emotionalen Verödung leiden aber auch (Stichwort: Burnout) Ärzte und Pflegepersonal.

Der modernen Arzt-Patienten-Beziehung ist die Dimension der Individualität und Subjektivität verlorengegangen. Nichts scheuen Ärzte mehr als den Anruf der Subjektivität. Was nicht in ein objektivierbares Krankheitsbild umgesetzt werden kann, hat weder Geltung noch Chance auf einfühlsame Wahrnehmung und Beachtung. Damit aber fehlt der Begegnung zwischen Arzt und Patient nicht nur eine, sondern *die* entscheidende Dimension, die aus einer eher zufälligen Begegnung eine existentielle Beziehung entstehen lassen könnte.

Was der niederländische Philosoph W. A. M. Luijpen in Hinblick auf die liebende Beziehung aussagt, läßt sich durchaus auch und gerade für jene wohlwollende

Beziehung zwischen Arzt und Patient formulieren: „Wer ... wirklich liebt, hat die Ahnung, daß die Qualitäten oder Verdienste des anderen wenig zur Sache tun; sie geraten in den Hintergrund, um dem Platz zu machen, was der andere mehr als eine bestimmte Faktizität ist. Für das, was der andere mehr ist als eine Karteikarte.“[9]

Was ist vielen Ärzten der andere mehr als eine Karteikarte, als ein Name hinter der Abrechnung für die Krankenkasse? Was ist vielen Ärzten der andere mehr als bloße Faktizität von Symptomen, die Faktizität diagnostizierter pathophysiologischer Störungen und elaborierter Therapiepläne? Was ist Ärzten der andere mehr als ein „Fall"? Was ist Ärzten der andere mehr als eine einträgliche Einkommensquelle?

Verborgene Welten – und warum Ärzte keinen Zugang finden

Wann ist der andere mehr als eine bestimmte Faktizität? Wenn sich dessen Welt subjektiver Deutungen und Bedeutungen erschließt. Um an dieser Welt teilhaben zu können, bedarf es vertiefter Einsichten in die Art und Weise, wie der Patient seine Situation definiert. So, wie ein Mensch die Situation definiert, in der er sich befindet oder vermeintlich befindet, so entwickelt er den Kontext der Bedeutungen, den Sinn, den die Dinge für ihn haben. Um die Bedeutungskonstruktion zu kennen und zu verstehen, muß man also die jeweilige Definition der Situation kennen und verstehen lernen. Der „Definition der Situation" kommt eine Schlüsselvariable im Prozeß der Kommunikation zu.

„Situationen" sind nicht einfach als eine Art physikalischer Welt gegeben, sondern sie sind etwas Konstruiertes, wobei die Grundlagen für die Konstruktion vorangehende Lern- und Erfahrungsprozesse der jeweiligen Kommunikationspartner sind. Diese Lern- und Erfahrungsprozesse gehen in bestimmte Definitionen von Situationen mit ein. Nicht die Situationen und ihre Merkmale wirken auf uns ein, sondern die Art und Weise, wie wir die Situationen auf Basis unserer organisierten Erfahrungen und vorangehenden Lernprozesse definieren. Davon hängt es ab, was wir als wichtig oder weniger wichtig wahrnehmen. Unsere Wahrnehmung ist durch Wertorientierungen, Überzeugungen, Glaubenssätze, u.s.w. bestimmt.

R. G. Corwin und M. J. Taves stellten fest, daß sich Krankenschwestern in der Ausbildung aufgrund der ihnen zur Verfügung stehenden Wertkonzepte und begrifflichen Zusammenhänge primär am Patienten und dem Anspruch der Leidminderung orientieren. Diese Wertorientierung verschiebt sich allerdings in dem Maße, in dem die Schwestern nach ihrer Ausbildung in die normale Krankenhaushierarchie integriert werden: Nicht mehr der Patient und sein Leid stehen jetzt im Vordergrund, sondern die institutionellen Erwartungen der vorgesetzten Oberschwester und des vorgesetzten Oberarztes. Es kommt zu einer Verschiebung der Werteskala. Mit dem Eintritt in den Beruf ändert sich auch die Definition der Situation.[10]

„Verstehen" ist also an die vom Patienten vorgenommene Definition der (seiner) Situation gebunden. Aus der Einsicht in die Definition der Situation, die keineswegs eine fixe, sondern durchaus variable Größe darstellt und sich auch im Verlaufe von Interaktionsprozessen ändern kann, erwächst die Chance der Teilhabe am jeweiligen Bedeutungskontext des Patienten. Auf dieser Ebene erst beginnt sich die Welt des Patienten – wohl gemerkt: die jeweilige Welt des betreffenden (betroffenen) Patienten – zu erschließen. Dafür gibt es keine Rezepte, kann es keine Muster der Deutung geben.

Oft wird von „protektiver" Kommunikation gesprochen, also von Kommunikation, die im und beim Patienten ihren Ausgang nimmt – selten jedoch wird ausgeführt, worin dieser kommunikative Anspruch eigentlich besteht. Er besteht genau darin, der Definition der Situation durch den Patienten die Vorrangstellung gegenüber der eigenen, ärztlichen Definition einzuräumen. Es steht dann nicht mehr ärztliche Definition gegen Patientendefinition, ärztlicher Bedeutungskontext gegen den Bedeutungskontext des Patienten, sondern es findet ein Vermittlungsprozeß zwischen der Welt des Patienten und der Welt des Arztes statt. Und es besteht auch die Möglichkeit, die Welt des Patienten, seine Definition der Situation und seinen spezifischen, den subjektiven Lebens- und Erfahrungshintergrund widerspiegelnden Bedeutungskontext zu akzeptieren und anzuerkennen.

Darin läge auch Chance und Anspruch zugleich, jene von E. Lévinas geforderte Unterwerfung des Arztes unter den Patienten kommunikativ fruchtbar zu machen. Diese Chance liegt in der Anerkennung, ja Förderung der subjektiven Sinnproduktion und Sinndeutung des Patienten und in der uneigennützigen Bereitschaft des Arztes, an der Welt des Patienten teilzuhaben.

Das ist die kommunikationsethische Grundlage, von der aus sich die ärztlichen Kommunikationsorientierungen bestimmen. Es kann dies eine Orientierung sein, die darin liegt, daß die Definition des Problems und seine Lösung primär vom Arzt selbst übernommen wird: Sie gilt aber nur unter der Voraussetzung, daß es sich um Probleme handelt, „die sich am Anfang vom Patienten ablösen lassen und am Ende durch seine willentliche Entscheidung instrumentell gelöst werden können."[11]

Dort aber, wo es sich um den gesamten Bereich der Gefühle, Überzeugungen, Werthaltungen und Bewußtseinstiefen handelt, ist das übliche Muster des stellvertretenden Problemlösens unbrauchbar, und es ist notwendig, den Lösungsprozeß im Patienten und durch ihn selbst in Gang zu setzen. In diesem Fall spricht man von klientzentrierter Kommunikation. Kommunikation steht hier im Dienst der Selbstklärung und Selbsthilfe.[12]

Die erste, arztzentrierte kommunikative Grundhaltung läuft stets Gefahr, zur Herrschaft des Arztes über den Patienten zu werden, weil keine oder nur begrenzte Möglichkeiten gegeben sind, an der subjektiven Welt des Patienten teilzuhaben. Wenn dabei das ärztliche Ego im Vordergrund steht, kann der Informationsvorsprung als Herrschaftswissen mißbraucht werden. Der Patient bleibt letztlich der Fremde, der er zu Beginn der Behandlung war.

Funktionale Aufmerksamkeit des Arztes, Fixierung auf die symptomorientierte Krankengeschichte und Verzicht auf Dialog, das alles sind Merkmale der Orientierung des Arztes an einem Objekt und nicht an einem Subjekt mit all seinen rationalen, aber mehr noch emotionalen Seinswahrnehmungen.

Die Chance, den Patienten verstehen zu können, eröffnet sich nur in und mit Hilfe der zweiten, klientzentrierten, oder auch „protektiven" Orientierung. Darauf aber ist das gesamte Medizinsystem nicht eingestellt, dafür fehlt ihm auch die notwendige kommunikative Sensibilität. Und diese läßt sich auch auf Knopfdruck nicht einfach abrufen. Um dies nochmals in Erinnerung zu rufen:

Das inszenierte Bemühen, auf psychosoziale Probleme etwa von Spitalspatienten einzugehen, kann – wie K. H. Engelhardt et al. zeigten[13] – die Verständigungshürden zwischen Arzt bzw. Pflegepersonal und Patienten nicht überwinden. Dabei markiert die Frage nach den Patientenkenntnissen – was Ärzte über Patienten wirklich wissen und was Patienten über ihre Krankheit und Therapie durch die Ärzte erfahren – noch eine relativ simple Ebene der komplexen Beziehung zwischen Arzt und Patient. Wie sich aber zeigt, vermag das System nicht einmal seine eigenen elementaren Funktionsbedingungen zu erfüllen: Zu diesen zählt ja zunächst einmal die möglichst genaue Kenntnis der Patienten, die es zu behandeln gilt. Wenn sich aber zeigt, daß diese Kenntnis nicht oder nur unzureichend vorhanden ist, dann scheitert das System an seinen eigenen elementaren Grundvoraussetzungen.

Wieviel mehr erst muß es im so unwägbaren und durch keinerlei äußere Maßnahmen organisierbaren, aber ungleich wichtigeren, affektiven Bereich der Arzt/Pflegepersonal-Patienten-Beziehung scheitern? „Kommunikation" lediglich als organisatorische Maßnahme zur – wie es oft so schön heißt – „Klimaverbesserung" zu sehen, ist Selbstbetrug für alle Beteiligten. Dadurch verbessert sich nämlich gar nichts – nicht einmal, wie sich zeigt, der Kenntnisstand über die Patienten und der Kenntnisstand der Patienten über sich selbst während ihres Spitalsaufenthaltes.

Das moderne Medizinsystem ist offenbar kommunikationsresistent geworden, und es scheitert auch an dieser Resistenz. Dabei macht es offenbar keinen Unterschied, ob sich Ärzte und Pflegepersonal besonders gut oder schlecht um Kommunikation kümmern – die Wirkungen sind gleich schlecht. Darin liegt eine gewisse Tragik, weil an der prinzipiellen Verbesserungsfähigkeit des Systems aus sich selbst heraus zu zweifeln ist. Doppelt Leidtragende sind aber die Patienten.

Man muß sich endlich von dem Irrglauben verabschieden, daß Kommunikation dekretierbar ist; schon gar nicht in der Extremsituation von Krankheit, Not und Sorge.

Und – um es an dieser Stelle nochmals zu wiederholen – das System verschont auch nicht seine Repräsentanten. Denn in der Sprachlosigkeit des Medizinbetriebs fallen auch Ärzte und Pflegepersonal in tiefe existentielle Sinnkrisen. Die Kommunikation, die sie den Patienten versagen, fehlt ihnen nun selbst. Sie werden selbst zu Opfern der systemimmanenten Kommunikationsstörung.

Depersonalisierung und Dehumanisierung im Arzt-Patienten-Verhältnis sind nur ein anderer Begriff für den Verlust der Würde des Subjekts. Und dieser Verlust trifft beide: Ärzte genauso wie Patienten. Dem allgegenwärtigen Verhaltensmuster kommunikativer Resistenz kann nur mit einem anderen, entgegengesetzten Verhalten begegnet werden: mit kommunikativer Affizierbarkeit – wie ich es bezeichnen möchte. Jede Orientierung am Patienten und seiner Subjektivität bedarf, will sie mehr sein als bloßes Lippenbekenntnis, der prinzipiellen Bereitschaft, sich kommunikativ „anstecken" zu lassen. Nur ein Arzt, der sich kommunikativ „anstecken" läßt, wird hinter dem „Fall", den Patienten und die Welt seiner subjektiven Sinnorientierung entdecken können. Daß er dabei sich selbst begegnen könnte, ist das Risiko, das mit jeder Entdeckungsreise verbunden ist.

***

10 · „Sei mit mir …" als kommunikationsethischer Imperativ

Der tiefere Grund für die Enttäuschung der Patienten

Menschen werden nach den neuesten wissenschaftlich-technischen Errungenschaften behandelt, um so gut wie möglich wiederhergestellt zu werden, und dennoch fühlen sie sich während ihrer Behandlung in der Klinik emotional vernachlässigt. Ärzte und Pflegepersonal setzen sich nach Kräften ein, oft bis zur Selbstaufgabe, und dennoch bleibt nicht selten Unbehagen bei den Patienten zurück. Ist nicht die Krankheit, der erkannte Mangel, nach allen Regeln der medizinischen Kunst behoben worden? Und ist das nicht der einzige Anspruch, den es zu erfüllen gilt? Ist nicht alles andere, die Frage etwa nach dem psychischen Wohlbefinden, demgegenüber als sekundär zu betrachten?

Das Argument wiegt zugegebener Maßen schwer, ist aber dennoch unzureichend. Das, was Ärzten weithin als vernachlässigbare Dimension ihrer Aufgabe ansehen und wofür sie auch geringe Sensibilität entwickelt haben, hat offenkundig doch mehr als erwartet Bedeutung für die Patienten. Aber warum reicht es nicht aus, einfach einem körperlichen Mangelzustand abzuhelfen? W. A. M. Luijpen gibt darauf eine deutliche Antwort:

„Eine Bitte würde man als Ausdruck einer faktischen Situation explizieren, die einer Abhilfe bedarf. Das *ist* nicht der Appell, was sehr deutlich aus der Tatsache hervorgeht, daß, auch wenn ich einer bestimmten Bitte des anderen materiell nachkomme, der andere sehr oft unbefriedigt weggeht, wenn er zum Beispiel merkt, daß ich nicht von Herzen tue oder gebe, worum er mich bittet, daß ich ihm nur ‚beiläufig' antworte, daß er mich stört, daß er mir eigentlich zuviel ist, daß ich abwesend und zerstreut bin u.s.w. Ich erfülle seine Bitte, und doch ist er unbefriedigt. Warum aber? Weil sein an mich gerichteter Appell mehr ist als seine formulierte Bitte. Der andere ‚richtet' nicht nur eine Bitte an mich, er *ist* ein Appell."[1]

Darin also liegt der tiefere Grund, warum Patienten trotz der gesamten funktionierenden medizinisch-technisch-pharmazeutischen Versorgungsmaschinerie unbefriedigt und enttäuscht bleiben: Das System ist unempfindlich für den eigentlichen Appell, der der Patient selbst ist. Man könnte einwenden: haben wir nicht genug zu tun mit der Faktizität des Krankseins, des Leidens? Kann man uns denn auch noch für die unerfüllten seelischen Ansprüche verantwortlich machen? Die Antwort kann nur lauten: Ja! – Medizin, die nicht auch in der Lage ist, auf die seelischen Bedürfnisse derer, die sich ihr in Not anvertrauen, einzugehen, wird ihrer Aufgabe nicht gerecht!

Mehr noch: Medizin kann mit der Faktizität körperlicher Schäden bzw. Fehlfunktionen nur dann und nur insofern heilsam umgehen, wenn sie auch mit der verborgenen, verschütteten, ignorierten Dimension der Subjektivität des Leidenden heilsam verfährt. Darin liegt die eigentliche kommunikative Aufgabe der Medizin: den Appell der Subjektivität des Leidenden als Einladung zu verstehen, aus dem eigenen Deutungs- und Interpretationssystem herauszutreten und an der Welt des anderen, an seiner Subjektivität teilzunehmen, sie zu unterstützen, ja diese Subjektivität zu vermehren.[2] Das muß ständig geschehen – nicht nur in der speziellen analytischen oder psychotherapeutischen Situation! Es geht darum, das Persönliche nicht nur zur Geltung kommen zu lassen, sondern im Persönlichen, in den subjektiven Überzeugungen des Patienten genauso wie in jenen des Arztes, zugleich auch den Schlüssel zu einer heilswirksamen, weil psychisch fördernden, Interaktion zu sehen.

Das erfordert Bereitschaft zum Risiko, Bereitschaft, sich selbst in Frage stellen zu lassen, weil damit scheinbar festgefügte Strukturen und Muster der Wahrnehmung anderer wie auch der Selbstwahrnehmung ins Wanken kommen können. Vor allem eines: Das Verständnis für den Appell des anderen verleiht meiner Subjektivität eine neue Dimension: die Dimension meiner Bestimmung für den anderen.[3]

Über den damit verbundenen ethischen Anspruch meint W. A. M. Luijpen: „Die Welt mit ihrem Ruhm und ihrer Zeit macht ‚in erster Instanz‘ das ‚Ex‘ meiner Existenz aus. Indem die Subjektivität des anderen als Appell erscheint, gibt sie meiner Subjektivität jedoch eine ‚Tiefen‘-Dimension. Ich bin berufen, mich selbst in der Welt zu verwirklichen, aber nicht als Egoist. Der Appell des anderen läßt mich ‚in zweiter Instanz‘ die Wahrheit meines eigenen Wesens ‚sehen‘ und ruft mich auf, diese Wahrheit zu vollziehen, das heißt mich selbst zu verwirklichen-in-der-Welt *für den anderen* … Die Wahrheit meines eigenen Wesens schreibt mir vor, die Welt zu erobern, damit der andere existieren kann."[4] Bei V. Frankl ist dies mit dem Begriff der Selbsttranszendenz gemeint: Der Mensch ist nur insofern Mensch, als er über sich selbst hinausreicht in Richtung auf ein Ziel oder einen anderen Menschen.

Eine Funktion zu erfüllen und funktional zu handeln, mag zwar soziale Anerkennung bringen und für den Akutfall der Notwendigkeit schnellen Reagierens auch richtig sein – die hier angesprochene Tiefen-Dimension altruistischer Seins-bestimmung jedoch verlangt mehr. Worum werde ich – etwa als Arzt – gebeten? Und welche Antwort gebe ich, bzw. worin bin ich selbst die Antwort auf die aufgeworfene Frage?

W. A. M. Luijpen macht deutlich, worauf es eigentlich ankommt: „Der Appell des anderen und das Bewußtsein meiner Bestimmung verlangen von mir eine Antwort. Ich aber bin mir bewußt, daß die Antwort seiner Bitte: ‚sei mit mir' angepaßt sein sollte. Eine Auskunft, ein Stück Brot, ein Geldstück *sind* nicht die Antwort, um die ich gebeten wurde. Im Gegenteil, ich bin mir bewußt, daß sie Mittel sein können, die eigentliche Antwort, die ich dem anderen schulde, abzukaufen. ‚Sei mit mir', so lautet die Bitte des anderen. Sie ist ein Appell an mein *Sein*, ein Appell zum Zusammensein. ‚Sei zufrieden, wenn ich dir gebe, was ich habe', das kann die Bedeutung eines Stücks Brot, eines Geldstücks [eines verschriebenen Medikaments, selbst eines lose dahingesagten Wortes der Aufmunterung u.s.w. – M. G.] sein. Dann schließe ich mich wieder in mir selbst ein, in meine Welt, in der Hoffnung, daß der andere mich nie wieder stört. Ich bleibe allein, dem anderen fern."[5]

So bleiben Ärzte allein, und so bleiben sie eigentlich auch den Patienten fern. Der Appell des Patienten lautet: „Sei mit mir!" In die Hand gedrückt aber bekommt er ein Rezept für ein Medikament und die Erwartungshaltung des Arztes ist: „Sei zufrieden damit – mehr kann und will ich dir auch nicht geben. Schließlich warten noch fünfzig andere Patienten…" Damit verhallt dieser Appell ungehört, und es wird eine wichtige Chance, heilsam zu wirken, vergeben. Und das ist keineswegs im übertragenen Sinn zu verstehen, sondern ganz konkret und praktisch: Kommunikationssituationen, die negativ verlaufen, weil entweder zu wenig Zeit für ein einfühlsames Gespräch ist, oder weil der Arzt den Gesprächsverlauf dominiert, ohne dem Patienten die Möglichkeit zu geben, die ihn interessierenden Fragen zu stellen, oder weil die Aussagen des Arztes Erwartungen zum Ausdruck bringen, die nicht von prinzipiellem Wohlwollen dem Patienten gegenüber getragen werden, wirken sich auch negativ auf die den Patienten belastenden Krankheitssymptome aus.

Wie wir gezeigt haben, trägt positive Kommunikation direkt zur Besserung der Krankheitssymptome, zur positiven Beeinflussung des Krankheitsverlaufs bei. Die Worte des Arztes, ja sogar seine ausgesprochenen oder nicht ausgesprochenen Einstellungen, spielen eine zentrale Rolle für den Krankheitsverlauf des Patienten.

Der Appell des anderen geht ja nicht primär von seiner Faktizität als Patient aus, dem was er ist, oder was ihm gerade fehlt. Deswegen dürfte sich auch die Antwort des Arztes nicht primär darauf beziehen. Und das ist auch der Grund, warum das ärztliche „Bestimmt-sein-für-den-anderen" jenseits seiner bloßen Faktizität schwer zu fassen ist.[6] Die ärztliche Antwort auf den Appell des leidenden anderen ist auch und primär eine Antwort auf seine Subjektivität: „Sein Appell an mich bedeutet die Einladung, seine Subjektivität zu festigen, ihm die Möglichkeit zum Existieren zu bieten, mit seiner Freiheit einzustimmen, diese anzunehmen, zu unterstützen, an ihr teilzunehmen. Mein ‚ja' auf seinen Appell trägt den Namen *Liebe*."[7]

Dies hat auch etwas mit der heute so oft belächelten „subjektiven Inspiration" ärztlichen Handelns zu tun! Diese „subjektive Inspiration" ist in der modernen, technisch hochgerüsteten Medizin weitgehend verloren gegangen. Und mit der Liebesfähigkeit verhält es sich nicht viel anders: Vielleicht hat sich inmitten des allgegenwärtigen Drucks zu funktionieren auch unsere Fähigkeit zu lieben erschöpft. Denn Liebe erfüllt weder eine Funktion noch erstrebt sie Vorteile für sich. „Ein Kranker, der zu der Entdeckung kommen sollte, daß die Schwester, die ihn so ‚liebevoll' pflegt, dies nur und alleine tut, um in kurzer Zeit Oberschwester zu werden oder um mit der ewigen Seligkeit belohnt zu werden, hat nicht das Gefühl, wirklich geliebt zu werden."[8]

Hier soll nicht einem billigen Psychologismus das Wort geredet werden – wohl aber soll die Aufmerksamkeit darauf gelenkt werden, daß ein – auch und gerade in der medizinischen Wissenschaft – auf ein vermeintlich Objektives fixiertes Wissen naiv ist, solange nicht erkannt wird, daß alles Objektive vom Subjektiven „intentional" konstituiert und getragen ist.

Jenseits dieser – bereits einleitend angesprochenen – erkenntnistheoretischen Perspektive geht es aber auch und vor allem um die Einsicht, daß die Fixierung auf eine vermeintliche „objektive" Faktizität, dem grundlegenden Anspruch des Patienten in seiner Ganzheit, d.h. eben auch seiner Subjektivität und Persönlichkeit wahrgenommen, respektiert und unterstützt zu werden, widerspricht. Darin liegt ja gerade die ungeheure kommunikationsethische Herausforderung für die Medizin, darin liegt aber auch, indem sie sich diesem ethischen Anspruch stellt, zugleich ihr eigentliches heilstiftendes Potential.

Ist nicht gerade der Arzt dafür prädestiniert, über das äußere Bild sinnlicher Wahrnehmung, die er mit Hilfe diagnostischer Instrumente und Verfahren zu verfeinern (zu objektivieren) gelernt hat, hinauszugehen, um die (subjektive) Wahrheit des Seins hinter dem äußeren Geschehen zu enthüllen? Und bedarf es da nicht, um das verborgene Sein hinter der Erscheinung des Patienten hervortreten zu lassen, eines anderen, nämlich kommunikativen, Zugangs zum Patienten und gerade nicht denjenigen eines bloßen Subjekt-Objekt-Verhältnisses?

Betroffenheit und Erkenntnis

Mit E. Lévinas läßt sich die Frage radikal ethisch zuspitzen: „Sind die Fäden des Ethischen nicht schon *vor* dem Wissen gespannt? Ist der Denkende, angesichts des anderen Menschen … nicht der wehrlosen Nacktheit des Antlitzes ausgesetzt … und damit dem kategorischen Imperativ, dafür die Verantwortung zu übernehmen? Wort Gottes in diesem Elend, das zu unabweisbarer Verantwortung ernennt."[9]

Greifen wir hier den Gedanken nochmals auf:

Der andere wird nicht erst denkend kategorisierend erfaßt, sondern diesem Erkennen des anderen geht immer schon das Betroffenwerden durch den anderen voraus und seine Wichtigkeit für mich liegt in dieser ursprünglichen Betroffenheit, die jeder auf Erkenntnis beruhenden Thematisierung des anderen zugrunde liegt. Diese Betroffenheit angesichts der wehrlosen Nacktheit des Antlitzes des anderen macht es Lévinas unmöglich, sich der Idee eines symmetrischen Charakters der Ich-Du-Beziehung, wie sie M. Buber in seiner Dialog-Ethik entwickelt, anzuschließen. Für Lévinas beruht die Beziehung zwischen Ich und Du nicht auf Gegenseitigkeit – würde sie nur darin beruhen, würde sie ihren eigentlichen ethischen Imperativ verfehlen. Allemal – könnte man hier einwenden – wäre die Beziehung zwischen Arzt und Patient doch nur auf Gegenseitigkeit begründet und nicht auf paternalistischen Strukturen der Unterwerfung des Patienten unter das Diktum des Arztes!

Der eigentlich ethische Anspruch der Arzt-Patienten-Beziehung geht – folgt man Lévinas – wesentlich über das Prinzip der Gegenseitigkeit hinaus. Er beruht auf der Einsicht in die Ungleichheit der Beziehung – nicht jene Ungleichheit des Unterwerfung erwartenden ärztlichen Paternalismus, sondern gerade im Gegenteil: Ungleichheit, die im Betroffensein des Arztes angesichts des leidenden Patienten begründet liegt und die jede Gegenseitigkeit, verstanden als zwischenmenschliche Begegnung auf gleichem Niveau, ausschließt.

Wie weit ist die Realität medizinischen Handelns, die Alltagswirklichkeit ärztlicher Kommunikation von diesem grundlegenden, ethischen Anspruch entfernt! Wir haben es bisher noch nicht einmal zu einem Verhältnis der Gegenseitigkeit und Gleichberechtigung gebracht. Wie nahezu unerfüllbar erscheint dann erst die Forderung von Lévinas, selbst auch einen solchen Anspruch auf Symmetrie und Gleichberechtigung aufzugeben – aufzugeben zugunsten einer ärztlichen Position der Ungleichheit, die im Erleben der Unmittelbarkeit des Betroffenwerdens durch den Patienten, den leidenden anderen, wurzelt…

Noch vor aller Aktivierung des medizinischen Wissens, noch vor aller Mobilisierung diagnostischer und therapeutischer Verfahren ist der Zustand des unmittelbaren Betroffenwerdens durch das Leid des anderen. „Der Andere braucht kein Thematisiertwerden, um für mich wichtig zu werden. Das Thematisieren ist ein zweiter Schritt. Zunächst ‚ist' diese Beziehung, wenn das Wort ‚sein' dafür überhaupt in Frage kommt. Sie vollzieht sich, geschieht quasi neben dem Subjekt, außerhalb, ‚außer sich‘. Hors Sujet – die außergewöhnliche, aber dann doch die eigentliche Erkenntnis von Sinn. Vor dem Wissen war immer schon die Passivität eines Sinns, ‚anders als Wissen‘."[10]

Mag sein, daß dieser Idealanspruch kaum einlösbar erscheint. Wichtig aber ist die Einsicht: Das Wissen alleine trägt noch keine Beziehung, wenn nicht die diesem Wissen vorausgehende, ursprüngliche Betroffenheit durch die Bedürftigkeit des anderen vorhanden ist und auch wirksam werden kann. Das gilt für jede Form zwischenmenschlicher Begegnung und macht erst ihre Qualität aus – das gilt auch und besonders für die existentielle Begegnung zwischen Arzt und Patient. Liegt nicht in diesem Gewahrwerden des Sinns, „anders als wissen", die eigentliche Quelle ärztlicher Inspiration...?

Gefordert ist also – um dies nochmals zu sagen – eine „umgekehrte" Asymmetrie der Beziehung, wobei das „Gefälle" vom Patienten zum Arzt geht – also eine Asymmetrie, die aus dem Respekt gegenüber der Subjektivität des Patienten, die aus der Betroffenheit angesichts seiner Schutzlosigkeit, entsteht.

Geboten wird im Gegensatz dazu eine Asymmetrie der Beziehung und der Kommunikation, deren „Gefälle" vom Arzt zum Patienten geht. Es ist dies eine Asymmetrie, die aus dem Respekt für die Definitions- und Interpretationsmacht des Arztes, die aus der Verteidigung seines Status und die aus der nur tiefenpsychologisch erklärbaren Abwehrhaltung gegenüber dem Leidenden, der ihn immer auch an den eigenen inneren Patienten erinnert, insgesamt resultiert.

Nicht selten fragen Ärzte: Wie sollen wir auf die Erwartungen unserer Patienten reagieren? Mit welchen Kommunikationsstrategien sollen wir operieren? Diese und ähnliche Fragen sind falsch gestellt. Und alle Antworten auf dieser rein technisch-instrumentellen Ebene sind Scheinantworten, die dem Problem nicht im entferntesten gerecht werden.

Nach dem oben Gesagten wird deutlich: der Patient, in seinem subjektiven Sein insgesamt, *ist* der Appell – Appell für seine primäre, familiäre Umgebung, Appell vor allem aber auch für den Arzt. Und die adäquate Antwort findet sich nicht im Bereich des vermeintlich Faktischen, der Krankheitssymptome, sondern der Arzt selbst, in seinem Arzt-Sein, ist die Antwort. Noch vor jeder sprachlichen Beziehung wird die vorsprachliche oder metasprachliche „Urbeziehung" zwischen Arzt und Patient wirksam: das Betroffensein im Angesicht des Elends. In diesem Betroffenwerden durch die Schutzlosigkeit und Hilfsbedürftigkeit des anderen liegt, wie Lévinas zeigt, ein nur ethisch erschließbarer Sinngehalt, der jenseits dessen liegt, worin der andere zum möglichen medizinischen Thema wird. Dieses Betroffenwerden liegt auch jenseits der Ebene sprachlicher Vermitteltheit und Vermittelbarkeit – es bietet gleichsam den außersprachlichen Hintergrund für die kommunikative Beziehung zwischen Arzt und Patient.

Zwar läßt sich im Sinne M. Bubers postulieren, daß alles, Beziehung und der Modus, in dem sich Beziehung vollzieht, Sprache sei, dennoch aber spricht manches für den kritischen Einwand gegen Buber, daß „Sprache [letztlich] der Wahrheit des inneren Lebens unangemessen [sei], während doch die Ich-Du-Beziehung als Unmittelbarkeit der Mit-Gegenwärtigkeit, unterhalb der Ebene der Wörtlichkeit, des Dialogs, erlebt wird.“[11]

Gerade um diese „außersprachliche“ Unmittelbarkeit der „Mit-Gegenwärtigkeit“ als ärztliche Grundhaltung geht es hier. In dieser Haltung der „Mit-Gegenwärtigkeit“ liegt die nicht-sprachliche Antwort oder auch Entsprechung auf den nicht-sprachlichen Appell des Patienten: „Sei mit mir!“ Es ist dies ja ein Appell, der nicht ausgesprochen, ausgerufen wird, sondern der der sprachlich nicht vermittelbaren Grundsituation des Menschen im Leiden, der der Wahrheit seines inneren Lebens, entspricht – ein Appell eben, der der Patient selbst *ist*.

Nur nebenbei angemerkt: Jetzt wird auch klar, warum eine bloße Mit-Leids-Rhetorik, warum das Training sozialer Geschicklichkeit im verbalen Umgang mit Patienten der absolut falsche – beide, Arzt und Patient in die Irre führende – Weg ist. „Mit-Gegenwärtigkeit“ kann man nicht inszenieren, sondern muß man leben!

Das Erdulden des einen wird zum Appell für den anderen, mit ihm zu sein, ihn dabei nicht alleine zu lassen. Das Erdulden bedarf der Gemeinschaft, um es erträglich zu machen. Jede sprachliche Mitteilung lindert nur insofern Leid und macht Erdulden erträglich, als es in dieser außersprachlichen Unmittelbarkeit der „Mit-Gegenwärtigkeit“, also der personalen Präsenz, der Präsenz im Personalen, aufgehoben ist. Die Mitteilung des Leids ist nur der äußere, sprachliche Ausdruck des im Prinzip Unsagbaren der inneren Wahrheit des Leidenden. Die Mitteilung des Leids ist nicht schon der Appell – sie steht stellvertretend für den Appell, der der Patient *ist*.

Wo im modernen Medizinbetrieb wird dieser stumme, flehentliche Appell „Sei mit mir!“ wahrgenommen? Wie findet – als Antwort darauf – jene sprachliche oder gar außersprachliche, zwischenmenschliche Begegnung statt, die etwas von jener unmittelbaren „Mit-Gegenwärtigkeit“ mit dem schutzlosen anderen erkennen läßt? Wo gelingt in diesem Sinne empathische Kommunikation, von der wir einleitend gesprochen haben und deren kommunikationsethische Struktur wir hier erkennbar zu machen versuchten?

„Sei mit mir!“ – aber da ist niemand, der mit seinen Worten, nein: der mit seinem Sein, die Antwort gibt: „Ich bin da!“

***

11 · Solidarität und aktives Mitleid

Ä rzte sind also wie kaum andere Kommunikatoren im Grenzgebiet zwischen Sagbarem und Unsagbarem. Sie bewegen sich oft nicht nur medizinisch, sondern stets auch kommunikativ in Grenzsituationen. Und der Anspruch, hierbei nicht an der Dialektik zwischen sprachlicher Mittelbarkeit des ärztlichen Erkennens einerseits und außersprachlicher Unmittelbarkeit des Betroffenwerdens andererseits zu scheitern, ist unendlich groß. W. Leibbrand hat diese Dialektik zwar mit anderen Worten, aber dem Sinngehalt nach ähnlich, so ausgedrückt:

„Als Erkenntnisgegenstand betrachtet befindet sich der Kranke ... in einer Ferne, und zwar in einer radikalen Ferne vom Arzt und nur die Bejahung dieser ewigen Ferne gehorcht seiner Wahrheit. Als Patient aber andererseits reicht der Kranke in eine bis zur Identifizierung unendliche Nähe zum Arzt ... Dies ist die ewige Nähe des Kranken und seines Arztes. In dieser ewigen Nähe des Gestaltens und jener ewigen Ferne des Erkennens bewegt sich das ärztliche Tun und der Prozeß von Erkranken und Gesunden, dessen Verlängerung auch das ärztliche Tun ist."[1]

Bisweilen wird die Forderung erhoben, der Arzt müsse sich gegenüber dem Patienten solidarisch zeigen. Solidarität *mit* dem Patienten als Gegenkonzept zur ärztlichen Verfügungsgewalt *über* den Patienten ist ein moralischer Anspruch, der vielleicht am besten dieses dialektische Spannungsverhältnis zwischen der Ferne des Erkenntnisobjekts „Patient" und der Nähe des Betroffenwerdens und Gestaltens in sich aufzunehmen vermag.

Solidarität ist ein kommunikatives Verhaltensprinzip. Solidarität äußert sich zwar auch sprachlich, geht aber zugleich als ethische Grundhaltung dem Wissen und Erkennen voraus und läßt jene außersprachliche Unmittelbarkeit der „Mit-Gegenwärtigkeit" des Betroffenwerdens zu.

Was meint nun Solidarität in der konkreten sprachlichen Aktion? E. Goffmann gibt darauf eine recht klare und pragmatische Antwort: „Solidarität geschieht, wenn das Sprechen des einen gewährleistet, daß das Engagement des anderen am Thema aufrecht erhalten bleibt."[2] Was die Kommunikationspartner für die kurze Zeit eines Gesprächs verbindet, ist jenes wechselseitig aufrecht erhaltene Engagement am Thema. „Diese Solidarität ist es – und nicht die offensichtlichen Formen der Liebe – durch die sich soziale Welt konstituiert."[3] Dies ist – wie wir später noch sehen werden – allerdings nur *eine* Dimension des mit „Solidarität" verbundenen Anspruchs.

Wenn wir nur an die im Teil I dargestellten Formen kommunikativer Entfremdung zwischen Arzt und Patient erinnern, dann wird schmerzlich deutlich, wie wenig Solidarität mit dem Patienten auf dieser so selbstverständlich scheinenden Ebene des ärztlichen Sprechens gegeben ist. Heute ist es doch gang und gäbe, daß sich Patienten ihr Recht zu sprechen, ihr Recht, Meinung und Gefühl zu haben, gegen den anhaltenden Widerstand von Ärzten erkämpfen müssen. Wie viele Ärzte haben Engagement am Thema des Patienten – wie viele Ärzte, die Engagement am Thema haben, fördern das Engagement des Patienten am Thema? In der Regel scheuen Ärzte davor zurück, sich selbst einbeziehen zu lassen oder den anderen, den Patienten einzubeziehen. Die Distanz, das Disengagement, ist ihnen lieber, weil Distanz jederzeit den Rückzug zuläßt. Das bringt sie aber um die grundlegenden Möglichkeiten therapeutischen Wirkens. Denn: „Gemeinsames spontanes Engagement ist eine *unio mystica*, ein sozialisierter Trancezustand", charakterisiert E. Goffmann diesen kommunikativen Vorgang.[4]

Zumindest aber läßt sich annehmen: Gemeinsames spontanes Engagement in der Interaktion stiftet gemeinsamen Sinn. Der gemeinsam verbindende Sinn hebt die Gegenseitigkeit der Interaktionspartner zugunsten einer spontan entstehenden Einheit auf; in dieser spontan entstehenden, geistigen Verbundenheit und Einheit der Partner tritt kurzfristig das dominierende egoistische „Ich" zugunsten eines „Selbst" in den Hintergrund. Darin liegt auch der zentrale Anspruch solidarischer Kommunikation zwischen Arzt und Patient. Ob sich in dieser glückenden kommunikativen Verbindung schließlich auch jene transformierende, spirituelle Kraft der Verbindung mit dem Einen, dem Göttlichen einstellt, wie dies Mystiker aller Zeiten als Wesensmerkmal der „unio mystica" beschrieben und gelehrt haben, sei dahingestellt …

Jenes gemeinsame spontane Engagement erhält in der Situation der Begegnung im Leid einen besonderen Wesenszug. Er besteht in der Bereitschaft, sich in die Situation des leidenden Anderen involvieren, sich von ihr „anstecken" zu lassen, wie dies V. von Weizsäcker mit Blick auf die Aufgabe des Psychotherapeuten formulierte (siehe dazu auch Kapitel 12). Das bedeutet aber auch die Bereitschaft, sich mit der ewigen Leidensproblematik konfrontieren zu lassen. Und das ist nicht jedermanns Sache – auch nicht Sache des Arztes.

Nach H. Schipperges stellt „Mensch in Not – Helfer in Not" eine anthropologische Grundfigur dar. Ähnliches läßt sich bei Jaspers, Buber, Lévinas und von Weizsäcker finden: Die Frage nach den Bedingungen, Möglichkeiten und Perspektiven, mit dem Leid, als dem „Ruf der Not", kommunikativ umzugehen, ist die pragmatische Kehrseite eines zutiefst philosophischen und theologischen Problems. Insofern nämlich, als es sich dabei ja immer auch um die alte Theodizee-Frage handelt, warum Gott das Leid der Menschen zuläßt.

Solidarität als gemeinsames spontanes Engagement bedeutet auf dieser Ebene zunächst einmal dies: Leid muß sich – wie wir anfangs mit S. Weil feststellten – vermitteln können. Kommunikation schafft dem Leiden Ausdrucksmöglichkeit: Wer sein Leiden nicht mitteilen kann, bei dem bleibt es in ihm und vergiftet ihn. Leid bedarf – übrigens genauso wie die positive Emotion der Freude – der Mitteilung. Eine schweigende Medizin läßt die kommunikative Bewältigung des Leidens nicht zu. An den Mauern der stummen Medizin bricht sich jeder Anruf aus der Not echolos.

Die „anthropologische Grundfigur" von Not und Hilfe in der Not, die das Arzt-Patienten-Verhältnis kennzeichnet, tritt nur verdeckt in Erscheinung. Chronisch Kranke vermögen diese „anthropologische Grundfigur" seltener zu aktivieren als Akutpatienten und werden von dieser Grundkonstellation auch seltener berührt. Das Problem positiver Kommunikation stellt sich aber weniger bei Akutpatienten, sondern gerade bei chronischen Patienten. Sie sind ja nicht zuletzt deswegen auch chronische Patienten, weil sie Opfer eigener, wie gesellschaftlicher Kommunikationsstörungen und Kommunikationsdefekte sind. Gerade sie bedürften einer permanenten Aktivierung jener anthropologischen Grundfigur von „Mensch in Not – Helfer in Not"! In Wirklichkeit sind sie diejenigen Patienten, die am allerwenigsten kommunikativ eingebunden und versorgt werden.

Im Gegenteil: Chronische Patienten mit einer naheliegenderweise hohen Dichte an Arztbesuchen werden gleichermaßen zur medizinischen, wie kommunikativen Verlegenheit. Da sie der lebende und mahnende Gegenbeweis zum selbstbewußt und hybrid agierenden „Gesundheitssystem" sind, werden sie selbst zu Störgrößen für das System und seine vermeintliche hochentwickelte Funktionstüchtigkeit.

Der Patient, speziell der chronisch Kranke, wird so Opfer eines Teufelskreises eskalierender, kommunikationspathologischer Erscheinungen: Je größer die Enttäuschung über die Diskrepanz zwischen eigenen Heilungserwartungen und tatsächlichem Heilerfolg, desto intensiver das Bedürfnis nach kommunikativen Ausgleichshandlungen, mit deren Hilfe diese Diskrepanz und das Bewußtsein dieser Diskrepanz bewältigt werden kann. Je mehr der Kranke also nach kommunikativer Vermittlung seines Leidens sucht, desto mehr entzieht ihm das System die Möglichkeit und Chance, seinem individuellen Leiden auch individuell Ausdruck zu verleihen. Je deutlicher aber das kommunikative Scheitern, gemessen am Anspruch der Leidensbewältigung, desto schlechter sein psychischer und somatischer Zustand, desto intensiver wiederum die Suche nach Möglichkeiten kommunikativer Zustandsbewältigung u.s.w. ...

Aus dieser negativen Spirale gibt es kein Entrinnen. Niemand, der die Entwicklung mit einem nüchternen, kritischen Bewußtsein verfolgt, wird leugnen können, daß dieser eskalierende, kommunikationspathologische Zustand längst zur Alltagswirklichkeit des modernen „Gesundheitssystems" gehört. Der „Anruf des Antlitzes" des anderen (E. Lévinas), „Mensch in Not und Helfer in der Not" (H. Schipperges), „das Ich, das sich im Du wiederfindet" (M. Buber) – all dies sind herrliche kommunikationsethische Postulate. Aber sie sind unendlich weit weg von der Alltagswirklichkeit sozial-kommuniaktiver Isolation.

Die Bereitschaft, sich kommunikativ anstecken zu lassen

Kommunikation ist mehr als bloß betäubendes Geschwätz, auch mehr als ein technischer Vorgang des Austausches von Informationen. Man kann auch sagen: Kommunikation ist eine bewußtseinsverändernde, energetische Kraft. Kommunikation ist immer zugleich Medium und Ausdruck von Emotion, sprachliche Manifestation des psychischen Zustands von Menschen. Jede kommunikative Beziehung ist direkt oder indirekt von den seelischen Wirklichkeiten der Kommunikationspartner und der Dynamik ihrer psychischen Wechselbeziehung bestimmt. In der zweckbestimmten Alltagskommunikation wird dies nur nicht oder höchst selten deutlich. Kommunikation ist der Weg zur Seele des Menschen und zugleich ihr Ausdruck. Kommunikation vermag dort heilsam zu wirken, wo sie zur innerpsychischen Harmonie beiträgt. Dazu dient zwar primär die Psychotherapie, aber eben nicht nur sie. Im Zustand der Leiderfahrung geht es um mehr als um ein wechselseitig aufrechterhaltenes Engagement der Partner am Thema – das wäre für eine solidarische Beziehung mit dem leidenden anderen zu wenig. Speziell dann, wenn das Leiden selbst das Thema ist. Nein: hier bedarf es eben jener Bereitschaft, sich kommunikativ involvieren, sich affizieren zu lassen. Das unterscheidet die Alltagskommunikation in der alltäglichen Begegnung mit dem Leid – dem psychischen wie physischen Leid – vom therapeutischen oder psychoanalytischen Gespräch.

Zwar kommt auch der Therapeut nicht ohne ein gewisses Maß an „gefühlsmäßiger Zugewandtheit, ein gewisses Maß an Sympathie aus",[5] um die innere, verborgene Realität des Analysanten wahrnehmbar zu machen, aber diese gefühlsmäßige Zugewandtheit steht nicht im Vordergrund der Beziehung. Vielmehr folgt die psychotherapeutische Beziehung – etwa das psychoanalytische Gespräch – strengen Kommunikationsregeln.[6]

Anders verhält es sich in der durchschnittlichen Arzt-Patienten-Beziehung: In der Regel geht es dabei nicht wie im psychoanalytischen Gespräch um Sprechhandlungen, in denen sich unbewußte neurotische Probleme vermitteln. Und das Ziel des kommunikativen Engagements, der gezeigten Sympathie, liegt auch nicht primär darin, „Bedingungen zu schaffen, unter denen die Erlebens- und Wahrnehmungsmuster der kindlichen Welt in der therapeutischen Bindung regressiv wiederaufleben" können, um solcherart positive Übertragungen aufzubauen.[7] Obwohl – wie M. Balint und auch P. Lüth zeigen – auch Allgemeinmediziner darauf gefaßt sein müssen. Vielmehr liegt die Bedeutung der Zuwendung und des ärztlichen Wohlwollens darin, dem Patienten dazu zu verhelfen, sein Sinnpotential in der jeweiligen Situation zu erkennen und zu aktivieren.[8]

Was wir brauchen, sind nicht so sehr klinische Beobachter, als vielmehr mitbetroffene Ärzte, die sich kommunikativ engagieren und in diesem Sinne sich auch affizieren lassen. So etwa hat Leiden und Kommunikation aus dem Leid nicht selten auch mit Rückzug zu tun. Es wird versucht, das Heil, das in der Gegenwart und erwartbaren Zukunft nicht gefunden werden kann, im Rückgriff auf eine – oft idealisierte und imaginierte – Vergangenheit zu aktualisieren. Die Vergangenheit dient dabei als eine Art Sinnreservoir, das oft in unendlichen Wiederholungen benützt wird. Die Fixierung auf die Vergangenheit – insbesondere bei leidenden älteren Menschen anzutreffen – ist auch eine Form der Kompensation für die Enttäuschung der Gegenwart und die Ungewißheit der Zukunft. Soziale Isolation, das Gefühl, von niemandem geliebt, geachtet und verstanden zu werden, führt natürlich zu noch größerer Fixierung auf die Vergangenheit.

Das läßt sich nicht einfach durch routinierte verbale Versatzstücke umdefinieren, sondern ist ein zentraler Bestandteil der von Patienten vorgenommenen Definition der Situation. Gelingt es, diese Definition der Situation zu verändern und neue, in der Gegenwart und Zukunft liegende Sinnorientierungen erkennbar zu machen, dann können solche regressiven Tendenzen in positive Entwicklungen umgewandelt werden.

Der Gesprächspartner, der Therapeut oder der Arzt oder auch nur jemand, der sich involvieren läßt, wird so nicht nur bloß zum Adressaten von Mitteilungen, sondern gleichzeitig auch zum Objekt von Gefühlsverlagerungen, zum freiwillig-unfreiwilligen Mitakteur auf einer Lebensbühne, die nicht die seine ist, auf der er aber für den leidenden anderen eine entscheidende – oft überlebenswichtige – Rolle spielt.

Die erinnerten, positiven Erlebnisse des Zustandes des (relativen) Heils werden so zu möglichen Ankern, an denen sich eine in Ungewißheit verharrende, sozial oft isolierte Seele festzumachen sucht. Leiden ist immer auch mit einer rückwärts gerichteten, psychischen Dynamik verbunden, weil es zugleich den unbändigen Wunsch nach dem in der Vergangenheit liegenden, leidensfreien Zustand nach sich zieht. Dies bestimmt nicht nur die jeweiligen Kommunikationssituationen, sondern darin liegt auch eine ungeheure kommunikative Herausforderung für den jeweiligen betreuenden Kommunikationspartner. Er wird zum ständigen Reisebegleiter in die Vergangenheit des Patienten.

Dazu M. Balint: „Die Verbindung zwischen Krankheit und Rückzug ist in vielen Fällen ziemlich deutlich, aber die Funktion der Regression ist keineswegs klar.

Sie kann eine Folge der Schwere der Krankheit sein … Vielleicht wird die Aufgabe, Leben und Schmerz auf erwachsene Weise zu bewältigen, als hoffnungslos und zu schwer aufgegeben, so wie viele Menschen im Leiden in Embryo-Haltung daliegen, andere sich waschen und füttern lassen, obwohl dies objektiv längst nicht mehr nötig wäre … Es kann sich auch um einen Versuch zur Selbstheilung handeln, so wie es das Fieber bei gewissen Infektionen ist. Indem der Patient zu einem primitiveren Stadium regrediert, sucht er vielleicht nach einem Ansatzpunkt zum Aufbruch in eine neue Richtung, die den von Krankheit blockierten Weg umgeht."[9]

Bensons Theorie des „erinnerten Wohlbefindens" könnte als Bestätigung der Vermutung Balints angesehen werden: Demnach würde Regression in den Zustand „erinnerten Wohlbefindens" führen und könnte dort die notwendigen Selbstheilungskräfte mobilisieren.

Kommunikative Affizierbarkeit meint also auch, als Arzt oder Betreuer in der Suche nach psychischen Ankerplätzen zum Mitakteur zu werden. Dies würde aber bedeuten, daß sich der Arzt oder Betreuer zunächst seiner eigenen Projektionen, seiner unbewußten Abwehr des Patienten bewußt wird. Denn dieser Abwehrmechanismus dient dem Arzt dazu, Realität umzuformen: „Die einfachste und offensichtlichste Umformung der Realität findet sich in der Beziehungsdefinition nach dem Motto ‚Ich Arzt – Du krank'. Oben steht der Arzt als gesunder Macher, ein Gesundungsmanager, und unten steht der Patient, der Kranke, der Heilung zu erfahren hat," beschreibt der Wiener Psychiater und Psychotherapeut P. Gathmann diesen Zusammenhang.[10]

Es handelt sich bei der Projektion um einen Abwehrmechanismus, dessen sich auch Ärzte – ständig mit dem Leid und der Hoffnungslosigkeit konfrontiert – bedienen. „Es sind genau diese Mechanismen zur Realitätsbewältigung, die sie daran hindern oder es ihnen zumindest erschweren, ‚wirkliche Heiler' zu werden."[11]

Andererseits dient auch der Arzt selbst als „Projektionsfläche" für den Patienten, indem der „innere Heiler" im Patienten, zu dem er keinen Zugang finden kann, nach außen verlagert wird.[12] Solche Prozesse der Projektion des kranken, im Dunkeln des Seelengrunds liegenden Anteils auf andere, in Prozesse der Integration, des Gewahrwerdens der „eigenen blinden Flecken" zu verwandeln, ist der eigentliche Weg der Heilung.[13] Dazu dient zwar primär das psychotherapeutische Gespräch, aber darüber hinaus wohl jede kommunikative Beziehung, in der sich dieser Prozeß der Selbstfindung vollziehen kann.

Kommunikative Affizierbarkeit ist das Gegenkonzept zur progredienten Depersonalisierung und Dehumanisierung der Beziehung zum Patienten. Treffend formuliert W. A. M. Luijpen diesen kommunikationstherapeutischen Anspruch, der jeden Arzt – vielleicht jeden von uns – etwas angeht:

„Worüber man nicht sprechen kann,
Darüber muß man sprechen …
Denn davon lebt der Mensch,
Und daran stirbt er …"[14]

Schicksalsgemeinschaft

Die therapeutische Situation, auf die sich ein Mensch in seiner Not, also not-ge-drungen, voll Vertrauen und Glauben einläßt, verlangt jedenfalls mehr als ein bloß vordergründiges Verständnis von Solidarität. Denn hier muß sich einer nicht nur selbst in der Interaktion engagieren können – was im gegenwärtigen Medizin-system ohnehin schon kaum möglich ist – sondern er muß sich vor dem anderen bloßstellen, seine Scham preisgeben, sein Innerstes öffnen und seine intimsten Gedanken und Gefühle mitteilen.[15]

Dieser gedankliche Zusammenhang soll eines zeigen: Solidarität in der Interak-tion reicht weit über deren sprachliche Dimension hinaus: Solidarität wird letzt-lich zur Schicksalsgemeinschaft, die alle sprachlichen Kategorien sprengt. In dem Maße, in dem der Patient nicht als erforschbares, für methodisch-instrumentelles Handeln verfügbares Objekt in Erscheinung tritt, sondern als eine in der Kommuni-kation erscheinende Existenz, entfaltet sich diese Solidarität als Schicksalsgemein-schaft. In der existentiellen Kommunikation, in der Situation des unmittelbar Betroffenwerdens, eröffnet sich eine andere Dimension der solidarischen Bedeu-tung: „Das Schicksal des Kranken nimmt der Arzt mit auf sich", sagt K. Jaspers.[16]

Der Kranke bleibt von da weg nicht mehr sich selbst überlassen, er wird „weder bevormundet noch abstrakt gefordert", und alles was der Arzt sagt oder was er nicht sagt, „wird existentiell zum Wagnis im gemeinschaftlichen Prozeß des Da-seins."[17] Darin also liegt die eigentliche Herausforderung der zur Schicksalsge-meinschaft gewordenen Solidarität zwischen Arzt und Patient.

„Der Arzt", formuliert Jaspers, „ist weder Techniker noch Heiland, sondern Exi-stenz für Existenz, vergängliches Menschenwesen mit dem Anderen, im Anderen und sich selbst die Würde und die Freiheit zum Sein bringend und als Maßstab anerkennend. Es gibt keine endgültigen Lösungen mehr, und nicht mehr das Richtige, aber die Liebe zum adligen Wesen in uns, nicht als die nur mitleidende Liebe zur Kreatur, die sich ohne Einsatz des eigenen Selbst karitativ bei Mangel wahrhafter Beteiligung – darum den Anderen herabsetzend und kränkend – betä-tigt."[18]

In dieser Schicksalsgemeinschaft, die Arzt und Patient – Existenz für Existenz – verbindet, geht es also um einen doppelten ethischen, aber zugleich auch kommu-nikativen Anspruch: einmal um die unabdingbare Geltung und Achtung menschlicher Würde und Freiheit, nicht nur für den Arzt, sondern gerade auch für den Patienten; und zum anderen um *aktives* und nicht nur karitatives Mitleid. Karitatives Erbarmen läßt den Patienten allein und macht passiv. Es wird mobilisiert, um gerade nicht oder nichts, was mit einem selbst zu tun hat, unternehmen zu müssen. Karitatives Erbarmen stellt keine Beziehung her, sondern schafft Isolation zwischen Arzt und Patient, sowie Patient und Umwelt. Dem karitativen Erbarmen liegt genaugenommen eine kommunikative Vermeidungshaltung zugrunde, sich gerade nicht vom Patienten affizieren zu lassen. Das karitative Erbarmen ist ein Weg der als Bedrohung empfundenen Inanspruchnahme durch den Patienten zu entgehen. Es gehört zu den kommunikativen Defensivpraktiken, sich das Leiden des anderen fernzuhalten.

Das karitative Erbarmen dient der Selbstabschirmung, ohne nach außen hin zu verletzen, währenddessen das aktive Mitleid auf zwei unterschiedlichen Dimensionen des Arzt-Patienten-Verhältnisses aktiv ist: Zum einen richtet es sich auf ein heilbezogenes Handlungsprogramm – es will gerade die Isolation des Patienten durch sein Kranksein überwinden. Zum anderen aber – und das ist die eigentliche Bedeutung des aktiven Mitleids – mobilisiert es den inneren Patienten im Arzt, läßt es zu, daß der äußere leidende Patient den inneren Patienten im Arzt aktiviert.

Das aktive Mitleid ist also nicht nur nach außen auf den Patienten gerichtet, sondern auch nach innen, auf den verwundeten und an seiner eigenen Verwundung leidenden Arzt. Es läßt den Arzt mit-leiden, das Leid des Patienten gleichsam in den Arzt „hineinverlängern". Nur so kommen sich Arzt und Patient nahe, nur so kann der Arzt das Schicksal des Kranken mit auf sich nehmen.

Wir haben bereits darauf hingewiesen: Die Welt der Krankheit ist systematisiert und kartographiert. Über die Welt des Kranken, die Welt des subjektiven Empfindens von Kranksein, von Not und Elend hingegen wissen wir wenig. Es ist die Welt des meist sprachlosen Leids, der stillen Tiefe der Not, der Ohnmacht, des Verlorenseins, des Ausgeliefertseins an andere und deren meist unterentwickelte Fähigkeit zum Mitleid und zur Barmherzigkeit. Dem Menschen in Not steht – vielleicht – ein Mensch als Helfer gegenüber. Beide verbinden sich „zur Einheit eines solidarischen Wirkungsganzen", wie H. Schipperges diese Beziehung charakterisiert.[19]

In dieser „anthropologischen Grundfigur"[20] ist das Ethos des Arzt-Seins enthalten, gleichsam aufgehoben. Zugleich umschreibt sie aber auch programmatisch den eigentlichen Anspruch der Arzt-Patienten-Beziehung. In Hinblick auf diese ursprüngliche Erfahrung der „Solidarität in der Not" der Schicksalsgemeinschaft zwischen Arzt und Patient, formuliert Schipperges: „Wir verstehen jetzt auch besser, warum das Heildenken und die Heilkunde des ganzen Mittelalters von einem Leitsatz getragen war, den wir bei Hildegard von Bingen ebenso finden wie noch bei Paracelsus, und der lautet: Das Ethos des Arztes liegt gar nicht im Sanieren, im

Heil machen um jeden Preis, sondern in der Barmherzigkeit, der ‚misericordia‘, die einer für den anderen zu bringen bereit ist.“[21]

Deswegen kann auch die bereits mehrfach erwähnte Krebsspezialistin R. N. Remen sagen: „Wissen Sie, jeder von uns ist verwundet, und jeder verfügt über Heilkräfte. Ich heile dich und du heilst mich. So ist es im Leben. Mehrmals täglich vertauschen wir vielleicht die Positionen. Es geht dabei jedoch nicht um Fachkenntnis, sondern um etwas viel Natürlicheres. Wir alle sind verwundete Heiler.“[22]

Es ist eher die aktivierte Barmherzigkeit, die wir dem anderen gegenüber haben und auf die wir selbst in unserem Heil-sein und Heil-werden angewiesen sind. Insofern wir über diese Tugend der Barmherzigkeit verfügen, sind wir einander gegenseitig Arzt, entfalten wir an- und füreinander heilstiftendes Potential. Das klingt zwar einfach, ist aber in der Realität des alltäglichen Leids so schwer zu praktizieren.

Barmherzigkeit und aktives Mitleid als hohe kommunikative Tugenden setzen nämlich eines voraus: den radikalen Verzicht der Durchsetzung eigener Anschauungen und Interessen zugunsten der Interessen des anderen. Barmherzigkeit und Mitleid kennen keine Nebeninteressen und versteckten Motive. Der andere in seinem „So-Sein“, seinem Leid und seiner nicht nachvollziehbaren, subjektiven Leiderfahrung – sei sie noch so irrational – steht im Vordergrund und ist einzig füllendes, tragendes Motiv. Dies ist die einzig wirklich tragfähige emotionale Basis der Arzt-Patienten-Beziehung. Um nochmals R. N. Remen zu Wort kommen zu lassen:

„Das Gegenteil von Liebe ist nicht Haß, sondern Gleichgültigkeit. Viele Patienten erzählen uns, daß sie im Krankenhaus mit Gleichgültigkeit berührt würden. Ich glaube übrigens nicht, daß es wirklich Gleichgültigkeit ist. Ein gewisser Prozentsatz der Patienten in meiner Praxis sind Ärzte, die völlig ausgebrannt und nicht mehr fähig sind, Gefühle zu zeigen, sie sind wie betäubt. Und wenn ich ihr Arzt bin, und ich bin wie betäubt, dann erscheine ich ihnen vielleicht als gleichgültig. Aber ich bin so erstarrt geworden, weil ich zuviel Anteil nehme. Wir müssen lernen, Ärzte so auszubilden, daß sie ihre Arbeit weit geöffneten Herzens ausführen können. Das ist eine echte Herausforderung.“[23]

Gleichgültigkeit hat also viele Gesichter und verschiedene Gründe, aber immer eine einzige, nämlich unheilvolle Wirkung. Aus der Haltung der Gleichgültigkeit kann zwar wissenschaftlich-methodisch adäquat, aber nicht ethisch richtig gehandelt werden. Gleichgültigkeit macht blind gegenüber der Bedürftigkeit des Kranken und seinen subjektiven Leiderfahrungen. Die Subjekthaftigkeit gehört aber zum Bild des kranken Menschen, zum Kranksein selbst: „Die äußerste Subjektivität des Krankseins und seine absolute Relativität führen den Patienten in eine Krise, halten ihm die Ausnahmesituation seiner Existenz bewußter vor Augen, ... Der wirklich kranke Mensch erlebt seinen Leib nicht mehr als ein naives ‚Ich kann‘, sondern als ein betroffenes ‚Ich kann nicht mehr‘ oder aber als ein resignierendes ‚Ich kann einfach nicht mehr so richtig.‘“[24]

Die Schatten der Einsamkeit des Kranken lassen sich nur erahnen und erahnend verwandeln, wenn diese Subjektivität des Krankseins in den Mittelpunkt kommunikativer Beziehung rückt. Die Einmaligkeit und Schwere des subjektiven Betroffenseins ist die eigentliche kommunikative Herausforderung für den Arzt. Sie anzunehmen ist der erste, entscheidende Schritt zu jener Solidarität zwischen Arzt und Patient, die unter glücklichen Umständen ihre Vollendung in der existentiellen Beziehung einer Schicksalsgemeinschaft zwischen einem Menschen in Not und einem Helfer in der Not findet.

Ohne diese Grundhaltung der Solidarität, ohne die Bereitschaft des Arztes, letztlich das Schicksal des Patienten auf sich zu nehmen, bleibt sein kommunikatives Handeln leer und ohne positive Folgen für das physische wie psychische Wohlbefinden des Menschen. Sie ist die unerschöpfliche Quelle für jene heilsam empfundene Kommunikation, die Gefühl als existentiellen Ausdruck, als Ausdruck existentieller Not zuläßt. Ohne diese solidarische Grundhaltung können sich weder not-wendiges Vertrauen noch auch Glaube als kommunikationsintensive, positive und heilswirksame Überzeugungen entfalten. Die solidarische Grundhaltung läßt zu, in das subjektive Schicksal des Kranken involviert zu werden, akzeptiert die Nähe des Patienten als ein unmittelbares Betroffenwerden der eigenen Existenz durch die leidende Existenz des anderen und hört – jenseits der Sprachlichkeit – den stummen Appell des anderen: „Sei mit mir…"

Die kommunikationsethische Programmatik einer so verstandenen kommunikativen Medizin macht deutlich bewußt, wie weit weg von diesem Anspruch sich die Pragmatik ärztlicher Kommunikation in den Praxen und mehr noch in den Spitälern zum Schaden der Patienten und auch zum Schaden der Ärzte selbst vollzieht. Macht es angesichts dessen überhaupt noch Sinn, von jener solidarischen Grundhaltung oder gar Schicksalsgemeinschaft zwischen Arzt und Patient zu sprechen?

Wir haben versucht, einige markante Erscheinungsformen wachsender kommunikativer Entfremdung im modernen Medizinsystem sichtbar zu machen, und wir haben die Aufmerksamkeit auf einige – wie wir meinen – grundlegende Bedingungen zur Überwindung dieses untragbaren kommunikationspathologischen Zustands gerichtet.

Das Thema „Schicksalsgemeinschaft zwischen Arzt und Patient" gibt an dieser Stelle den Blick frei auf eine weitere Dimension des Problems, über die zwar kaum öffentlich gesprochen wird, die aber gerade im Zusammenhang mit dem beklagten kommunikativen Vermeidungsverhalten von Ärzten wichtig ist. Mit den folgenden Überlegungen greifen wir nochmals die Frage auf, die uns bereits im Rahmen der Analyse kommunikativer Defizite beschäftigt hat: Worin liegen die tieferen Ursachen für die kommunikative Entfremdung zwischen Arzt und Patient, für das kommunikative Vermeidungsverhalten von Ärzten, für die vielfältigen Strategien kommunikativer Abwehr von Patienten? Die möglichen Antworten darauf führen uns zwar erneut in Grenzbereiche herkömmlicher kommunikationstheoretischer Reflexion, aber dafür umso näher an den verborgenen Kern des Problems heran.

Soll das Projekt einer kommunikativen Medizin Schritt für Schritt Wirklichkeit werden, dann darf man sich nicht scheuen, an die tiefreichenden Wurzeln des Problems der gestörten Beziehung zwischen Arzt und Patient zu gehen. Zum „Überbau" kommunikationsethischer und kommunikationstheologischer Reflexion und Programmatik gehört notwendigerweise auch der nüchtern-kritische Blick auf den verborgenen „Unterbau" seelischer Verdrängungsprozesse, die das ärztliche Kommunikationsverhalten mitsteuern. Das liegt im Interesse der Medizin, das liegt im Interesse der Kommunikationswissenschaft, das liegt vor allem aber im Interesse der unter iatrogenem Kommunikationsverlust leidenden Patienten.

***

12 · In der Tiefe der Beziehungen

Äußere und innere Wirklichkeit

Wir unterstellen in der Regel, daß Prozesse sozialer Interaktion und Kommunikation ausschließlich durch das Bewußtsein gesteuert und daher auch durch das Bewußtsein kontrolliert werden können. „Kommunikation wird meist als Ausdruck der bewußten, denkenden Welt des Ego angesehen. Dies trifft aber nur bedingt zu – menschliche Kommunikation ist immer auch Ausdruck der „Energetik der Seele" (C. G. Jung). Und dies trifft im besonderen Maße gerade für die existentielle Arzt-Patienten-Beziehung zu: Sie folgt nicht nur bestimmten „bewährten" kognitiven und affektiven Mustern, sondern wird auch von unbewußten Interaktionen beeinflußt.[1]

Nach C. G. Jung ist das Unbewußte „ein ebenso realer und wesentlicher Bestandteil des individuellen Lebens ... wie die bewußte, denkende Welt des Ego, nur unendlich viel umfassender und reicher." Und er hat klar gemacht, daß das, „was wir ‚Psyche' nennen, ... keineswegs identisch ist mit unserem Bewußtsein und dessen Inhalt."[2] Das Unbewußte beeinflußt ständig unser Bewußtsein, z.B. dadurch, daß vieles an entschwundenen Gedanken, Eindrücken und Erfahrungen „unterhalb der Bewußtseinsschwelle" gespeichert wird, von wo es manchmal, oft erst nach Jahren scheinbar völliger Vergessenheit wieder zum Vorschein kommt.[3] „Aber ebenso wie bewußte Inhalte im Unbewußten verschwinden können, so können auch neue Inhalte, die nie zuvor bewußt waren, aus dem Unbewußten aufsteigen ... das Unbewußte [ist] kein bloßer Ablageplatz für das Vergangene, sondern auch voll von Keimen für zukünftige psychische Situationen und Ideen ... Sie wachsen aus den dunklen Tiefen des Geistes wie Lotosblumen und bilden einen äußerst wichtigen Bestandteil der unbewußten Psyche. Wir sehen dies im täglichen Leben, wenn Probleme manchmal durch die erstaunlichsten neuen Vorschläge gelöst werden. Viele Künstler, Philosophen und sogar Naturwissenschaftler verdanken einige ihrer besten Ideen solchen Improvisationen, die plötzlich aus dem Unterbewußtsein kommen."[4]

Menschliche Kommunikation ist auf vielfältige Weise von diesem Prozeß betroffen. Sie bringt beides zum Ausdruck: die bewußte Seite des Ego und die andere

Seite, den „unbewußten Seelenteil" – sowie die Dynamik der intrapsychischen Beziehungen, die zwischen diesen beiden Bereichen besteht. Wir haben diesen oft vernachlässigten Aspekt weiter vorne bereits angeschnitten und können die Problematik jetzt vertiefen.

Jeder Kommunikations-Akt zwischen Menschen wird also von einer Fülle von Faktoren bestimmt, die nicht unmittelbar aus dem Kommunikationsgeschehen selbst erschlossen werden können. Meist steht die kognitive, rationale Dimension, also der Kommunikationsgegenstand und die damit verbundenen Verstehensprozesse im Vordergrund der Betrachtung. Schon schwieriger zu erkennen, weil viel weniger augenfällig, sind die verborgenen Prozesse wechselseitiger Interaktion und Definition der Kommunikationssituation und des jeweils anderen Interaktionspartners. In sie gehen – wie bereits weiter oben dargelegt – eine Vielfalt subjektiver Erfahrungen, Erwartungen und Emotionen mit ein.

Der Kommunikationsprozeß wird bisweilen mehr durch diese verborgenen und oft genug auch konfliktträchtigen und affektiven Beziehungen der Gesprächspartner zueinander als durch die Beziehung der Partner zum jeweiligen Gesprächsgegenstand selbst bestimmt.[5] Ist die Beziehungsebene zwischen den Partnern gestört, leidet auch die Vermittlung des jeweiligen Kommunikationsinhaltes bzw. Themas. Das kommunikationswissenschaftliche Verständnis zwischenmenschlicher Kommunikation geht meist nicht über diese Betrachtungsweise hinaus. Die Komplexität des Phänomens zwischenmenschlicher Kommunikation reicht aber wesentlich weiter. Denn die verborgenen inner-psychischen Prozesse, die das Kommunikationsverhalten in je gegebenen Situationen beeinflussen, stehen ihrerseits wieder in Beziehung zu unbewußten Interaktionen zwischen den Interaktionspartnern. Wobei neben oder „unter" dem individuellen Unbewußten nach C. G. Jung ein kollektives Unbewußtes existiert, das sich in Archetypen manifestiert und artikuliert.[6]

Warum ist es wichtig, diese tiefenpsychologischen Dimensionen wenigstens anzusprechen? Weil darauf aufmerksam zu machen ist, daß die Realität der „äußeren" Welt und ihrer Wahrnehmung nicht ohne die Realität der „Innenwelt" verstanden werden kann. Was zwischen Arzt und Patient als interagierende Subjekte „äußerlich" stattfindet, ist ohne Blick auf die Frage nach dem, was sich bei jedem von beiden intrapsychisch vollzieht, nicht oder nur unzureichend verständlich.

Es geht in der Kommunikation zwischen Menschen im allgemeinen und zwischen Arzt und Patient ganz besonders, auch und gerade um diese „seelischen Realitäten". Die kommunikativen Beziehungen eines Individuums mit seiner (äußeren) Umwelt und seine Erkenntnisse sind ohne Berücksichtigung des Umstandes, daß diese Beziehungen und Erkenntnisse auch durch seelische Elemente (mit-)bedingt sind, nicht oder nur ungenügend verständlich. Unsere alltägliche Kommunikation ist also nur die beobachtbare „Oberfläche" oder Außensicht ver-

borgener innerpsychischer bzw. unbewußter Kommunikations- und Interaktions-
prozesse.

Gerade in der Arzt-Patient-Beziehung werden diese Tiefenschichten in unterschiedlicher Intensität aktiviert: In der psychotherapeutischen oder analytischen
Kommunikationssituation wird – wie dargelegt – die Dynamik diese innerpsychischen, unbewußten Interaktionen deutlicher als in der „normalen" Arzt-Patient-Beziehung. Aber auch der Allgemeinmediziner ist angesichts der hohen Zahl
psychosomatischer Erkrankungen, ob er will oder nicht, mit dieser Dynamik konfrontiert. In diesem Sinne stellte ja auch schon Balint fest, daß mehr als die Hälfte
der Arbeit eines praktischen Arztes Psychotherapie ist.[7]

Meist ist der Griff in den pharmakologischen Bauchladen die einzige ärztliche
Reaktion auf die Beschwerden und Bedrängnisse des Patienten. Die gut gemeinte
Beruhigung: „Es ist alles in Ordnung", zeigt kaum die angestrebte Wirkung. Im
Gegenteil, sie entlastet nicht wirklich, weil sich der Patient in seinem Bedürfnis,
ernst genommen zu werden, enttäuscht und frustriert fühlt.[8]

Hier bedarf es nicht des billigen Trostes, sondern einer kommunikativen Grundorientierung an den psychischen Problemen der Menschen. Der praktische Arzt ist
zwar nicht Psychiater und hat nicht die Aufgabe, „dem Patienten auf seinem Wege
zu folgen und ihn, falls möglich, einzuholen", wobei „in diesem Einholen die
Technik des psychiatrischen Interviews [besteht]."[9] Dennoch aber muß jeder praktische Arzt auf psychotherapeutische Hilfe gefaßt sein. Die wird im wesentlichen,
wie gesagt, zuerst darin bestehen zuzuhören, ohne Fragen zu stellen, um dem Patienten die Möglichkeit zu geben, sich aufzuschließen.[10]

Gleichzeitig wird in der Begegnung mit dem leidenden anderen der Arzt selbst
Teil dieser inner-psychischen, unbewußten Interaktionen, er wird zum Mitakteur
und Mitbetroffenen. Balint meint dazu: „So müssen wir jedesmal, wenn wir die
Anamnese eines Patienten aufnehmen, irgendwie auch unser eigenes Leben Revue
passieren lassen, was darauf hinausläuft, daß wir entdecken, welche eigenen Vorstellungen und Wünsche in bezug auf diese spezifische Situation in uns aufsteigen."[11]

Die Probleme des Patienten könnten ja auch die des Arztes sein. Es ist dies die
Angst des Arztes, in der Begegnung mit dem leidenden Patienten, sich selbst und
seinem eigenen heilungsbedürftigen Anteil zu begegnen. Balint sieht darin auch
den tieferen Grund für „den Mangel an psychologischem Können und das Gegen-
stück dazu, die Beschränkung auf ‚objektive' Behandlungen unter Vermeidung aller subjektiven, zweiseitigen Beziehungen mit dem Patienten."[12]

Damit sind wir bei einer entscheidenden Dimension des Problems angelangt:
Das beklagte kommunikative Vermeidungs- und Abwehrverhalten von Ärzten, die
iatrogene Kommunikationsverweigerung hat nichts, oder nur wenig, mit den or-
ganisatorisch-administrativen Randbedingungen ärztlichen Handelns zu tun,

schon am allerwenigsten mit der vielbemühten Zeitknappheit, sondern mit ärztlichen Verdrängungs- und Kompensationsmechanismen. Das Problem liegt in den Ärzten selbst.

Es ist wichtig, unsere Betrachtungen zur Frage nach den Bedingungen und Möglichkeiten einer kommunikativen Medizin um diese Dimension des Themas zu erweitern. Damit bewegen wir uns freilich auf transdisziplinärem Gebiet, von dem wir aber glauben, daß gerade von dort aus notwendige Impulse für eine neue kommunikative Medizin, für eine verbesserte kommunikative Praxis in der Beziehung zwischen Arzt und Patient zu erwarten sind.

Auch der Arzt bedarf der Heilung

Wir werden uns zu diesem Zweck vor allem auf den amerikanischen Psychoanalytiker und Jungianer C. Jess Groesbeck und den Wiener Psychiater, Neurologen und Psychotherapeuten P. Gathmann und seine Co-Autorin Semrau-Lininger beziehen. Der Zusammenhang, um den es dabei geht, läßt sich etwa so beschreiben: Jede Begegnung mit einem Patienten, jeder Appell zur Hilfe, bedeutet für den Arzt zunächst einmal eine menschliche und fachliche Herausforderung. Zugleich wird der Arzt in der Begegnung mit einem Patienten aber auch an seine eigene, verdrängte, innere Verwundung, seine eigene Kränklichkeit erinnert:

„Der Arzt ist immer durch die Krankheit seines Patienten ein Mitbetroffener, denn so wie wir alle unsere eigene und uns nur zum Teil bewußte Innenwelt erst durch die Spiegelung im Außen erkennen können, so zeigt der Patient seinem Arzt einen Schattenbereich auf, der ihm sonst im Außen nicht begegnen würde … dem Mediziner [kann] in seiner Arbeit mit dem kranken Patienten häufig der eigene heilungsbedürftige Anteil aufgezeigt werden. Um dies aber nicht wahrhaben zu müssen, wird weiterhin am anderen gedeutet, operiert und ‚geheilt‘. Es handelt sich schlichtweg um ‚Kompensation‘. Schon die Wahl zum Beruf des Mediziners oder Therapeuten hat kompensatorischen Charakter, denn indem ich die kranke Seite den anderen zuschiebe und mich selbst herausnehme, lenke ich von eigener Bedürftigkeit ab. Die eigene Verwundung trägt so der andere mit!“[13]

Der „Schattenbereich“, von dem Gathmann hier in Anlehnung an C. G. Jung spricht, dieser eigene Schattenbereich des Arztes, dem er zugleich mit dem Patienten begegnet, ist auch ein bestimmender Faktor seines Kommunikationsverhaltens. Um den eigenen, inneren, dunklen Seiten, dem eigenen, heilungsbedürftigen Anteil nicht begegnen zu müssen, muß eine Form der Interaktion mit dem Patienten gefunden werden, die den Arzt nicht allzusehr involviert. Kommunikation muß tunlichst das sein, was sie allen Regeln der Kunst nach gerade nicht sein darf, ohne nicht gleichzeitig ihren eigenen Anspruch aufzugeben, nämlich eine „Einbahnstraße“.

Wie wir im Zuge unserer bisherigen Überlegungen zeigten, signalisieren die entsprechenden Untersuchungen, daß in der Regel Arzt und Patient nur durch solche „Einbahnstraßen", die kaum kommunikative Bewegung in der Gegenrichtung zulassen, verbunden sind. Jetzt wird verständlich, warum dies so ist: weil auch das ärztliche Gesprächsverhalten Teil dieses Kompensationsmechanismus ist. Wenn dies zutrifft, dann wird zugleich auch deutlich, warum die kommunikative Abwehr des Patienten – gegen die wir eine Reihe kommunikationsethischer Argumente vorgebracht haben – so oft im Vordergrund steht. Das Motiv dafür ist weniger Menschenverachtung oder berufsspezifische Arroganz, wie dies in Unkenntnis der tieferen Zusammenhänge oft unterstellt wird – ohne zugleich leugnen zu wollen, daß solche Motive nicht auch gerade bei Ärzten zu finden sind – nein: Das eigentliche Motiv für die kommunikative Abwehr liegt in der Angst des Arztes, sich im Patienten selbst zu begegnen. Der Dialog mit dem Patienten könnte unversehens zum Dialog mit sich selbst und der eigenen, verdrängten, kränklichen und daher heilsbedüftigen Wirklichkeit werden.

Um dies möglichst zu verhindern, stehen dem Arzt eine Reihe kommunikativer Strategien zur Verfügung, die die Ambivalenz zwischen Zuwendung und Abwehr verschleiern sollen. Auf einige dieser die Patienten belastende Strategien haben wir in Teil I aufmerksam gemacht. Dort, wo in der Arzt-Patienten-Begegnung das Abwehrverhalten als Kompensationsmechanismus im Vordergrund steht, dort läßt sich durchaus von Formen kommunikativer Entfremdung zwischen Arzt und Patient sprechen.

Eine davon, die gebräuchlichste Form – mit der wir uns bereits beschäftigt haben – liegt darin, auf die durch affektive Wahrnehmung geprägte Leidensgeschichte des Patienten mit Versachlichung und Verobjektivierung zu reagieren. Nur der als äußeres Objekt wahrgenommene und „versachlichte" Patient berührt mich als Arzt nicht in der Tiefe meines Selbst. Die Verobjektivierung fremden Leids schützt davor, mich dem eigenen Leid, dem Leiden an der eigenen inneren Wunde stellen zu müssen. Versachlichung bzw. Verobjektivierung, die oft mit der Keule der medizinischen Fachsprache einhergeht, ist die bevorzugte Verbalstrategie, derer sich die ärztliche Projektion und Kompensation bedient.

In diesem Zusammenhang sind auch die einschlägigen Insignien der nahezu unumschränkten ärztlichen Definitions- und Expertenmacht und auch die Bedrohlichkeit ärztlicher Rituale zu sehen: Sie wirken angsterzeugend und distanzierend den Patienten gegenüber, zugleich aber für den Arzt angstmindernd und schützend in bezug auf das eigene Innere und dessen „dunkle Seiten". Über den „äußeren" Patienten wird der Arzt auf seinen eigenen „inneren" Patienten, seine eigene innere Verwundung verwiesen.

„Das Faktum dieser Verwundung wird aber sowohl in der medizinischen Psychologie als auch in der Öffentlichkeit totgeschwiegen. Verschwiegen zum Nachteil der Heilkraft des Arztes, bei dem die Erinnerung an die eigene Wunde Sensibilität, Anteilnahme und Intuition erhöhen würde. Verschwiegen aber auch zum Nachteil des Patienten, der, solange er nicht grundsätzliche Ähnlichkeit zwischen sich selbst und dem Mediziner sehen darf, unrealistische Heilsforderungen an andere stellt, keine Mitverantwortung für die Gesundung übernimmt und Medizin als wechselseitigen Prozeß unmöglich werden läßt."[14]

Damit ist ganz zentral auch die kommunikative Dimension des Beziehungsproblems angesprochen. Das Ergebnis des Scheiterns von Medizin als wechselseitiger Prozeß ist eben jene inszenierte Kommunikation, die lediglich der Kompensation dient. Sie trägt dazu bei, zu verhindern, daß der Arzt sich vom Patienten betroffen und getroffen fühlt, was aber – wie wir zu zeigen versuchten – gleichzeitig die Voraussetzung für Heilen ist.[15]

Dieses elementare Problem betrifft zwar primär die Seelenärzte, aber es gibt – wie Gathmann richtig sieht – keinen vernünftigen oder stichhaltigen Grund, dies nicht auch für „normale" Ärzte, die es ebenso, wenn auch verborgen, mit psychischem Leid zu tun haben, als relevant zu erachten. Nicht nur deswegen, weil eben ein Großteil derer, die heute eine Arztpraxis aufsuchen nachweislich psychosomatische Befindlichkeitsstörungen aufweisen, sondern weil jeder Arzt mit dem Problem der Verdrängung seines „inneren Patienten" konfrontiert ist und jede Begegnung mit dem Patienten diese Erinnerung daran aktualisiert.

„In der Psychotherapie", formuliert es Karl Jaspers, „ist der Anspruch an den persönlichen Einsatz des Arztes so außerordentlich, daß seine Erfüllung, wenn überhaupt nur vereinzelt stattfinden kann. V. von Weizsäcker formuliert diesen Anspruch: ,Nur wenn die Natur im Arzt von der Krankheit berührt, angesteckt, erregt, erschreckt, erschüttert wird; nur wenn die Krankheit übertragen, in ihm fortgesetzt, über sein Bewußtsein zu sich selbst zurückgeführt wird – nur dann und nur soweit, als das geschieht, ist ihre Überwindung durch ihn möglich.'"[16] Darin liegt die eigentliche, schwer anzunehmende Herausforderung für jeden Heiler, ob er nun primär mit seelischen oder primär mit körperlichen Mängeln, hinter denen nicht selten psychische Konflikte stehen, zu tun hat.

Krankheit und Leid müssen sich also in den Arzt „hineinverlängern" können. Dazu gehört auch – wovon wir weiter vorne sprachen – eine Haltung der kommunikativen Affizierbarkeit, der Bereitschaft des Arztes, die Kommunikationsangebote des Patienten aufzunehmen. Vielleicht verdeutlicht an dieser Stelle das Bild des Resonanzbodens diesen komplexen Zusammenhang: Der Patient findet im Arzt Resonanz, der Arzt schwingt gleichsam mit dem Patienten und seinem Zustand mit. Das ist natürlich auch für den Arzt, insbesondere für den Psychotherapeuten, mit Gefahr verbunden. Jung stellt dazu fest: „Es ist ein typisches Berufsrisiko des Psychotherapeuten, von den Projektionen, denen er ausgesetzt ist, psychisch infiziert zu werden. Er muß ständig gegen die Inflation auf der Wacht sein. Aber das

Gift bedroht ihn nicht nur psychologisch, es kann sogar sein sympathisches System stören."[17]

Auf diese Erfahrung nahm einmal einer der modernen „Heiligen" Indiens, der Meditationsmeister Swami Muktananda bezug, als er im Zuge seiner Welttournee in Kalifornien von einer Gruppe von westlichen Heilern aufgesucht wurde, die alle über irgendein Leiden klagten: „Nachdem ich ihre Leiden angehört hatte, sagte ich ihnen: ‚Ihre Probleme sind vollkommen authentisch. Sie verdienen wirklich die Erfahrungen, die Sie jetzt machen.' Dann lachte ich. Und weil ich lachte und solche Dinge sagte, regten die Heiler sich auf. Ich erklärte ihnen: ‚Ich spreche die Wahrheit. Ich spreche nicht, um Ihnen zu gefallen. Die Wahrheit ist, daß die Schwingungen, die Gefühle des Menschen ständig aus seinem Körper fließen. Die Schwingungen eines Heilers übertragen sich auf den Patienten, und die Schwingungen des Patienten übertragen sich auf den Heiler. Wenn sie lange mit einem Patienten arbeiten, treten seine Schwingungen in ihren Körper ein, und das wirkt sich auf Sie aus. Als Folge davon werden sie selbst ein Patient'."[18]

Mit dieser grundlegenden Ambivalenz ärztlicher Kommunikation zwischen Zuwendung und Abwehr hat zwar primär der Psychotherapeut oder Analytiker zu tun, aber auch der Allgemeinmediziner kann damit konfrontiert werden. Wir haben in Zusammenhang mit der Frage der „kommunikativen Affizierbarkeit" des Arztes auf diese Problematik aufmerksam gemacht.

Zu Projektionen kommt es aber auch in der Gegenrichtung: Der Arzt verdrängt seine eigene Krankheitsanfälligkeit, seinen eigenen kranken Anteil, seine Wunde und projiziert sie nach außen auf den „äußeren Patienten". Nicht er, der Arzt, bedarf der Heilung, sondern der andere, sein Gegenüber. Umgekehrt signalisiert der Patient dem Arzt, sich nicht wirklich mit sich selbst auseinandersetzen zu müssen. Er projiziert seinen heilenden Anteil auf den „äußeren Arzt". So schaffen beide eine Realität, um ihrer eigenen Wirklichkeit entkommen zu können.[19]

Zu einer heilenden Beziehung zwischen Arzt und Patient kann es jedoch erst dann kommen, wenn die Dynamik dieser unterbewußten Prozesse erkannt wird und sich der Arzt seiner eigenen inneren Wunde bewußt wird. Deswegen hat Swami Muktananda seinen Zuhörern empfohlen: „Um den Geist zu stärken und anderen Menschen zu helfen, soll ein Psychologe meditieren. Er muß seinen eigenen Geist sehr klar und rein machen. In dieser Weise sollte er sich mit seiner inneren Kraft identifizieren und von innen heraus stark werden. Wenn ein Psychologe über sein inneres Selbst meditiert, wenn er sein wahres Wesen erkennt, erfüllt ihn ein ungeheures Mitgefühl für andere, und durch die Güte bewirkt er, daß es anderen Menschen besser geht und daß sie von ihren Süchten befreit werden. Es ist sehr wichtig, daß ein Psychologe diese Eigenschaften entwickelt. Wenn Ihr Geist nicht klar und rein ist, wenn Sie sich nicht über das Glück der anderen freuen, wenn Sie das Unglück anderer nicht als schmerzlich erleben, dann ist Ihr Leben völlig sinnlos. Nicht nur das: Solange Ihr Geist sich von allen seinen Fehlern nicht befreit, wird jeder Versuch, andere zu lehren und zu trösten, lediglich eine Spielerei Ihres Geistes bleiben. Es wird niemandem nützen."[20] Gilt das nicht generell für den Arzt – für jeden von uns? Und liegt darin nicht die tiefere Ursache für das Gelingen oder Mißlingen von Kommunikation?

Asklepios – oder: Der Archetypus des verwundeten Arztes

Man kann diese Problematik aber noch von einem anderen Gesichtspunkt aus betrachten: Das Verständnis der – kommunikativen – Beziehungsmuster zwischen „äußerem Arzt" und „innerem Arzt" im Patienten, bzw. „äußerem Patienten" und „innerem Patienten" im Arzt hängt eng mit dem Archetypus bzw. dem Mythos des „verwundeten Arztes" zusammen.

Im Asklepios-Mythos ist das tragische Bild des selbst ewig an seiner Wunde leidenden, aber auch gerade deswegen zur Heilung befähigten Heilers aufgehoben: Der Kentaure Chiron – auf seinen Namen geht die Chirurgie (Cheir: griechisch für Hand) zurück – griechischer Gott und zugleich Lehrer der Heilkunst und der Musik, litt selbst unheilbar an einer giftigen, durch Herkules zugefügten Wunde. Ihm wurde Asklepios, Sohn des Apollons und der Koronis, zur Erziehung und Unterweisung anvertraut. Unter seiner Anleitung lernte Asklepios die Heilkraft der Kräuter, speziell jener kennen, die die Wunde Chirons heilen hätten können und die dennoch unheilbar blieb. Chiron, der verwundete göttliche Arzt, heilte andere und blieb selbst ewig krank. Darin liegt der Kern des Heilungsmysteriums.[21]

Die Kernfrage aber, warum sich der Arzt seiner eigenen Wunde bewußt sein muß, und warum er immer an ihr leiden muß, um selbst Heilung bewirken zu können, hängt mit der Archetypustheorie und ihrer Rolle in der Übertragungsbeziehung zwischen Arzt und Patient zusammen. Im Mittelpunkt der Überlegungen steht die Annahme, daß jeder Archetypus – also angeborene, kollektiv-unbewußte Inhalte, die sich als urtümliche Bilder darstellen – zwei Pole aufweist und daß jeder Pol in der Außenwelt den entsprechenden Gegenpol innerlich erscheinen läßt.

Lassen wir dazu C. J. Groesbeck, sowie den von ihm zur Erklärung dieses Zusammenhangs herangezogenen amerikanischen Psychotherapeuten Guggenbühl-Craig in notwendiger Ausführlichkeit zu Wort kommen: „So wird in jeder Krankheit ein Arzt-Patienten-Archetypus aktiviert. Der Kranke sucht einen äußeren Arzt auf, damit aber wird der intrapsychische, der ‚innere Arzt' oder ‚Heilungsfaktor', auch mit Energie aufgeladen. Ohne diesen ‚inneren Arzt' kann keine Heilung stattfinden, selbst bei größter Kompetenz des äußeren Arztes. Es ist zum Beispiel bemerkenswert, wie viele Menschen noch an Lungenentzündung sterben, obwohl diese heilbar ist. Es wird oft gesagt: ‚Sein innerer Widerstand brach zusammen‘, ‚er wollte nicht gesund werden‘. Vom archetypischen Gesichtspunkt würde man sagen: ‚Sein innerer Arzt ist krank.‘“[22]

Arzt und Patient projizieren aufeinander den unbewußten Gegenpol des Archetypus: „Mit diesen Polen bilden sie eine Vierheit, wie folgt: Ein Kranker sucht einen Arzt auf. Der Arzt sucht berufsmäßig nach Patienten; er ist mit der ganzen Autorität seines Berufes – Ausbildung, Geschick, Ruf, Approbation usw. ausgestattet. Der Patient aktiviert nun durch seine Krankheit seinen ‚inneren Arzt‘. Dies geschieht jedoch nicht bewußt, sondern ist auf den Arzt projiziert oder durch seine Person konstelliert. Ebenso wird im Arzt seine ‚innere Wunde‘ – seine ungeheilten Krankheiten, somatisch oder psychosomatisch – durch die Begegnung mit dem Kranken aktiviert. Dieser Gegenpol des Archetypus ist auf den Patienten projiziert, statt vom Arzt integriert zu werden.

Bleibt dieses Verhältnis statisch, so kann trotz aller äußeren physischen oder psychologischen Heilmittel keine Entwicklung und Heilung erfolgen. Wirkliche Heilung kann nur kommen, wenn der Patient den ‚inneren Arzt‘ findet und wenn ihm von diesem geholfen wird. Dies kann nur geschehen, wenn die Projektionen zurückgezogen werden. Dazu muß der Arzt zu seiner eigenen verwundeten Seite eine bewußte Beziehung haben. Bleiben die Projektionen bestehen, so versuchen Arzt und Patient, ‚den Spalt durch Macht zu heilen‘. Jeder versucht, den anderen zu manipulieren, um dem inneren Bedürfnis zu genügen.“[23]

Diese Einsicht ist zentral für das Verständnis der Frage nach der Aktivierung innerer Heilkräfte. Zugleich wird aber auch der enge Zusammenhang dieser intrapsychischen Interaktionen mit dem „äußeren“ Kommunikationsgeschehen zwischen Arzt und Patient deutlich. Denn eine Beziehung, die durch unbewußte Projektionen gesteuert wird, wird eine andere Kommunikationsstruktur aufweisen, als eine Arzt-Patient-Beziehung, in der der Arzt ein bewußtes Verhalten zu seiner verwundeten Seite hat und der Patient über den äußeren Arzt zu seinem „inneren Arzt“ finden kann.

Wir haben im Zuge unserer Überlegungen weiter vorne davon gesprochen, daß der Arzt „kommunikativ erwecken“ soll. Wir könnten jetzt sagen: „Kommunikativ zu erwecken“ heißt auch, den „inneren Arzt“ im Patienten zu aktivieren.

Der innere Arzt

Die „kommunikative Erweckung" bezieht sich immer auch auf den Arzt selbst: nämlich eine bewußte Beziehung zu seiner „inneren Verwundung" zu entfalten. Vor diesem eigentlich entscheidenden Hintergrund wird deutlich: Die überwiegende Mehrzahl ärztlicher Kommunikationshandlungen – so freundlich, offen usw. sie immer auch sein mögen – sind und bleiben Projektionen, die das wirkliche Heilungspotential der Begegnung zwischen Arzt und Patient unterbinden. Es handelt sich dabei um kommunikative Ersatzhandlungen ohne heilstiftendes Potential. Die Situation, die sich daraus ergibt, beschreibt Groesbeck so:

Der Arzt „bleibt gesund auf Kosten des Patienten, der krank bleibt. In Arzt und Patient bleibt die Integration des unbewußten Inhaltes blockiert. Dies kann oft die zwischen ihnen wachsende Spannung erklären. In Gerichtsklagen wegen schlechter Behandlung hört man oft, daß Pflege- oder Heilungsversprechen nicht erfüllt wurden. Die Vorstellung, daß der Arzt ein ‚Wunderwirker' sei, verstärkt oft die Enttäuschung. Die Erwartung, daß eine äußere Person selbst mit allen technischen Hilfsmitteln so gut heilen kann wie der ‚innere Arzt' oder gar an seiner Stelle, ist eine schwerwiegende Fehlrechnung.

Zuweilen hält der Arzt die gegenseitigen Projektionen aufrecht, um unbewußt ein primitives Gesetz der Vergeltung zu erfüllen. Um seine eigenen Wunden zu verleugnen, sagt er sich dann: ‚Wenn der Patient krank bleibt, wird doch die Krankheit wenigstens mich nicht berühren.' Durch bewußte oder unbewußte Manipulation versucht er dann, die Spaltung des Archetyps in sich selbst durch Projektion auf den Patienten zu ‚heilen'. Der Patient macht mit in der Hoffnung auf eine ‚Wunderkur'. So ein Arzt hat oft nur wenige Patiententypen oder nur die verstörtesten. Er versucht, die Heilung zu ‚manipulieren', um seine überhebliche Rolle aufrechtzuerhalten. Zutiefst will er damit sich selbst heilen, aber er wagt nicht das nötige Mit-Leiden. Die therapeutischen Anstrengungen werden erhöht, oft in widerspruchsvoller Weise, um die Ahnung des Fehlschlags Lügen zu strafen. Diese ‚Manipulationen' helfen ihm, das Gefühl der Meisterschaft zu wahren, so falsch es ist. Die Verleugnung seiner eigenen Wunden hilft ihm hinweg über das unbewußte Wissen, daß er sie hat. Daher die Abwehr: ‚Ich kam nahe daran, krank zu werden, aber es ging zum Glück vorüber.' Wenn die Kur fehlgeht, hört man: ‚Der Patient ist unheilbar. Ich habe alles getan, was Gott selbst hätte tun können, und er ist immer noch krank.' Ein immer öfter vorkommendes Beispiel ist die Verschreibung von mehr und stärkeren Medizinen, wenn die Heilung ausbleibt. Zum Beispiel wurde eine junge Frau erfolgreich für verschiedene Krankheiten behandelt und schließlich die Kur ihrer Migräne mit Drogen versucht. Als dies keinen Erfolg hatte, bat sie um immer mehr Betäubungsmittel, und der Arzt verschrieb sie ihr auch. Ihren Vorschlag psychologischer Behandlung wies er zurück. Diese unbewußte Zusammenarbeit brachte zunehmende Abhängigkeit und schließlich ein ernsteres Problem als das der Migräne."[24]

Der Preis für diese Funktionsteilung ist nicht gering. Gathmann/Semrau-Lininger beziehen sich darauf, wenn sie schreiben: „Durch Ausgrenzung unserer Emotionalität, unseres Unbewußten, versperren wir uns aber den kollektiven und individuellen Weg der Heilung. Die im wirtschaftlichen Streß gefangenen Ärzte haben keine Zeit mehr zur Bewußtwerdung. Dies als das Versagen von Einzelpersonen zu interpretieren, wäre zu einfach, da wir an den pragmatischen Realitäten unserer Zeit und unserer Gesellschaft nicht vorbeireden können. Der Weg der Heilung beginnt für einen Schamanen an einem anderen Ort als für einen in unserer Kultur ausgebildeten Mediziner. Der Schamane versteht sich noch als der Vermittler von Heilsenergien und hat, bevor er Heiler wird, eine lange und leidvolle Zeit zu durchlaufen, in der er durch Riten eine Initiation nach der anderen absolvieren muß, um mit dem Schmerz und der Verwundung konfrontiert zu werden. Erst das Aushalten der Verwundung gibt ihm die Macht und Kompetenz, andere heilen zu können, weil der eigene Schmerz demütig macht und zum Mitleiden befähigt. Andere Kulturen, andere Heiler?"[25]

Damit wird – östliche Spiritualität und westliche Tiefenpsychologie verbindend – nochmals deutlich: Der heilsame Weg zum Patienten führt über den Weg des Arztes zu sich selbst, d.h. zu seiner eigenen Emotionalität, zu seinem Unbewußten. Dazu Groesbeck: „Wie kommen nun Arzt und Patient mit ihrem Unbewußten in Berührung, so daß die Projektionen zurückgezogen und der ,innere Arzt' des Patienten aktiviert werden kann? In anderen als psychotherapeutischen oder analytischen Behandlungen ist die Beziehung keine so intensive; wenn da der Arzt zurücktritt und ,mit der Tinktur der Zeit' wartet, tritt die Natur und in beschränktem Maß der ,innere Arzt' ein. Der gute Arzt ist sich seiner Grenzen bewußt, er kennt durch Vorbildung und Erfahrung den natürlichen Ablauf der Krankheit; so kann er etwas weniger besorgt sein. Durch seine berufliche Persona kann er die Hoffnung schüren. Dies alles hilft dem Patienten, den ,inneren Arzt' wirken zu lassen."[26]

Dies trifft nicht nur für die psychiatrische, beziehungsweise therapeutische Behandlung zu, sondern ist von prinzipieller Bedeutung. Denn „... [ob] es sich um körperliche oder geistige Krankheit [handelt,] ist von sekundärer Bedeutung, da es sich lediglich um verschiedene Manifestationen von Krankheit handelt. Es geht ... darum festzuhalten, daß jede Art von Störung oder Ungleichgewicht im menschlichen Organismus darauf hindeutet, wie wir als Lebewesen wund-anfällig sind. Wir tragen eine Ur-Wunde in uns, und alle Krankheiten sind Ausdruck eines ursprünglichen Dilemmas. Stellvertretend für uns alle versucht der ,Heiler', das Gleichgewicht wieder herzustellen, was ihm auch oft gelingt oder scheinbar gelingt, vielleicht auch nur auf einer bestimmten Ebene gelingt."[27]

Im Falle chronischer Erkrankungen verschiebt sich allerdings das Problem, wie P. Gathmann klar macht: „Der chronisch beziehungsweise der unheilbar Kranke bedeuten die wohl schlimmste Realität für therapeutisch Arbeitende, doch auch ohne diese äußerste Bedrohung ist die ständige Konfrontation mit dem Leid des Kranken eine allgegenwärtige Erinnerung an die eigene Nähe zu Krankheit und das Nicht-Heilen im eigenen Körper, in der eigenen Seele. ... Es ist also zunächst verständlich, daß sich unser vom Heilen ohnehin schon ermüdete ‚Heiler‘ dieser Aufgabe nicht stellen will. Er möchte von dem Ruf seiner Seele nichts wissen, er möchte auch nicht daran erinnert werden, daß er selbst letztlich krankheitsanfällig und sterblich ist.“[28]

In der Tat ist unter Ärzten die Angst vor Krankheit und Tod überdurchschnittlich verbreitet, und der Weg in die Medizin, der Wunsch, heilen zu wollen, ist nicht selten ein Fluchtweg, sich dieser Realität nicht stellen zu müssen: Damit aber verbauen sie sich die Möglichkeit, „wirkliche Heiler“ zu werden. Sie befassen sich lieber mit den Störungen anderer als mit ihren eigenen Störungen.[29] „Daß, wie allgemein üblich, keine Verbindung zwischen der Krankheit des Patienten und der psychischen Konstitution des ‚Heilers‘ hergestellt wird, liegt auch an unserem kulturell bedingten Auseinanderhalten von Psyche und Soma. Die Trennung in körperliche und psychische Störungen macht nicht nur eine ganzheitliche Betrachtungsweise von Heilung unmöglich, sondern öffnet auch Tür und Tor für Verdrängungen und Projektionen. Denn was sollte auch das Gebärmutterhalskarzinom der Patientin mit der unbewältigten Mutterbeziehung des behandelnden Gynäkologen zu tun haben?“[30]

Wir alle sind verwundet und bedürftig

Damit zeigt sich aber: Der Unterschied zwischen Gesunden und Kranken, Patienten und „Heilern“ ist fragwürdig, denn wir alle haben beides in uns. Die Verwundung und das Leiden aus dieser Verwundung ist – gleichviel, ob sie sich seelisch als psychische Neurose oder körperlich als Organleiden manifestiert – Teil der „existentiellen Bedürftigkeit“ des Menschen.[31] Darin liegt zugleich auch der innerste Kern der Schicksalsgemeinschaft zwischen Arzt und Patient. Und im Bewußtsein des gemeinsamen Leidens, der gemeinsamen inneren Wunden, entsteht letztlich ihre kommunikative Bindung zueinander und füreinander.

Eine in diesem Sinne „existentielle“ Kommunikation steht dann im Dienste der Integration und nicht der Blockierung des jeweils unbewußten Inhalts. Damit erst wird von beiden – von Arzt und Patient – die Ebene sanativer Kommunikation betreten. Solange ärztliches Gesprächs- und Kommunikationsverhalten bloß im Dienste der Kompensation und Projektion steht und ebensolche Kompensation und Projektion das Kommunikationsverhalten des Patienten prägt, solange bleibt die Kommunikationsbeziehung an der jeweiligen Projektionsoberfläche.

Es finden dann zwar verbale und nonverbale Austauschprozesse statt – sie erreichen aber nicht die angestrebten Tiefendimensionen „existentieller" und damit heilsamer Kommunikation. Kommunikation verkommt hier – täglich in Arztpraxen und Spitälern zu beobachten – zu sprachlichen Kompensations- und Ablenkmanövern, die die Sicht auf die eigentlichen, den wechselseitigen Erwartungen zwischen Arzt und Patient sowie ihrem Kommunikationsverhalten zugrunde liegenden Ursachen verstellen.

Wenn wir an die in Teil I geübte Kritik an den Strategien der Inszenierung ärztlicher Kommunikation anknüpfen, dann läßt sich in Hinblick auf die Problematik des „verwundeten Heilers" sagen: Jede Inszenierung steht bewußt oder unbewußt im Dienste der Projektion, Kompensation oder Verdrängung. Das trifft gerade auch dort zu, wo unter dem Titel besonderer Patientenfreundlichkeit, verbale Geschicklichkeit im Dienst am Patienten als „Kunden" praktiziert wird. Solche Kommunikationsstrategien sind Umgehungsstrategien. Sie stehen nicht im Dienst des Patienten, sondern dienen der Vernebelung jener wechselseitigen Projektionen zwischen Arzt und Patient.

Inszenierte Kommunikation liefert die „verbale Begleitmusik" zur Aufrechterhaltung der gemeinsam unterstellten Rollendifferenz zwischen (gesundem) Arzt auf der einen und (krankem) Patienten auf der anderen Seite. In dem Maße, in dem Kommunikation dazu dient, diese künstliche Differenz aufrechtzuerhalten und das damit verbundene Machtgefälle zwischen Arzt und Patient zu verschleiern, in dem Maße steht sie der Entfaltung des eigentlichen Heilungspotentials – eines Heilungspotentials, das Arzt und Patienten in der Tiefe ihres schöpferischen Seins erfaßt – entgegen.

„Heilung" – auch als Vorgang existentieller Kommunikation – basiert nicht auf Polarität, sondern auf „Ähnlichkeit" und dem Bewußtsein dieser Ähnlichkeit. Der Arzt muß sich im Patienten wiederfinden, die Ähnlichkeit im Patienten entdekken; und der Patient Ähnlichkeit zwischen sich selbst und dem Arzt. Die tiefste Ähnlichkeit liegt im Erkennen der gemeinsamen Verwundung. Sie schafft eine „Solidarität der Verletzten",[32] ohne die Heilung nicht möglich ist. Und erst in der „Solidarität der Verletzten" entsteht jenes aktive Mitleid, das beide – Arzt und Patient – erkennen läßt, daß sie eine gemeinsame Verantwortung für Heil und Heilung haben und daß diese Verantwortung auch darin besteht, daß jeder zuerst seelisch selbst etwas für sich tun muß, um für den anderen etwas tun zu können. Nur so kann der eine den anderen „erlösen".

Der Weg dazu allerdings ist steinig und das Erreichen dieses Ziels stets vom Scheitern bedroht. Denn Erlösung meint ja Los-Lösung, Loslösung aus der beherrschenden „Macht des Dunkeln", der Macht der aus der Tiefe der Seele wirkenden Verwundung. Das ist die Aufgabe ärztlicher Kommunikation und diese Aufgabe wird oft genug verfehlt. Arzt und Patient bleiben kommunikativ unerlöst und finden nicht zu ihrer, nur im Prozeß der Gegenseitigkeit erfahrbaren, Ganzheit – einer Ganzheit, die in der Versöhnung mit dem jeweils eigenen „unerlösten" dunklen Bereich liegt. Jener, der Versöhnung vorausgehende, schmerzvolle Prozeß der Bewußtwerdung und Bewußtmachung unterbleibt.

Die Krankheit kann sich nicht in den Arzt „hineinverlängern", weil der Arzt seine eigene Krankheit, seine eigene Verwundung verdrängt. Deswegen verkommt das ärztliche Gespräch dann auch zu einem, beliebigen Mustern der Gesprächsroutine folgenden Gerede. Ein solches Gerede aber hinterläßt beide, Arzt wie Patient, wie sie zuerst waren. Mehr noch: beide sind nach der Begegnung ärmer als zuvor – ärmer zumindest um eine nicht genützte kommunikative Chance, ärmer um eine Hoffnung auf Erlösung.

Arzt und Patient reden zwar mit- und zueinander, aber die erlösende „kommunikative Erweckung" bleibt unterbunden. Erst wenn Arzt und Patient nicht nur zueinander reden, sondern im Zueinanderreden auch das Wagnis eingehen, *über* sich und damit auch *zu* sich zu sprechen, kann sich dieser Prozeß der „kommunikativen Erweckung" ereignen, wird Kommunikation zum Medium gegenseitigen Heilwerdens.

„Letzten Endes", formuliert es C. J. Groesbeck, „ist Heilung ein Mysterium. Es zu ergründen bleibt immer ein aufregendes Abenteuer, denn auf der Suche kommen wir uns selbst etwas näher."[33] In dieser Einsicht liegt die eigentliche, tiefere Bedeutung jener geforderten und scheinbar so praxis- und lebensfremd anmutenden, ärztlichen Demutshaltung: der Arzt hat die Chance, sich im und durch den anderen, den leidenden Menschen, zu begegnen. Was er für den anderen tut, tut er – indem er es tut – für sich selbst. Indem er den anderen kommunikativ erweckt, erweckt er sich selbst.

Nicht das Gerede einer trivialisierten Zufallsbegegnung macht die Seele und mit ihr den Körper gesund, sondern nur jene Kommunikation, die es erlaubt, die Oberfläche des bloßen Geredes zu durchbrechen und in diese Tiefe persönlicher Empfindung und Empfindlichkeit, persönlichen Betreffens und der Betroffenheit vorbehaltlos und ohne Rückversicherung imageerhaltender Kommunikationsrituale einzutauchen. Kommunikation bildet nicht nur äußere Realität ab, und sie transferiert auch nichts von einem zum anderen. Kommunikation im sanativen Sinn, Mit-teilung als jener sanative Sinn, läßt vielmehr das Mysterium des Heilungsgeschehens durchscheinen. „Heilung" selbst ist dann Kommunikation, die Arzt und Patient in der Verwirklichung eines gemeinsamen Sinns bindet. Nicht um die äußere Welt der Erscheinung geht es dabei, sondern um die Wirklichkeit hinter der offenkundigen Realität, der Realität der – symptomatischen – Erscheinungen. Das Mysterium ist nicht Fiktion, sondern eine, wenn auch verbor-

144

gene, Wirklichkeit anderer, höherer Ordnung, eine Wirklichkeit hinter der Realität.

Kommunikation, die sich dessen bewußt ist und um Bewußtheit dieses Zusammenhangs bemüht ist, wird dieses Durchscheinen des Heilungsmysteriums kultivieren. Sie wird sich nicht mit der Oberfläche der Erscheinungen begnügen. Ihre Mit-teilung wird immer die Teilhabe an diesem Heilungsmysterium, das gerade im Archetypus des verwundeten Arztes zum Ausdruck kommt, als nie ganz erreichbare Zielvorgabe vor Augen haben.

***

Teil III
Die öffentliche Inszenierung von Gesundheit

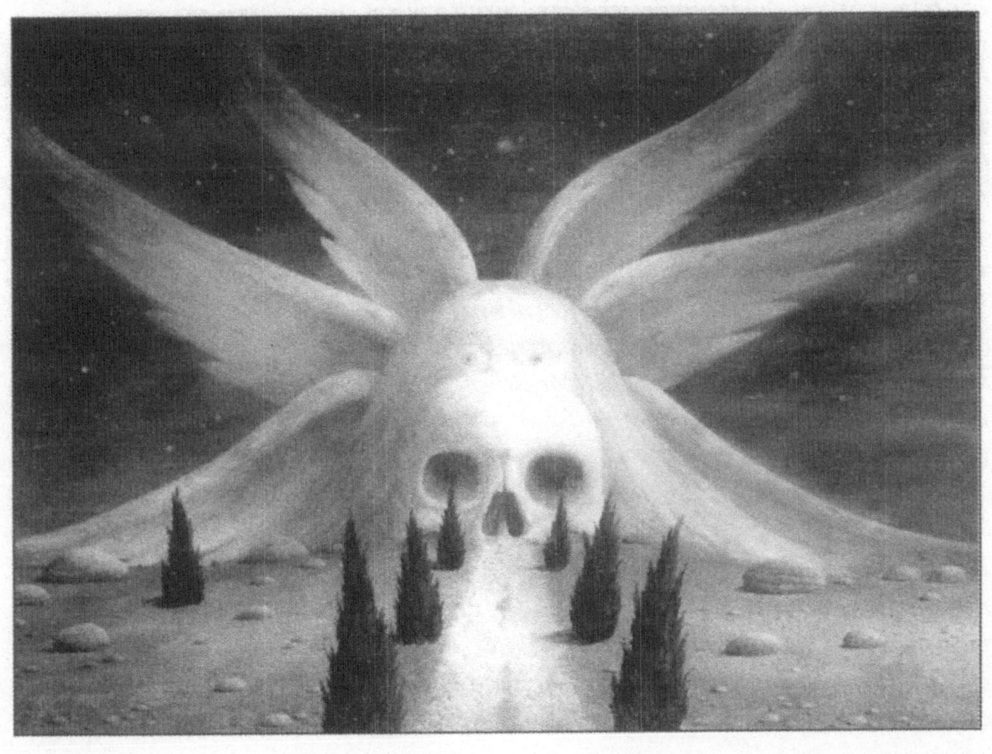

*Durch eine Wüstengegend mit ihren Steinen und
kärglichen Zypressen führt ein Weg. Wenn wir uns ihm
anvertrauen, werden wir schnurstracks ins Zentrum des
Bildes geführt. Dort aber erwartet uns kein heimat-
liches Ziel, kein bergendes Haus, sondern ein riesiger
Totenkopf. Von ihm werden wir angezogen und gleichsam eingesaugt, ein Dunkel empfängt uns, vielleicht ein
bodenloser Schlund. Das Ende der Reise scheint gekommen, die Endstation aller Wege ist da.*

*Aber dann kommt die eigentliche Überraschung des
Bildes: Hinter dem Totenkopf taucht das Antlitz eines
mächtigen Engels auf. Ist es der Todesengel, ist es der
Lebensengel? ... Eine Hoffnung kommt herauf: Wo der
Tod hockt, ist vielleicht auch das Leben zu Hause. Wo
uns der Abgrund bedroht, ist vielleicht auch der
Urgrund nahe, in dem sich das Leben erneuert.*

*In unserer Gegenwart werden großangelegte Ablen-
kungsmanöver inszeniert, damit die Menschen nicht
mehr an den Tod denken...*
(Text: Otto Betz)

*Das letzte Erlebnis der Erlebnisgesellschaft ist der Tod.
An ihm führt kein Weg vorbei. Er ist jenseits aller
möglichen und virtuellen Fluchtangebote die
vordergründig letzte Realität, denn dahinter wartet
eine andere Wirklichkeit...*

13 · Auf der Flucht

Um den Bogen unserer Betrachtungen zu schließen, ist es notwendig, einen Perspektivenwechsel vorzunehmen.

Wir haben bisher versucht, die Innenansicht des gestörten Verhältnisses zwischen Arzt und Patient unter verschiedenen Perspektiven erkennbar zu machen und auszuloten. Zur Problemanalyse gehört aber auch die Frage nach den äußeren, sozial-kommunikativen Bedingungen der Arzt-Patienten-Interaktion. Darunter verstehen wir die Frage nach der Art und Weise, wie das Thema „Gesundheit" bzw. „Krankheit" im omnipräsenten, öffentlichen, medieninszenierten Diskurs behandelt wird. Zweifellos zählt „Gesundheit" zu den Leitthemen der modernen Kommunikationsgesellschaft. Mit erhöhter medialer Aufmerksamkeit geht auch ein wachsendes öffentliches Interesse für Fragen der Gesundheit, der Gesundheitskultur und der Gesundheitspolitik einher.

Mit dem Verständnis medizinischer Leistungen wächst aber zugleich auch die Einsicht in die verschiedenen Formen medizinischer Fehlleistungen. Zuwachs an Wissen über Fragen der Gesundheit bzw. Krankheit bedingt gleichzeitig wachsende Unsicherheit über die Tragfähigkeit dieses Wissens und seiner Relevanz für das eigene Überleben. Solche und ähnliche Widersprüche sind nicht so ohne weiteres vom modernen Patienten und zugleich Medien- und Gesundheitskonsumenten aufzulösen. Vielmehr setzen sie sich in die unmittelbare Arzt-Patienten-Beziehung fort und bestimmen in nicht unerheblichem Maße deren Dynamik. Das Problem pathogener Deformationserscheinungen in der Arzt-Patienten-Beziehung ist also nicht losgelöst von der Situation der modernen Informationsgesellschaft insgesamt zu sehen.[1]

Gesundheit zwischen Medien und Markt

Auf der Suche nach Heil begegnet der Mensch in der Informationsgesellschaft zunächst einer Flut medialer Heilsangebote aller Art. Nicht nur Ärzte, Medizin- und Pharmaindustrie, sondern auch Buchverlage, Print- und elektronische Medien machen ihr Geschäft mit der „Gesundheit". Das Thema „Gesundheit" sichert Quoten und Reichweiten und ist dementsprechend auch einem inflationären Gebrauch unterworfen. Mit der Quantität seiner öffentlichen Verwendung sinkt die Qualität der Bedeutung.

„Gesundheit" zählt heute zu den Versatzstücken des öffentlichen Diskurses. Gesundheitskommunikation ist kaum mehr als ein „medienmoduliertes öffentliches Gerede" über Gesundheit. Indem man Formeln von Schönheit, Fitneß und Jugendlichkeit im von den Medien vorgegebenen Rhythmus wiederholt, hofft man, das zu verwirklichen und zu verewigen, was man beschwört. Die öffentliche Gesundheitskommunikation folgt solcherart eher Mustern quasi-mythischer Beschwörung.

Aber das hat nichts mit dem Erlebnis innerer und äußerer Harmonie, sondern mit dem billigen Glücksversprechen einer glitzernden, strahlend jungen, erfolgsverwöhnten Werbewelt zu tun. In ihr wird Gesundheit erst trickreich zum „Erlebnis" hochstilisiert, um sie entsprechend teuer verkaufen zu können. Damit nährt der boomende Gesundheitsmarkt permanent die Illusion, daß wir Gesundheit wie ein stets erneuerbares Konsumgut definieren und verbrauchen können. Solcher Art verkommt „Gesundheit" zum Fitneßkult zwecks Hebung des Selbstwertgefühls oder des Sozialprestiges. Psychisches wie physisches Wohlbefinden läßt sich als neuro-pharmakologisch manipulierte Reaktion aus der Retorte abrufen.[2]

Zugleich damit wächst – mitten in einer Situation nie gekannter kommunikativer Dauerversorgung – die Sprach- und Verständnislosigkeit zwischen der Welt der Gesunden und der Welt der Kranken. Und dies trotz – oder vielleicht gerade wegen – der unermüdlich wachsenden Flut an Gesundheitsinformation. Inmitten des unentwegt angebotenen Rezeptwissens zur vermeintlichen Gesundheitserhaltung bzw. Krankheitsvermeidung bleiben die wesentlichen Fragen ausgeklammert: Die Fragen nämlich, wie man mit der Unausweichlichkeit von Krankheit, Schmerz, Leid und Tod umgehen kann und umgehen soll. Denn dies wäre die entscheidende Dimension von „Gesundheitskultur": auf diese existentiellen Erfahrungen vorzubereiten und sich damit vom bloßen Gesundheitsmarkt und seinen gefälligen Strategien eingeschränkter Realitätswahrnehmung zu unterscheiden.

„Die moderne, kosmopolitische Zivilisation leugnet die Notwendigkeit, Schmerz, Krankheit und Tod zu akzeptieren. Die medizinische Zivilisation ist auf das Ziel hin geplant und organisiert, den Schmerz zu beseitigen, die Krankheit auszutilgen und den Tod zu bekämpfen. Dies sind neue Ziele – Ziele, die nie zuvor Leitlinien des sozialen Lebens waren. Die medizinische Zivilisation verwandelt Schmerz, Krankheit und Tod von wesentlichen Erfahrungen, mit denen jeder Einzelne sich auseinandersetzen muß, in Unfälle derentwegen die Menschen ärztlicher Behandlung bedürfen",[3] hält I. Illich der Konsum- und Erlebnisgesellschaft den Spiegel vor.

Gesundheitskultur, die den Namen verdient, müßte auch die Erfahrungen des Leidens, des Versagens und Verzagens zum Thema machen. Gesundheitskultur, die diese Conditio humana systematisch ausklammert, erfüllt nicht den Anspruch der mit diesem Begriff verbunden ist. Inmitten lautschreiender Gesundheitseuphorie und eines prosperierenden Gesundheitsmarktes bleibt nämlich unser aller Leiden stumm. Und damit das Leiden stumm bleiben kann, muß sich die Maschinerie des medieninszenierten Gesundheitskults immer schneller drehen. Inmitten einer Inflation von Gesundheitsinformationen bleibt die vielfältige Wirklichkeit des Leidens, wie auch das vielfältige Leiden an der Wirklichkeit, weitgehend ausgeblendet. Leid ist zum Reichweite maximierenden, Aufmerksamkeit stimulierenden und damit bisweilen auch Spenden mobilisierenden, dramaturgischen Effekt verkommen.

Nie noch wurde so kontinuierlich, so intensiv, so verbraucherfreundlich über Gesundheit gesprochen wie heute. Nie noch wurden aber gleichzeitig so konsequent die existentiellen Fragen nach den Möglichkeiten, mit dem Leiden und der Erwartung des Leidens, physischer wie psychischer Art, adäquat umzugehen, aus dem öffentlichen wie privaten Diskurs ausgespart wie heute. Um die Illusion fortwährenden, psychischen und physischen Wohlbefindens aufrechtzuerhalten, muß das Leiden in all seinen Erscheinungsformen möglichst vollständig ausgeblendet werden. Der Schein der medial verheißenen Gesundheits-, also Glücksillusion, darf nicht getrübt werden durch die Wirklichkeit. So gesehen hat die Flut an Gesundheitsinformationen eine entlastende Funktion, nämlich die, sich nicht wirklich mit dem Elend, dem fremden wie dem eigenen, auseinandersetzen zu müssen. Das bleibt natürlich nicht ohne Folgen für den kollektiv psychischen Zustand der Informationsgesellschaft.

Erinnern wir uns nochmals an Simone Weil: „Wer leidet, sucht sein Leiden anderen mitzuteilen – sei es durch Mißhandlung, sei es dadurch, daß er ihr Mitleid hervorruft, um es so zu vermindern und derart vermindert er es in der Tat. Wer ganz unten ist, wen niemand bedauert, wer über niemanden Gewalt hat, den er mißhandeln könnte, … bei dem bleibt das Leid in ihm und vergiftet ihn."[4] Inmitten der so kommunikationsreichen Informationsgesellschaft gibt es keine adäquate Situation, in der solche Mitteilungen der Erfahrungen des Leids möglich sind. Wir bringen unser Leiden nicht los, weil wir es nicht mitteilen können. Das macht, so argumentierten wir einleitend zu diesem Buch, den eigentlich pathologischen Zustand der modernen Kommunikationsgesellschaft aus:

Weil in ihr das Leiden systematisch verdrängt wird, kehrt es in anderer Gestalt wieder. Fremdenhaß, Judenhaß und die wachsende Brutalisierung der Gesellschaft sind möglicherweise auch das Ergebnis fehlenden Mit-Leids durch fehlende Mit-Teilung über das Leid, weil die richtigen Worte und Bedeutungen abhanden gekommen sind. Die Euphorie des Gesundheits-, Schönheits- und Fitneßwahns ist bloß die Kehrseite dieser pathologischen Entwicklung, und deswegen hält die Gesellschaft auch so verbissen daran fest. Was man irrtümlich als steigendes

Gesundheitsbewußtsein bezeichnet, ist eigentlich Ausdruck wachsender Verdrängung des kollektiv empfundenen, aber zugleich totgeschwiegenen psychischen Leids. Dem entspricht die Diagnose E. Fromms: „... Der moderne Mensch zeigt einen erstaunlichen Mangel gegenüber allem, worauf es wirklich ankommt: auf den Sinn von Leben und Tod, auf Glück und Leiden, auf das Gefühlsleben und ernstes Denken."[5]

Davon profitieren die Medien, genauso wie die Pharmaindustrie. Man kann diesen Vorgang auch so beschreiben: Die medieninszenierte Gesundheitseuphorie ist die Antwort der Gesellschaft auf ihre eigenen kollektiven Ängste. Gerade die Medien operieren mit dem Wechselspiel von Angsterzeugung und Angstverminderung und vermögen gerade dadurch, besonders enge thematische Bindungen zu erzeugen. Denn im Zusammenspiel von Medien- und Pharmaindustrie, von Redaktionsmarketing und strategischer Marktkommunikation wird „Gesundheit" zur Ware und zum Sinnersatz.

Suggeriert wird dabei die Illusion, über Gesundheit, wie über ein beliebiges Konsumgut, verfügen zu können. So, als sei „Gesundheit" nicht jeweiliges, flüchtiges Ergebnis subjektiver Biographie in all ihrer Dynamik und Komplexität, sondern das lineare Resultat der Summe konsumierter Gesundheitstips! Die unbewußte Botschaft: „Lies nur – und du bleibst gesund!" Gesundheit ist damit nicht mehr Ausdruck der Dynamik psychischer, physischer und sozialer Befindlichkeit, sondern Strukturmerkmal des mediendiktierten „Lifestyles", der zur öffentlichen Norm erhobenen Lebensart.

Enttäuschte Heilserwartungen

Konsequenterweise entwickeln Medien- und Pharmakonsumenten damit falsche Heilserwartungen: sie suchen Heil und Heilung dort, wo sie nicht zu finden sind. Die moderne Informations- und Kommunikationsgesellschaft wird hier nochmals von ihrer eigenen Dialektik eingeholt: je inflationärer der Wortgebrauch über Gesundheit, desto größer die Erwartungen, desto größer aber auch die vorprogrammierten Enttäuschungen, desto größer wiederum der Aufwand ihrer Kompensation durch Nachfrage stimulierende Information.[6]

Auf diese Weise trägt die medialisierte Gesundheit weniger zur Gesundheit der Gesellschaft bei als zur Verdrängung derjenigen subjektiven wie objektiven Faktoren, die sie krank machen. Immerhin – so könnte man gegen die kritischen Vorhalte einwenden – ist die wachsende Zuwendung zu den medialen Heilsangeboten eine klare Antwort der Menschen auf das schwindende Vertrauen in die Schulmedizin und zugleich auch eine Antwort auf die kommunikative Verweigerung der Ärzte.

Darüber hinaus – so könnte man argumentieren – stellen die Medien zumindest Transparenz für die komplexen Zusammenhänge derjenigen Faktoren her, die für „Gesundheit" bzw. „Krankheit" verantwortlich sind. Mit der erhöhten Transparenz wächst das Bewußtsein dem Thema gegenüber, und mit dem Bewußtsein wächst die Bereitschaft zum allseits akklamierten mündigen Patienten, der sich dem ärztlichen Unterwerfungsritual und Interpretationsmonopol zu widersetzen versteht, sich dem Arzt gegenüber zu artikulieren lernt und wachsende Sensibilität für ärztliche Fehlleistungen entwickelt.

Das spricht sicherlich für die Annahme positiver Medienwirkung und es ist nicht wenig, was Information und Aufklärung hier schon erreicht haben und noch erreichen können. Aber die prinzipielle Problematik der Dialektik der Kommunikationsgesellschaft bricht auch hier durch: Der Preis der Mündigkeit nämlich ist der Verlust des Vertrauens. Die medial inszenierte Transparenz in die komplexen Vorgänge der Medizin macht zugleich auch ihr mögliches Scheitern, eben ihre Fehlleistungen, transparent. Es wächst damit auch das Bewußtsein der Grenzen der Medizin und des medizintechnologischen Fortschritts. Mit der Einsicht in die Möglichkeiten des Scheiterns nehmen die Enttäuschungen zu, geht wiederum Vertrauen verloren.

Es ist dies ein unvermeidliches Ergebnis des Informationswachstums: Die Skepsis wächst mit dem Maß an Information. Dazu kommt: Die Attraktivität medialer Gesundheitsangebote, von Präventionsangeboten bis zu Ratschlägen zur Selbstmedikation, liegt in der permanenten Stimulierung von Hoffnung als Antwort auf die Enttäuschung im erlebten oder vorgestellten Umgang mit dem Medizinsystem. Da die Medien aber nicht halten können, was sie aufmerksamkeitsheischend an Heilsversprechen propagieren, müssen sich früher oder später auch hier Enttäuschungen einstellen. Der Enttäuschung über die anonyme, krankmachende und a-kommunikative Medizintechnokratie folgt die Enttäuschung über die medialen Heilsversprechen aller Art! Das schafft Frustration. Die Frustration der Konsumenten wiederum ist Teil des Kalküls der Medien: solange, auf der Jagd nach Glücks- und Gesundheitsverheißungen, ihre Enttäuschung oder die Angst vor Enttäuschung nicht zur Verweigerung, zum Konsumverzicht führt, sondern zu weiterem, noch intensiveren Konsum, solange dreht sich die Spirale von Bedürfnisstimulierung und medialen Ersatzangeboten zu ihrer scheinbaren Befriedigung weiter.

So verkommt die Suche nach Orientierung zur medienstimulierten Flucht vor der Mühsal einer Begegnung mit sich selbst. Medien sind also Fluchthelfer, um den eigentlichen existentiellen Fragen tunlichst ausweichen zu können. Das hängt mit der den Medien innewohnenden Logik zusammen: Medien und ihre Kommunikationsangebote haben eine zentrifugale Tendenz, sie lenken ab, führen den Menschen außer sich; währenddessen die notwendige Aufmerksamkeit gegenüber sich selbst zentripedaler Kräfte, wie geistiger Sammlung, Meditation und Kontemplation bedarf.[7]

In den virtuellen Kommunikationsräumen der telematischen Gesellschaft folgt nicht nur das Bewußtsein anderen Markierungen, sondern verändert sich auch das Lebensgefühl der modernen, multimedial vernetzten Info-Konsumenten. Was bis dahin Maßstab individueller wie kollektiver Bewußtseinsentwicklung war, wird zunehmend obsolet: Die Unterscheidbarkeit von wirklich und unwirklich, Realität und Fiktion, geht verloren. In der Flut der elektronischen Bilder geht „Wirklichkeit" als Bezugssystem für das Denken, Fühlen und Handeln verloren. An ihre Stelle tritt die schablonisierte Medienrealität. Nicht mehr die Wirklichkeit ist der Projektionshintergrund der Bilder, sondern die Bilder, aus dem multimedialen, interaktiven Selbstbedienungsladen prägen das Bewußtsein von Realität. Zwischen der Welt der medialen, flüchtigen Bilder und der Welt des Realen verschwimmen die Grenzen. Das Imaginäre ersetzt das Reale. „Im Reich der Bilder gibt es keine Kriterien für das Wahre und das Falsche. Man erlebt alles wie ein Drehbuch", kommentiert der französische Philosoph Jean Baudrillard die Situation.[8]

In der Flut elektronischer Bilder könnte aber auch eine grundlegende Fähigkeit des Menschen verkümmern, nämlich die Fähigkeit zur Imagination. „Die Überzahl der Bilder vernichtet alle Imagination. Man kann sich nicht einfühlen, nicht interpretieren", meint Baudrillard.[9] Anstelle von Vorstellungen treten austauschbare Bilder schablonierter Wirklichkeit.[10] Mit der Imaginationsfähigkeit hängt aber die Fähigkeit zur Empathie, zur Mitfreude und zum Mitleid eng zusammen. Mit ihrem Verschwinden ginge freilich auch eine entscheidende Dimension der Conditio humana verloren. Ohne Imaginationsfähigkeit, ohne die Kraft der Vorstellung und ohne die Unmittelbarkeit der Anschauung fehlt aber auch, wie in Teil II ausgeführt, dem (Selbst-) Heilungsprozeß eine entscheidende Dimension. Überzeugungen und „erinnertes Wohlbefinden" sind positive Vorstellungsinhalte, die sich physiologisch auswirken, und ohne trainierte Vorstellungs- bzw. Imaginationsfähigkeit nicht möglich sind. Körper und Geist kommunizieren über diese Vorstellungen, und Meditation und Kontemplation sind seit je vorzügliche Methoden zur Schulung der Vorstellungskraft.

Zur geistigen Dimension des „Heilens" bedarf es eben gerade der Imagination, also der Aktivierung mentaler Bilder. In der modernen Medienwelt wird aber die innere Anschauung durch ein Bombardement äußerer Bilder ersetzt. Dennoch mehren sich die Indizien für die Ausbreitung einer neuen Meditationskultur und es mag sein, daß es sich dabei um eine Art Kompensationsphänomen inmitten der Dauerversorgung omnipräsenter Medienangebote handelt.[11]

***

14 · Warum Prävention nicht funktioniert

Grenzen der Aufklärung

Wir sprachen vorhin davon, daß die Attraktivität des Konsums von Gesundheitsinformationen aller Art auch mit der Dialektik von Hoffnung und Enttäuschung zu tun hat. Auf dem „Prinzip Hoffnung" beruht auch der gesamte Präventionskult. Prävention steht sowohl im Dienst der Aufklärung als auch der Verdrängung. Prävention ist der Versuch der Risikogesellschaft,[1] den Widerspruch zwischen der Illusion der Machbarkeit menschlichen Glücks, also auch der Machbarkeit von Gesundheit, und der ständigen Erfahrung des Scheiterns durch neue Krankheiten, neue Epidemien, die Wiederkehr alter Epidemien u.s.w., aufzulösen. Als gesundheitspolitische Maßnahme setzt Prävention auf Rationalität, also auf Wissen und Aufklärung. Zugleich aber unterläuft die paradoxe Struktur der Massenkommunikation dieses Bemühen um rationales Verhalten.

Prävention kann als Risikomanagement verstanden werden, also als rationales Kalkül der Risikovermeidung in definierten Risikosituationen. Risikosituationen und Strategien der Risikovermeidung möglichst öffentlich zu kommunizieren, ist gesundheitspolitische Aufgabe von Prävention. Und hier beginnen die eigentlichen kommunikativen Probleme, die sich hinter der Präventions-Euphorie verbergen. Prävention bedarf im Zeitalter der Massenkommunikation der Öffentlichkeit. Ohne Öffentlichkeit, d.h. ohne Massenkommunikation, ist Prävention undenkbar. Massenkommunikation stellt Aufmerksamkeit für Themen her. Aufmerksamkeit ist eine notwendige, aber eben noch lange keine hinreichende Voraussetzung für Prävention. Die bloße Herstellung von Aufmerksamkeit für ein Thema garantiert noch nicht die Verarbeitung dieses Themas und schon gar nicht ein entsprechendes risikoverminderndes Verhalten in der Bevölkerung.

Zur paradoxen Struktur der Massenkommunikation zählt nämlich auch der Umstand, daß angebotene Informationen nicht automatisch auch schon zum Verstehen führen. Mit dem Anwachsen der Informationsflut ist nicht auch schon die Garantie ihrer sinnvollen Verarbeitung gewährleistet – dies wird aber in der Regel unterstellt.[2] Die Informationsflut schafft vielmehr Unsicherheit. Unsicherheit, die wiederum kompensiert wird durch vermehrten Informationskonsum. Diese mediengenerierte Unsicherheit des schwer lastenden Informationsdrucks führt zu ständigen Frustrationserlebnissen in der Gesellschaft und beim Konsumenten. Gemessen an all den medial vorgeführten Möglichkeiten des Wissens und des Wissenswerten auch zum Thema „Gesundheit", sieht sich der einzelne Informationskonsument in der Situation ständiger Aufholjagd, die er letztlich nicht gewinnen kann. Denn er spielt nicht nur gegen die Informationsfülle, er spielt auch gegen die Zeit, die ja nur knapp verfügbar ist. Ein Spiel, das nicht zu gewinnen ist.

Fortgang der Zeit produziert Druck zu erhöhtem Informationskonsum. Vermehrung der Information trägt wiederum zur Verknappung der für den Konsum notwendigen Zeit bei. Die sich immer weiter öffnende Schere zwischen Informationsmenge und immer knapper werdender Zeit produziert Unbehagen. Das sind denkbar schlechte Voraussetzungen für medial stimulierte Gesundheitsvorsorge, nämlich verstanden als rationales Entscheidungshandeln angesichts von Risikosituationen.

Vorsorge als Kommunikationsproblem

Aber die Problematik reicht noch wesentlich weiter. Prävention als Kommunikation hat mit grundlegenden Widersprüchen, zumindest jedoch mit nicht unerheblichen Dilemmata zu rechnen.

Da wäre zunächst einmal das Problem der *Konkretheit* der Botschaft: je allgemeiner und breiter das Publikum, desto, notwendigerweise, unspezifischer die Botschaften. Je unspezifischer aber die Botschaften, desto weniger haben sie Bezug zur konkreten Risikovermeidung in Risikosituationen. Stichwort Aids: Je spezifischer die Informationen in Hinblick auf spezifisches Risikoverhalten bzw. bestimmte Risikogruppen, desto geringer die angenommene Relevanz der Information für das breite Publikum. Je zielgruppenspezifischer die Information, desto geringer die Eignung zur massenmedialen Verbreitung und desto geringer die Bereitschaft der angesprochenen Zielgruppen, sich mit der Botschaft auseinanderzusetzen. Zielgruppen benützen andere Informationsquellen als die der Massenmedien.

Das Dilemma besteht darin: je unspezifischer die Botschaft, desto breiter die Wirkung, desto weniger relevant für die Zielgruppen; je spezifischer das Thema, desto weniger interessant für die allgemeine Bevölkerung. Der paradoxe Anspruch öffentlicher Prävention liegt hier in einer Kommunikationsform gerichteter Ungerichtetheit. Ähnlich verhält es sich in bezug auf den emotionalen Gehalt präventiver Aussagen: prinzipiell Dramatisches soll entdramatisiert kommuniziert werden. Prävention operiert, etwa auch in der Aids-Prävention, in der Regel auf emotionaler Ebene mit entgegengesetzten Botschaften.

Das ist ein Dilemma, das nicht auflösbar scheint. So schreibt André Glucksmann in seinem Buch über die Liebe im Zeitalter von Aids: „Dem großen Publikum – oder der Gesamtheit der Gefährdeten – werden in sich widersprüchliche Bilder gezeigt. Auf der einen Seite schont man das Publikum, man verhätschelt es, man bemüht sich, es nicht in Panik zu versetzen, so daß man ihm jede besorgniserregende Information vorenthält. Auf der anderen Seite drängt man es dazu, aufzuwachen, sich in Bewegung zu setzen. Man predigt ihm ständige Wachsamkeit und grenzenloses Mißtrauen."[3]

Diesem Dilemma fallen die meisten Gesundheitskampagnen zum Opfer. Dahinter steckt die Angst des Gesundheitssystems, der Gesundheitspolitik vor öffentlicher Panik. Deswegen wird das Dramatische entdramatisiert. Entdramatisierung des Dramatischen besteht darin, den negativen, angstbesetzten Begriffen – wie etwa „Krebs" – eine andere Konnotation, eine positive Tonalität zu geben. Das steht natürlich im Widerspruch zu den – ebenfalls medienvermittelten bedrohlichen Bildern und vermittelten Erfahrungen der Menschen.

Daran knüpft ein weiteres prinzipielles Problem an: Zu den Eigenarten der Risikogesellschaft zählt es, angesichts der universellen, apokalyptischen Bedrohungen die Annahme des Risikos zu verweigern. Es gibt das Phänomen kollektiven wie individuellen Vermeidungsverhaltens: Was bedroht, wird verleugnet, d.h. man schlägt die Gefahr in den Wind, verleugnet sie in der Annahme, daß es sie dann auch nicht gibt. Die selbstgewählte Blindheit drückt sich in „willentlicher Unwissenheit"[4] aus. Sie ist die eigentliche kommunikative Herausforderung für die Gesundheitskommunikation und der öffentlichen wie privaten Prävention.

Millionenschwere Aids-Informationskampagnen etwa richteten und richten sich auf die Beseitigung der bloßen Unwissenheit, währenddessen die willentliche Unwissenheit in der Bevölkerung außer acht bleibt. In keiner Phase der Aids-Prävention in Österreich beispielsweise waren die angesprochenen Jugendlichen bereit, die Anzahl ihrer Sexualpartner zu reduzieren oder auf Spontankontakte zu verzichten. Und dies, obwohl über 70 % der österreichischen Jugendlichen sagen, dieses wäre wohl eine sinnvolle Maßnahme zur Aids-Prävention. Vielmehr zeigen die empirischen Befunde übereinstimmend einen weiteren Anstieg spontaner Sexualkontakte in den letzten Jahren. Umfrageergebnisse signalisieren: Die Risiken werden weiterhin trotz aller Aufklärungskampagnen unterschätzt. Auch die intensive Propagierung, ja „Sakralisierung" des Kondoms[5] zeigt hier – im Vergleich zum Überzeugungsaufwand – nur wenig Erfolg. Warum? Weil das propagierte technisch Machbare nicht gleichzusetzen ist mit dem psychisch Verträglichen. Der Widerstand gegen den Gebrauch des Kondoms als zentrale Präventionsmaßnahme ist nicht, wie man meinen könnte, das Ergebnis eines Mangels an Information, sondern das Ergebnis der Entscheidung „nicht-wissen-zu-wollen". Die niedrigen Kosten von Kondomen werden durch einen offenkundigen, allzu hohen psychologischen Preis aufgewogen.

Glucksmann hat auf diesen Zusammenhang aufmerksam gemacht: „Um die Ausbreitung der Geißel zu verhindern, nimmt es [das Kondom] spirituell deren verheerende Wirkung vorweg. Jeden Einzelnen entlarvt es als potentiellen Aids-Kranken. Wer das Kondom wählt, wählt zwar mögliche Sicherheit, aber um den Preis fundamentalen Mißtrauens gegenüber dem Partner."[6] Diesen Preis des Mißtrauens, der Distanz in der Begegnung wollen Jugendliche offenbar nicht zahlen. Die Empfehlungen zu „safer sex" werden, so signalisieren die empirischen Befunde, verweigert. Denn sie werden zugleich als Empfehlungen gegen eine vertrauensvolle, offene, Beziehung angesehen. Prävention im allgemeinen und Aids-Prävention im speziellen fordert zweckrationales Verhalten in einer Situation, deren Anziehungskraft aber gerade darin besteht, auf zweckrationales Verhalten zu verzichten. Denn das ist es ja gerade, was eine Liebesbeziehung idealiter ausmacht – der Verzicht auf Zweckrationalität.

Risikoverminderung und Risikokontrolle setzt zweckgerichtete Kommunikation als Bedingung voraus. Kommunikativ kontrolliertes Verhalten unterläuft aber das bisher tradierte Prinzip und auch den Wert unausgesprochenen Vertrauens. Die gängigen Strickmuster der Aids-Prävention verkennen bis zum heutigen Tag diese komplexe qualitative Dimension einer Zweierbeziehung. Der Adressat der Anti-Aids-Kampagnen – aber das gilt nahezu für alle anderen „Anti"-Kampagnen genauso – ist die Kunstfigur eines automatisierten Individuums, dem lediglich eine neue Verhaltenstechnik beizubringen wäre.

Was an diesem Beispiel gezeigt werden kann, steht stellvertretend für Präventionsmaßnahmen aller Art. Der Prüfstein für Präventionserfolg ist nicht das Maß des verbreiteten wissenschaftlich-technischen Wissens um Risikofaktoren und risikoreiches Verhalten. Der eigentliche Prüfstein liegt vielmehr in der Frage, wie mit dem kollektiven Nicht-wissen-Wollen, wie mit der Realitätsverleugnung umgegangen werden soll. Denn sie ist ein Teil des Systems: Die gesamte hochgezüchtete Gesundheitseuphorie der Fitness-, Wellness- und Happinesswelle sowie die dahinter stehende Gesundheitsindustrie, einschließlich des blühenden Präventionsmarktes, lebt letztlich gerade von dem Nicht-wissen-Wollen der Gesellschaft, von der Verleugnung der Realität, nämlich der unangenehmen Realität der Existenz von Krankheit, Leid und Tod.

Darin liegt die eigentliche paradoxe Situation, mit der Prävention zu tun hat. Sie müßte, um Erfolg zu haben, gerade die Mechanismen zur Realitätsverleugnung bekämpfen. Dazu müßte sich Prävention aber außerhalb des Systems stellen: Außerhalb des Gesundheitssystems, dessen tragender Bestandteil aber Gesundheitsvorsorge nun einmal ist; außerhalb aber auch der medialen Aufmerksamkeitsmechanismen, ohne die wiederum Prävention in der Informationsgesellschaft nicht verwirklicht werden kann.

Öffentliche Gesundheitskommunikation und Prävention holt hier nochmals die paradoxe Struktur der Massenkommunikation ein: Denn die Medien, derer sich Prävention bedient, bedienen muß, um Aufmerksamkeit herzustellen, sind selbst ein nicht unerheblicher Teil jenes Prozesses kollektiver Verdrängung und Realitätsleugnung, gegen die Prävention im Grunde zu kämpfen hat.

***

15 · Cyber-Arzt und digitalisierter Patient

In der modernen Informationsgesellschaft wird aber nicht nur das Verständnis der Menschen von „Gesundheit" und „Krankheit" verändert, sondern die kommunikationstechnologische Revolution verändert auch die Medizin selbst. Auf die telematische Gesellschaft warten neue medizinische Heilungs-Techniken: Das Zauberwort heißt „Multimedia" und bedeutet einen Quantensprung in der Entwicklung der High-Tech-Medizin. Einer der Pioniere der Multimedia-Medizin in den USA, R. M. Satava prognostiziert: „... die Zukunft läßt virtuelle Körper erwarten, die von einem echten Menschen kaum noch zu unterscheiden sind."[1]

Medizinisches Handeln im virtuellen Raum bringt im Rahmen des herkömmlichen naturwissenschaftlichen Paradigmas der Medizin, also im Rahmen positivistischer, kausalanalytischer Diagnose- und Therapieverfahren, eine Fülle von Vorteilen: 3-D-Verfahren, Simulationsmodelle, Cyberspace-Darstellungen u.s.w. tragen zur Optimierung schulmedizinischer Verfahren bei. Der Einsatz von Multimedia-Techniken in der Medizin verhilft zunächst zur besseren Rekonstruktion der Komplexität und Dynamik patho-physiologischer Prozesse: Der gesamte organische Funktionszusammenhang wird „durchschaubarer". Bessere Visualisierung verhilft zur besseren Urteilsbildung und damit zur besseren Vorbereitung von Entscheidungen; Datenverknüpfungen können verborgene Korrelationen und Abhängigkeiten sichtbar machen und in den Diagnose- und Therapieprozeß eingeführt werden. Dazu kommt: Die gewählten Heiltechniken können auch in Hinblick auf ihre möglichen Wirkungen im virtuellen Raum simuliert werden. So gesehen verhilft Multimedia-Medizin sowohl zur besseren medizinischen Ausbildung als auch zur Vermeidung von ärztlichem Fehlhandeln in der Realität.

Gleichzeitig bietet die Datenvernetzung nicht nur jederzeitigen Informationszugriff auf ein ständig wachsendes Wissensarchiv, sondern ermöglicht auch die Überwindung von Raum- und Zeitgrenzen. Damit ist nicht nur ein global kommunizierendes, sondern auch ein global handelndes Medizinsystem möglich. Ferndiagnosen und Fernoperationen stehen heute schon auf der Tagesordnung.

Vom Homo patiens zum Homomedia

Bei aller Euphorie über die Vorteile der Multimedia-Medizin lassen sich die negativen Folgeprobleme jedoch nicht ausblenden. Denn was als Quantensprung in der Heiltechnik angesehen werden kann, ist zugleich auch ein Sprung weg von der immer wichtiger werdenden, ganzheitlichen Betrachtungsweise des Heilprozesses.

Multimedia-Medizin nimmt den Patienten und übersetzt ihn in Information. Zwar werden in der Computersimulation organische Zusammenhänge transparent, zugleich aber verstellt sich noch mehr, als es jetzt schon der Fall ist, die Sicht auf die, den jeweiligen Funktionsstörungen zugrundeliegenden, seelisch-geistigen Prozesse. In einem virtuellen Arzt-Patienten-Verhältnis verschwimmen überdies die Unterschiede zwischen Modell und Wirklichkeit: Der Patient wird zum computergenerierten Modell seiner selbst.

In der detailgetreuen Kopie geht aber Entscheidendes verloren: die Realität subjektiv empfundenen Leidens. Denn Leid läßt sich weder mediatisieren noch digital auflösen. Es gibt kein Modell des Leidens. Leiden ist immer real, aber diese Dimension des Krankseins wird in der digitalen Welt aufgelöst. Und damit wächst die Entfremdung des Arztes vom Patienten. Die Krankheit wird – noch mehr als bisher schon – vom Patienten getrennt, um sie als Teil eines Informationsnetzwerkes zu sehen. Der Entpersönlichung des Umganges des Arztes mit dem Patienten entspricht die Entpersönlichung der Krankheit. Multimedia bringt zwar die Dinge sehr nahe, entschlüsselt Komplexität auf der Ebene bio-physikalischer Funktionsabläufe und optimiert medizinische Reparaturvorgänge, verliert aber den heilbedürftigen Patienten in seiner Ganzheit.

Der jüdische Schriftsteller und Publizist Joseph Roth hat einmal gesagt: „Es gibt keine Entfernungen mehr. Man ist den Dingen so nah, daß sie uns überhaupt nicht mehr betreffen ..."[2] Das ist das Problem der Arzt-Patienten-Beziehung im Zeitalter von Multimedia und Datenvernetzung. Der in Datenströme übersetzte Patient schafft keine Betroffenheit mehr, im Strom der Daten geht Empathie verloren – weil für den Arzt der Patient als „der andere" als Individuum verloren geht. Übrig bleibt vom Homo patiens allenfalls eine intelligente Patientenkarte.

Das Elend der Versachlichung der Arzt-Patienten-Beziehung, des Verlustes an Subjektivität, den die medizinisch-technische Entwicklung mit sich gebracht hat, verschärft sich hier noch einmal: Die virtuellen Modelle von Organen, ihre Strukturen und Funktionen verdrängen die Realität des Ganzen. In der Hyperrealität ist der menschliche Körper und sein virtuelles Modell ununterscheidbar. Ärztliches Handeln wird Teil einer großen computergenerierten, selbstreferentiellen Multimediaproduktion. Verloren geht dabei der Patient als leidendes Subjekt. An seine Stelle tritt der neue, digital verfügbare Homomedia. Seine Beziehung zum Cyber-Arzt wird lediglich durch die medizinische Software bestimmt. Damit schickt sich die technikorientierte Medizin an, endgültig die Herrschaft über den Menschen zu übernehmen. Was sich abzeichnet: Die Verantwortung des datenverarbeitenden Mediziners wurzelt nicht in Ethik, sondern Elektronik. Mit der Präsenz medizinischer Informationssysteme erhöhen sich die Diagnoseoptionen und Therapiemöglichkeiten. Mit wachsender Komplexität wächst für den Arzt und den Patient zugleich auch der Entscheidungsdruck, ohne daß dieser Komplexität der Entscheidungs- und Handlungsoptionen auch eine entsprechend umfassende ärztliche Verantwortung und Verantwortungsfähigkeit gegenüberstünde. So wird Verantwortung wieder an die Technik delegiert: Entlastung von Verantwortung, „Ent-antwortung", erfolgt über dieselbe medizinische Technik, die den Verantwortungsdruck erzeugt – ein Circulus vitiosus, der so nicht zu durchbrechen ist.[3]

Multimedia-Medizin müßte, um nicht zum Medium der wachsenden Dehumanisierung in der Beziehung zum Patienten zu werden, vom vorhandenen Druck bürokratischer, medizintechnokratischer Verpflichtungen befreien. Technologischer Fortschritt müßte dazu dienen, den Arzt „freizuspielen", um sich vermehrt den Patienten und ihren emotionalen Bedürfnissen zu widmen. Währenddessen geschieht derzeit genau das Gegenteil: Multimedia in der Medizin bindet noch mehr als bisher schon Aufmerksamkeit, die dem Patient fehlt. Multimedia dient im Sinne technokratischer Problembewältigung der Optimierung von *Heiltechniken* – die Optimierung *heilender Beziehungen* jedoch steht noch aus ...

Mit bloß instrumenteller Vernunft wird man den Ansprüchen der telematischen Gesellschaft im allgemeinen und der computerisierten Medizin im speziellen nicht gerecht. Wir brauchen – auch und gerade in der Medizin – einen Horizont des menschlich Möglichen, der das bloß technisch Mögliche übersteigt. Ansonsten ist nicht die Technik das Instrument, sondern der Mensch. Die rein instrumentelle Vernunft ist für die Widersprüche, die in ihrem Gefolge aufbrechen, entweder unempfindlich oder aber, sie erklärt sich ihnen gegenüber als unzuständig.

Wir brauchen einen Vorsprung an Rationalität gegenüber dem bloß technisch und ökonomisch Vernünftigen; wir brauchen einen Vorsprung an Emotionalität gegenüber den Versatzstücken einer artifiziellen, medieninszenierten Gefühlswelt; und wir brauchen einen Vorsprung an Spiritualität gegenüber der mentalen Vereinnahmung durch die Kunstprodukte der virtuellen Realität. Daran bestimmt sich die künftige Entwicklung der telematischen Gesellschaft, und daran bestimmt sich auch die künftige Qualität der Beziehung der neuen Cyber-Medizin zu ihren Patienten.

***

Epilog

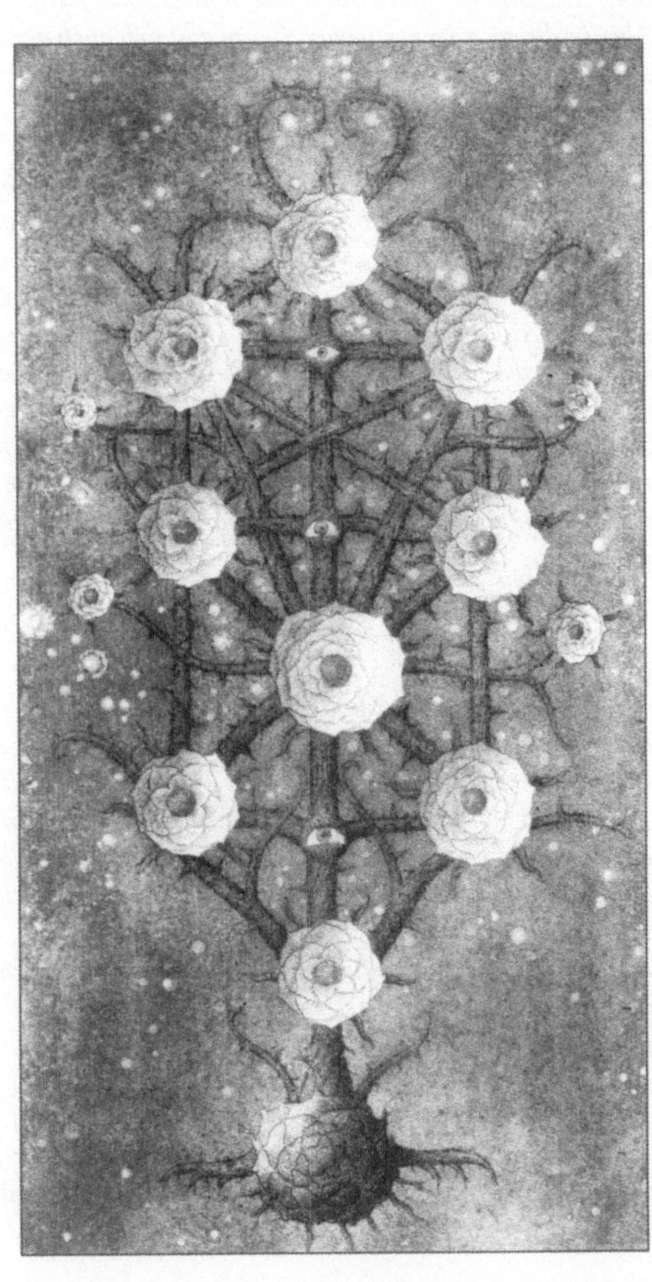

Im „Buch Sohar", einem berühmten Werk der Kabbala,
wird folgendes Wort überliefert: „Der Heilige ist ein großer,
mächtiger Baum, dessen Wipfel den Himmel berühren und
dessen Wurzeln in der heiligen Erde festsitzen." Dieser
Weltenbaum ist gewissermaßen das Grundmodell der Schöpfung, alle Urkräfte und Ursubstanzen finden sich darin vor.
Aber in diesem geheimnisvollen Baum gibt sich auch der
unfaßbare Gott zu erkennen: Er kommt dem Menschen
näher, eröffnet etappenweise bestimmte Aspekte seines Ge-
heimnisses. Die jüdische Mystik unterscheidet zehn
Urpotenzen, die zehn Sephirot, in ihnen wird die göttliche
Schöpferkraft dem Menschen erfahrbar, sie kommt ihm auf
gnädige Weise entgegen. Jede Sephira hat einen besonderen
Namen, der die jeweilige Kraft und Wirksamkeit kennzeich-
nen soll. Weisheit und Verstand, Gnade und richtende Gewalt
kommen jeweils in einem Ast des Weltenbaums zur Erscheinung. Mütterliche und väterliche Grundkräfte wirken sich
aus, die phallische Zeugung und das weibliche Empfangen.
Die zehnte Sephira, ganz unten lokalisiert, ist der Ort, in den
sich alle früheren Potenzen verströmen. Sie heißt „Malchut" –
das Gottesreich auf Erden, wird aber auch „Schechina"
genannt – die Einwohnung Gottes in seiner Schöpfung.

Ernst Steiner hat den Sephirot-Baum als Dornenstrauch
gestaltet. Sein Geäst ist vielfältig untereinander verbunden,
immer wieder kreuzen sich die Zweige und ergeben ein
lebendiges Geflecht. Der Strauch hat etwas Schwebendes, man
hat den Eindruck, als käme er aus dem sternengesprenkelten
Weltall und wäre auf der Suche nach einem Erdboden, in den
er einwurzeln könne. Die zehn Kraftpunkte erscheinen als
aufgeblühte Rosen, aber der Baum wächst weiter und weitere
Rosen kündigen sich an. – Seine besondere Lebendigkeit
bekommt der Dornstrauch dadurch, daß er in seinem Haupt-
stamm drei Augen hat: Er schaut den Betrachter an.
(Text: Otto Betz)

Trotz aller medizin-technologischer Errungenschaften bleibt
Heilen und Heilung letztlich ein Mysterium, das sich weniger
mit Worten als in der Poesie der Bilder erschließen läßt...

Der Therapeut. Oder: Das Mysterium des Heilers
Versuch einer Deutung

Das Bild *Der Therapeut* von René Magritte (vgl. Abbildung nach S. 166) zeigt den „unermüdlich Reisenden" mit Hut, Mantel, Stock und Bündel. Im Hintergrund der Nachthimmel mit Sichelmond und Sternen. Kopf und Rumpf der Figur werden durch einen lichtblauen, leicht wolkigen Himmel ersetzt, der in auffallendem Kontrast zur düster anmutenden Szenerie steht.[1]

Die Figur ist bedrohlich, erdverbunden und erinnert an die Schwere eines Landmanns. Woher kommt er? Wohin geht er? Wem gegenüber öffnet sich der Blick oder gar Zugang zur Schwerelosigkeit des Firmaments?

Magritte, an dessen 100. Geburtstag heuer erinnert wird, lehnte jede wissenschaftlich hermeneutische Auslegung seiner Bilder ab:

„Darin sieht er einen angewandten Positivismus, der mit dem ‚Mysterium', der ‚Poesie' als der einzigen authentischen Botschaft seiner Werke unvereinbar ist... Magrittes Bilder dürfen nicht wie Bestandteile eines Bilderrätsels gelesen werden, dessen Aussage über sie hinausweist."[2]

Es soll hier, am Ende dieses Buches, auch nicht sosehr um eine rationale Deutung, um Ikonologie gehen, sondern um die versuchsweise, skizzenhafte Erschließung jenes „poetischen Sinns", der auch mit der Thematik dieses Buches zu tun hat und für den *Der Therapeut* steht.

Wie in allen seinen surrealen Bildfindungen zielt Magritte auch hier auf das „Mysterium" als zentrale Kategorie seines Denkens ab.[3]

Aber was ist Magrittes verborgenes, geheimnisvolles Problem, für das die wuchtig dunkle Gestalt des Wanderers in der Version von 1962 eine mögliche Lösung ist?

Das „Mysterium", um das das Magritte'sche Denken und Malen kreist, wird von ihm nicht als Übernatürliches, Göttliches gesehen, sondern es stellt das Rätsel des Realen selbst dar, nämlich, „daß es etwas Besseres als das, was man von der Welt denkt, gibt, daß es die Welt selber gibt."[4]

Öffnet sich dieses Bessere der eigentlichen Welt im Therapeuten? Und ist es etwa die Eigenschaft des unermüdlichen Unterwegsseins, die das Rätsel des Seins letztlich zu lösen vermag?

Zu den großen, durchgehenden Themenbereichen, die das Magritte'sche Œuvre durchziehen, zählt auch das spannungsreiche Thema „des Sichtbaren und des Verborgenen."[5]

In gewisser Weise ist das Sichtbare und das Verborgene auch das Grundthema dieses Buches, weil es das Grundthema der medizinischen Kommunikation, das Grundthema jeder Arzt-Patienten-Beziehung ist. Nur die trivialisierte, in Routine erstarrte „Kommunikation" begnügt sich mit dem Sichtbaren und dem Vordergründigen. Existentielle Kommunikation, wie wir sie verstanden und beschrieben haben, geht über das Augenfällige hinaus, bringt die Realität des Verborgenen zur Geltung und kann darin heilswirksam werden.

Mit Blick auf den *Therapeuten* soll dieser Problematik im Kontext unseres Themas der gestörten, aber heilbaren Beziehung zwischen Arzt und Patient gleichsam nachgespürt werden.

Das Bild dient uns dabei als Quelle von Assoziationen, mit denen wir etwas von diesem „poetischen Sinn", vom „Mysterium" der Begegnung zwischen Arzt und Patient erschließen wollen. Sie nehmen zwar beim *Therapeuten* ihren Ausgang, setzen sich aber – wie wir zeigen werden – in andere Richtung fort. Das liegt schon im unterschiedlichen Verständnis von „Mysterium", das sich nicht – wie bei Magritte – im, die Annahme einer objektivierbaren Welt ständig durchkreuzenden Denken alleine erschließt...

Die Suche nach dem rätselhaften Sein der Dinge führt nämlich nicht an der ewigen Gottesfrage vorbei, sondern geradewegs auf sie zu. Es muß nur lange genug gesucht und konsequent genug gefragt werden. In diesem Sinne läßt sich trotz aller propagierter Gottferne, trotz aller den Surrealisten eigenen, zur Schau gestellten „Obsession des Sakrílegs", trotz aller „blasphemischer Bildattacken" gegen Christentum und Kirche gerade auch im Werk Magrittes, und der Annahme eines gottlosen „Mysteriums" sagen: „Die Dimension des Religiösen erweist sich als resistent.'"[6]

Sie ist auch und gerade im „ewigen Reisenden" zugegen: *Der Therapeut* läßt etwas von diesem existentiellen Unterwegssein durch die Rätselhaftigkeit des Seins erahnen. Therapeut sein heißt Unterwegssein und andere beim Unterwegssein zu begleiten.

„Therapeut" ist einer, der dient, bedient, pflegt und heilt. Ähnlich wie im Griechischen (θεραπεύω) meint auch das Altindische „dhar" halten, am Leben erhalten; und „dhoranas": tragend, erhaltend. Folgt man der etymologischen Wurzel des Begriffes, dann wird deutlich: nicht um die *Person* oder ihren sozialen Status geht es, sondern um die *Tätigkeit* des Dienens, Pflegens und Heilens, wer immer diese Tätigkeit auch ausübt. Bei den Römern lag die ärztliche Tätigkeit – laut Claudius Codenus (geb. 131 n. Chr.) – meistens in den Händen von Freigelassenen und Sklaven, seltener auch von Freien, die dann aber fast ausnahmslos aus Griechenland oder dem Orient stammten.[7]

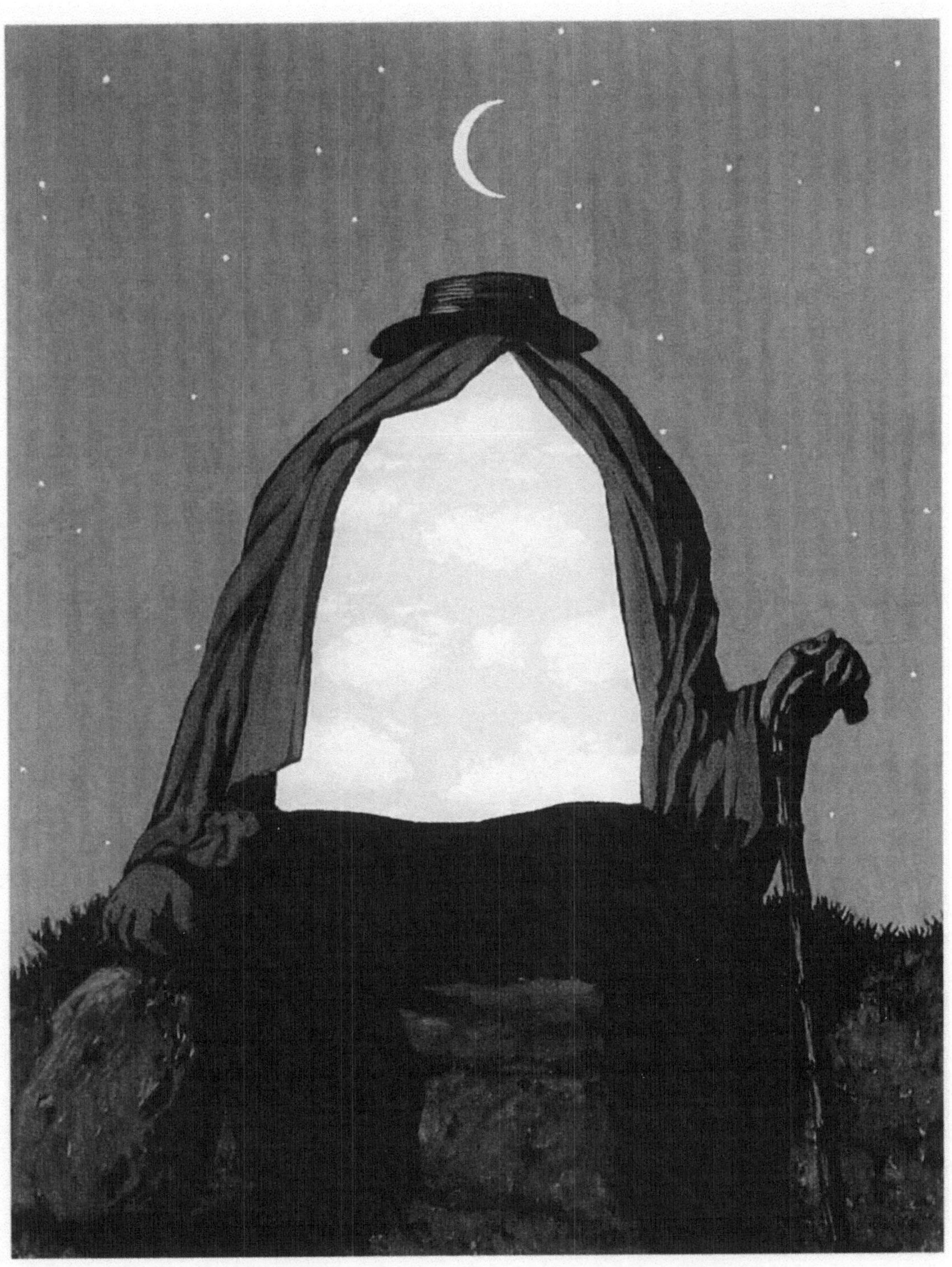

Der Therapeut hat kein Gesicht, bleibt also ohne persönliches, kennzeichnendes Merkmal. Das entspricht auch seiner Bestimmung. Denn er verkörpert ja – wie gesagt – nicht eine bestimmte Person, die dient, sondern die spezifische Art des Dieners selbst. Man könnte auch sagen: der Verzicht auf das Gesicht bedeutet Verzicht auf Ansehen – des eigenen Ansehens wie des Ansehens des anderen. Der gesichtslose Therapeut könnte als allegorische Darstellung des Prinzips des gleichbleibenden Wohlwollens allem und jedem gegenüber, des Prinzips der unpersönlichen Liebe, die der Arzt haben sollte, gedeutet werden. Es ist aber nicht eine Liebe von Angesicht zu Angesicht, sondern eine Liebe, die allen gilt.[8]

So als würde im Schweigen der Nacht die Einladung ausgesprochen: Jeder, der in dieser Nacht seiner Existenz unterwegs ist, kann durch mich hindurch eintreten in eine hellere Gegenwart des Seins. In der Spannung zwischen hell und dunkel, Tag und Nacht, vollzieht sich die Chance auf Transformation.

Wer diesem Therapeuten begegnet, begegnet dem saturnischen Prinzip, das für Vergänglichkeit, Krankheit und Tod steht: Saturn, der Agrargott der Römer, später mit dem griechischen Chronos gleichgesetzt, von dem sich auch der Begriff „chronisch" in Verbindung mit Krankheit herleitet, erhielt auch den Beinamen „Hüter der Schwelle".[9] *Der Therapeut* ist ein solcher „Hüter der Schwelle" – zwischen Leben und Tod, Gesundheit und Krankheit, Tag und Nacht, Angst und Hoffnung, Körper und Geist, Materiellem und Immateriellem.

Mag sein, daß im Verhältnis von umgebender Nacht und taghellem Licht auch das Verhältnis von Realität und Fiktion zum Ausdruck kommt. Das helle „Fenster" im *Therapeuten* wäre dann ein fiktiv trügerischer Schein in der Realität der Trostlosigkeit der Nacht. Die lichte, leidfreie Zukunft wäre Fiktion, die Vorstellung eines heilenden, tröstenden „Himmels" lediglich Projektion unerfüllter Sehnsüchte des Menschen, ihre einzige Chance, sich ihres Leids, ihrer Sorgen zu entledigen.[10] Und das Geheimnis des Therapeuten, sein „mentales Mysterium",[11] läge darin, diese Fiktion und Projektion möglich werden zu lassen. Der Therapeut als „ewiger Wanderer" zwischen Realität und Fiktion, der Therapeut als Medium von Fiktionen…?

Mag sein, daß diese Ambivalenz Teil des Magritte'schen Problems ist, auf das der *Therapeut* eine Antwort sein soll. Es würde auch seiner religionskritischen Einstellung entsprechen. Andererseits, wenn es zutrifft, daß sich das Religiöse in Magrittes Werk als resistent erweist,[12] dann manifestiert es sich gerade auch bei der allegorischen Figur des „*Therapeuten*". Denn was öffnet sich im *Therapeuten* anderes als ein Fenster zur Spiritualität? Die Dialektik zwischen Tag und Nacht – was ist sie anderes als die Dialektik zwischen erleuchtetem und nicht erleuchtetem Bewußtsein?

Ist dies nicht auch Teil der „poetischen Botschaft" des *Therapeuten* und zugleich deren zentraler Sinngehalt? Schon auch deswegen, weil das „Mysterium des Realen" – wie Th. Heyden zu zeigen versucht – immer schon „trotz aller kritischen

Distanz zur christlichen Religion – als eine Kategorie mit religiöser Funktion verstanden werden [kann]."[13]

Damit eröffnet sich aber auch eine andere, entscheidende Dimension des „poetischen Sinns", für den der *Therapeut* auch steht – selbst wenn Magritte zu dieser Dimension des Mysteriums letztlich keinen Zugang gefunden hat: Hier trifft erleuchtetes und nicht erleuchtetes Bewußtsein im Sinne der buddhistischen Lehrtradition aufeinander.[14]

Wir wollen diesem gedanklichen Zusammenhang weiter folgen, wohl wissend, damit Magritte zu verlassen, über ihn hinauszugehen. Denn der „poetische Sinn" des Sujets und seines visuellen Ausdrucks läßt sich – bei aller „Präzision des Bildes vom Mysterium", das Magritte stets anstrebte – nicht festschreiben…

Über den Unterschied zwischen erleuchtetem und nicht erleuchtetem Bewußtsein sagt D. T. Suzuki: „Der einzige wesentliche Unterschied zwischen dem Erleuchteten und dem Unerleuchteten ist der, daß der Erleuchtete neben seinem psychologischen und verstandeshaften Bewußtsein noch das besitzt, was ich ein spirituelles Bewußtsein nennen möchte. Die Menschen der psychischen Welt sind zu diesem spirituellen Bewußtsein noch nicht erwacht. Sie hören zwar die Glocke und erkennen den Klang; aber hier bleiben sie stehen, ihre Einsicht dringt nicht bis in die spirituelle Welt vor; deshalb sind sie ohne Erleuchtung. Anders ist es beim Spirituell-Erwachten. Aber wir dürfen nicht glauben, daß er sich seiner geistigen Wesensnatur jederzeit bewußt ist oder daß sein sogenanntes ‚spirituelles Bewußtsein' stets darauf besteht, auch auf der oberflächlichen Ebene des Bewußtseins gehört zu werden. Es kann niemals als psychologisches Faktum von den übrigen Vorgängen in unserem gewöhnlichen relativen Bewußtsein abgegrenzt und gesondert werden. Spirituelles Selbst-Bewußtsein ist ein Bewußtsein *sui generis*. Es ist eine Form der unmittelbaren intuitiven Erkenntnis, bei der das Subjekt und das Objekt, der Erkennende und das Erkannte, nicht mehr voneinander zu trennen sind. Es ist eine Erkenntnis, bei der es keinen Gegensatz mehr zwischen dem Sehenden und dem Gesehenen gibt: ein Fall absoluter Identifikation. Eine Erkenntnis, die keine ist, eine Erkenntnis des unterschiedenen Nicht-Unterscheidens und der unterscheidenden Nicht-Unterscheidung."[15]

Liegt in dieser intuitiven Erkenntnis, in der der Erkennende und das Erkannte zu einer Einheit verschmelzen, nicht zugleich auch das eigentliche Wesen der Schicksalsgemeinschaft zwischen Arzt und Patient?

„*Der Therapeut*" vereinigt beides: das der physischen Welt verhaftete – noch unerleuchtete – Bewußtsein und jenes helle – erleuchtete – spirituelle Bewußtsein.

Worin dient denn der Arzt, der Therapeut, den Menschen? Doch auch dadurch, daß er sie durch den Irrgarten eines rätselhaften Seins hindurchführt, sie begleitet, um Heilung möglich werden zu lassen. Der Arzt, der Therapeut, ist ein Mediator des Heils. Nichts an ihm steht dem Heilsuchenden im Weg – schon gar nicht ein ärztliches Ego. Das kommt in der Gesichtslosigkeit des *Therapeuten* zum Ausdruck. Er verstellt nicht – trotz der Wuchtigkeit und Autorität seiner Erscheinung – durch seine Persönlichkeit den Weg zum Heil, sondern läßt für den Suchenden in ihm und durch ihn den Weg dorthin erkennbar werden.

In der Begegnung mit dem Therapeuten kann der heilsame Aufbruch aus der Welt des unerhellten Bewußtseins und seiner Hoffnungslosigkeit geschehen. Er kann zwar das Leid nicht aus der Welt schaffen, er selbst ist ja wie der Patient ein Leidender; aber in der spirituellen Entfaltung gewinnt dieses Leid eine andere Wertigkeit: „Den erleuchteten Menschen ist Leiden zwar zweifellos immer noch Leiden, aber sie haben es sozusagen in ihr spirituelles Bewußtsein hineingenommen, wo alles, was auf der psychologisch-natürlichen Ebene geschieht, seine eigentliche Bedeutung in Übereinstimmung mit dem ‚undenkbaren‘ Plan des Universums findet. In diesem Sinn stehen sie nicht länger unter dem Einfluß des Gesetzes von Ursache und Wirkung, ohne daß dieses jemals ‚verdunkelt‘ würde."[16]

Der Anspruch, der sich damit verbindet, ist nicht gering: Wenn sich im Arzt und durch den Arzt, im Therapeuten und durch den Therapeuten, das Sein des Patienten, der Schmerz und das Leid nicht verwandeln können, dann wird er seiner dienenden, heilenden Aufgabe nicht gerecht. Das setzt aber Verwandlung, Transformation im Arzt selbst voraus. In seinen biographisch-analytischen Reflexionen über die philosophischen Grundlagen des Arztberufs beschreibt dies J. Needleman so: „… die Rolle des Arztes [verlangt] die Entwicklung seines inneren Seins – und nicht einfach die Reparatur seines Ego."[17]

Erst aus diesem „inneren Sein" kommt eine besonders tiefe Aufmerksamkeit, die nach außen hin auf den Patienten „ausstrahlt" und die von Needleman sowohl als spürbare Heilenergie als auch als Aktivierung der für Heilung notwendigen Aufmerksamkeitskraft im Patienten selbst gesehen wird.[18]

Und als Vorbereitung dafür empfiehlt er: „Man [muß] nach wahrem Menschsein streben, wenn man ein Arzt im besten Sinne des Wortes werden will. Dazu muß man erst einmal sehen, wie weit man vom wahren Menschsein entfernt ist, und dieses Sehen muß eine innere Leidensspannung erzeugen, das Potential der Selbsttransformation – es soll also das Gewissen wecken und nicht etwa Schuldgefühle. Und da frage ich Sie: Welcher Arzt hätte sich nicht schon für Augenblicke erlebt, wenn er sieht, wie wenig er angesichts der Sterblichkeit seiner Patienten tun kann? Welcher Arzt hätte sich nicht schon für Augenblicke vor dem ungeheuren metaphysischen Ausmaß des Leidens stehen sehen, das in diesem kleinen Lehmklumpen namens Mensch steckt? Zusammen mit dem Wissen um die Unausweichlichkeit seines eigenen Todes ist dieses Leiden das einzige, was dem Menschen eine Ahnung von einer tieferen Ordnung der Dinge geben kann.

Mit einem Wort, echtes Mitgefühl und echte intuitive Erkenntnis sind Funktionen der bewußten Aufmerksamkeit; ohne sie ist die Wissenschaft und sind selbst altruistische Gefühle blind. Und wer, wenn nicht der Arzt, hätte in unserer Gesellschaft die Gelegenheit, sich so tief auf das Leiden der Menschheit einzulassen, daß er dann nur noch die Aufmerksamkeit auf sich selbst lenken müßte, um mit fast tödlicher Sicherheit zu erreichen, daß sein Sehvermögen zumindest ab und zu jener Geistesebene entspringt, die von den Lehren der alten Zeit ,die innere Gottheit‘ genannt wurde? Eben die, die ich aufgrund meiner Erfahrung als ,echte Aufmerksamkeit‘ bezeichne? Das Elend der Menschen zu sehen und betroffen zu sein, ist eine Sache; eine ganz andere Sache ist es, die ganze Zwangsläufigkeit dieses Elends als das Eingeschlossensein von etwas Unendlichem in einem endlichen Körper zu erfahren, die Einzelheiten dieses Elends vor Augen geführt zu bekommen und mit der vornehmen Aufgabe betraut zu sein, hier reale Hilfestellung zu geben. An solch einer Berufung wird der Mensch ohne jeden Zweifel wachsen oder zerbrechen. Deshalb ist der Arzt entweder ein besonders guter oder ein besonders schlechter Mensch – denn was wäre erbarmungswürdiger oder verachtenswerter als ein schlechter Arzt.“[19]

Darin drückt sich der eigentliche Anspruch eines „erleuchteten“ ärztlichen Bewußtseins aus. Was für Suzuki der, allem leidvollen Geschehen zugrunde liegende, „undenkbare“ Plan des Universums ist, stellt sich für Needleman als das ewige Mysterium des Leids, als „eines Unendlichen in einem endlichen Körper“ dar.

Ist der *Therapeut* nicht der geniale visuelle Ausdruck dieser Einsicht eines Unendlichen in einem endlichen Körper?

Hier vollzieht sich nun endgültig der Übergang vom Vor-Religiösen oder Quasi-Religiösen des *Therapeuten* zum Religiösen.

In der Tiefe der Nacht und der Orientierungslosigkeit bricht wie das rettende Signal des Leuchtturms die tröstliche Helligkeit des göttlichen Arztes auf. Religion und Medizin werden zu zwei aufeinander verweisende Anschauungsformen des einen Mysteriums – des Mysteriums der Heilungsbedürftigkeit des Menschen. Das macht den Kern der „medizinischen Religion“, der jüdisch-christlichen Religion aus.

So spricht der Gott Abrahams, Isaaks und Jakobs zu Israel, seinem Volk, auf dem Weg nach Sinai: „Wenn du auf die Stimme des Herrn, deines Gottes, hörst und tust, was in seinen Augen gut ist, wenn du seinen Geboten gehorchst und auf alle seine Gesetze achtest, werde ich dir keine der Krankheiten schicken, die ich den Ägyptern geschickt habe. Denn ich bin der Herr, dein Arzt.“ (Ex 15, 26)

In dieser Tradition steht die zur geschichtlichen Realität gewordene Offenbarung des an den Wunden der Menschheit mit-leidenden göttlichen Heilbringers: „Dadurch sollte sich erfüllen, was durch den Propheten Jesaja gesagt worden ist. Er hat meine Leiden auf sich genommen und unsere Krankheit getragen.“ (Mt 8, 17) Und im Angesicht des Gekreuzigten konnte noch die alte Kirche rufen: „Hilf, Christus, du bist unser einziger Arzt.“[20]

Die jüdisch-christliche Religion ist im Innersten eine therapeutische Religion.[21] Und Jesus, der Rabbi aus Nazareth, hat sich selbst so verstanden: „Nicht die Gesunden brauchen den Arzt, sondern die Kranken." (Mk 2, 17) Und darin liegt ihr therapeutisches Programm. „Jesus [unterscheidet] damit unter den in seinen Augen allesamt Kranken die besonders schwierige Gruppe jener, die sich ihrer Krankheit nicht bewußt und deshalb seiner Zuwendung doppelt bedürftig sind, weil bei ihnen, zusätzlich zu ihren Leiden, eine Bewußtseinssperre überwunden werden muß."[22]

Nichts anderes geschieht – wenn auch als schwacher, stets vom Scheitern bedrohter Abglanz des heilenden Wirken Jesu – in jeder glückenden, therapeutischen Arzt-Patient-Beziehung: die vorhandenen Bewußtseinssperren zu überwinden, um die eigentlichen heilungsbedürftigen Wunden „hinter" dem organischen Leiden erkennbar zu machen. Dazu muß der Arzt – wie gesagt – selbst den Weg zu „Selbsttransformation"[23] gehen, dh eine bewußte Beziehung zu seiner eigenen, inneren Wunde finden.

Und hier schließt sich der Kreis unserer Betrachtungen: Der Arzt steht in der Nachfolge dieses göttlichen Heilers. Den „mythologischen Ur-Arzt",[24] den ewig an seiner Wunde leidenden Heiler, überstrahlt der ans Kreuz geschlagene göttliche Heiler. Der Arzt steht im Schatten dieses Kreuzes. Und dieser „magnus medicus", wie ihn Augustinus nennt, wirkt unbeschadet von allen Kirchen- und Glaubenskrisen, bis in unsere Tage der High-Tech-Medizin.

Es ist doch merkwürdig: Eines der wenigen Dinge, die der durchschnittliche, eher gottlos glaubende Christ heute noch in bezug auf diesen Jesus glaubt, ist, daß er Kranke geheilt hat...[25]

Die Sehnsucht nach Heil und Heilung durchzieht die gesamte Bewußtseinsgeschichte der Menschheit. Die uralten Ahnungen und Erfahrungen der Seele, die sich im Mythos vom ewig an seiner Wunde leidenden Götter-Arzt[26] bild- und symbolhaft verdichten – sie sind nicht aufgehoben, aber sie sind durch Christus, die Auferstehungsbotschaft und die Überwindung des Todes zu ihrer Erfüllung und Vollendung gekommen. Das Kreuz wird zwar täglich neu „in der Welt des ewigen Hinsiechens" errichtet – aber es ragt über sie hinaus...

Marc Chagalls *„Kreuzigung in Gelb"* (vgl. Abbildung nach S. 172) steht nicht nur als Chiffre für das Elend seiner Zeit, sondern hat – wie das Leiden der Menschen insgesamt und das Leiden der Juden im besonderen – universalistische Geltung. Thora und Kreuz, alter und neuer Bund vereinigen sich. Der gekreuzigte Jude ist die Antwort auf das Leiden und den Schmerz der Welt: Der Glaube an ihn, so lautet Chagalls Angebot, versetzt die Berge der Hoffnungslosigkeit."[27]

Und nur deshalb kann man gegen die Unbegreiflichkeit des Elends der Welt, gegen alles Nicht-verstehen-Können, gegen allen scheinbaren Widersinn hoffend annehmen: Leiden hat Sinn![28] Das ist das eigentliche Mysterium, das das „Mysterium des Realen" übersteigt...

Mitten aus dieser „eschatologischen Paradoxie" oder auch Dialektik einer unentrinnbar zum Leiden verurteilten und zugleich davon erlösten Welt heraus speist sich letztlich das kommunikative Gewissen des Arztes. Und die unermüdliche Aktivität dieses kommunikativen Gewissens ist es, die das sprachlose Leid verwandelt und Heil und Heilung möglich werden läßt ...

***

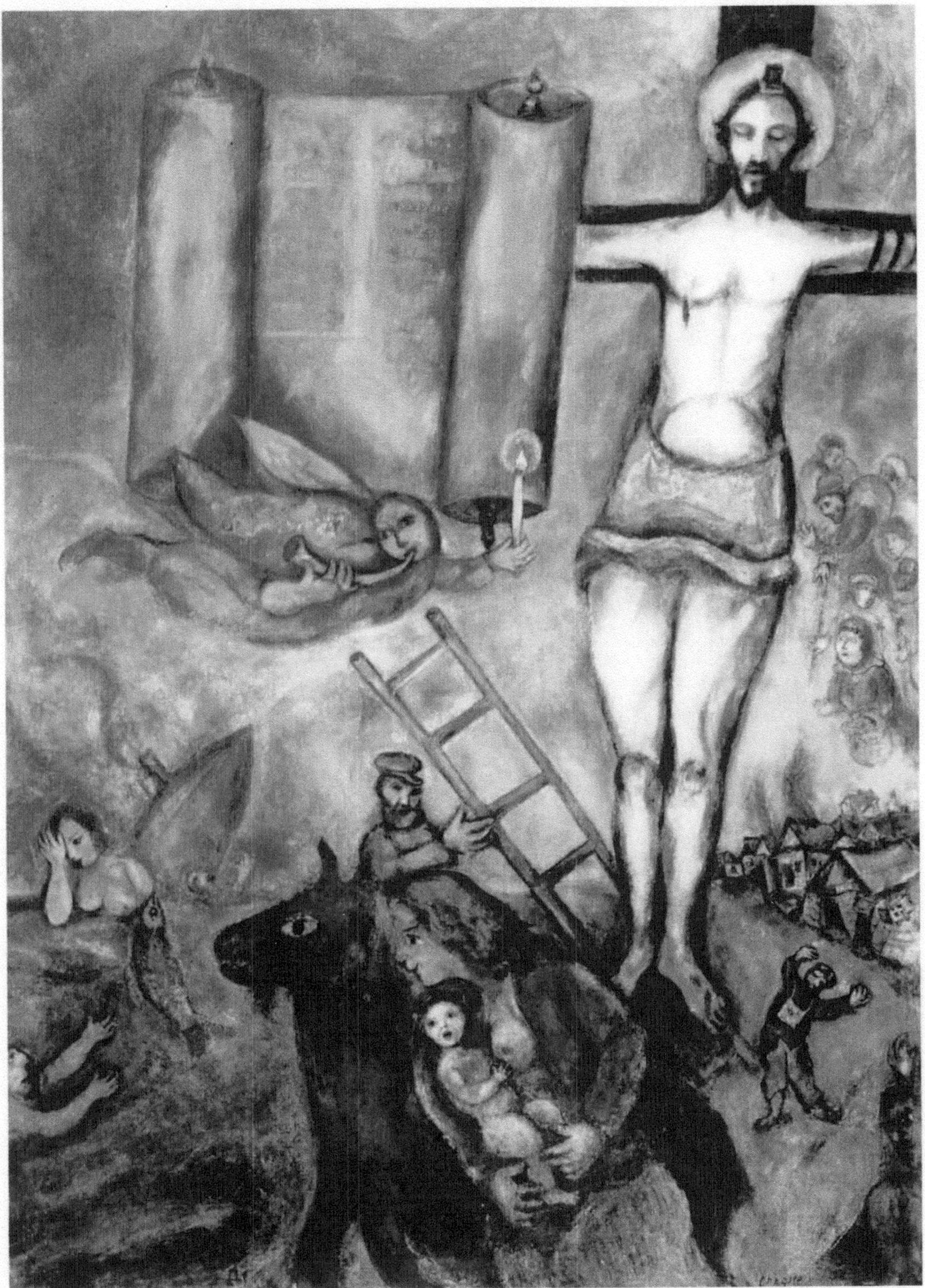

Anmerkungen

Vorwort

1 Simone Weil: Schwerkraft und Gnade, München 1981[3], S. 13 f.
2 Der Spiegel berichtet in Nr. 48/1997 unter dem Titel „Kriminelles Geflecht" über Recherchen deutscher Staatsanwaltschaften gegen niedergelassene Kardiologen wegen des Verdachts gezielten Betrugs und fragwürdiger medizinischer Praktiken zwecks persönlicher Bereicherung. In diesem Zusammenhang werfen die Krankenkassen nicht nur den Kardiologen, sondern auch anderen medizinischen Sparten wie Radiologen und Augenärzten dubiose Praktiken und Manipulationen bei der Abrechnung von Sachkosten zum Schaden der Krankenversicherungen und damit der Beitragszahler vor. Vorgeworfen wird den Kardiologen überdies die Anwendung von zwar gewinnträchtigen, aber „überflüssigen" und riskanten Therapien", etwa im Zusammenhang mit fragwürdigen Kathetereingriffen bei Gefäßerweiterung durch Ballondilatation.
Und die österreichische Tageszeitung „Kurier" vom 1. 12. 1997 macht mit dem Titel auf: "Spitäler machen gesund Geschäfte mit Diagnosen". Dabei geht es um den Vorwurf, daß nach Einführung der sogenannten „Leistungsorientierten Krankenanstaltenfinanzierung" (LKF) in den Spitälern jene Krankheiten zur Hauptdiagnose gemacht werden, die – gerechnet über ein Punktesystem – die höchsten finanziellen Zuwendungen der öffentlichen Hand erwarten lassen (z.B. Diabetes).

Einleitung

1 Vgl. dazu H. Pietschmann: Das Ende des naturwissenschaftlichen Zeitalters. Wien – Hamburg 1980, S. 26 ff.
2 Carl Friedrich von Weizsäcker: Geist und Natur. In: H. P. Dürr/W. Ch. Zimmerli (Hrsg) Geist und Natur. Über den Widerspruch zwischen naturwissenschaftlicher Erkenntnis und philosophischer Welterfahrung. Bern – München – Wien 1991, S. 23.
3 Weizsäcker, 1991, S. 25 f.
4 Hans-Peter Dürr: Vorwort zu ders. (Hrsg): Physik und Transzendenz. München 1990[2], S. 12 f.
5 Dürr, 1990, S. 14.
6 Vgl. dazu stellvertretend Fritjof Capra: Das Tao der Physik. Bern – München – Wien, 1991[12].
7 Werner Heisenberg: Physik und Philosophie. Berlin 1973, S. 60. In: F. Capra, 1991, S. 141.
8 Vgl. dazu als Überblick Despina Apostolidis: Die Bedeutung von Kommunikation in einer Gegenüberstellung der traditionellen Medizin und der westlichen Medizin. Wien 1996 [Diplomarbeit].
9 Vgl. dazu Karl Hermann Spitzy: Dämon und Hoffnung. Wien 1993 [Phil. Diss.], S. 52 ff.
10 E. H. Ackerknecht: Problems of Primitive Medicine. In: Bull. History Med., Vol. 11, S. 514.
11 Siegmund Freud: Die Frage der Laienanalyse. Wien 1926. In: Gesammelte Werke, Bd. XIV, London 1940–52.

Zit. auch in: Paul Lüth: Sprechende und stumme Medizin. Über das Patienten-Arzt Verhältnis. Frankfurt/Main 1974. (Als Motto seines Buches).

[12] Rachel Naomi Remen im Interview mit Bill Moyers: In: B. Moyers: Die Kunst des Heilens. Vom Einfluß der Psyche auf die Gesundheit. München – Zürich – London 1994, S. 331.

[13] Moyers, 1994, S. 330.

[14] Vgl. Herbert Benson: Heilung durch Glauben. Selbstheilung in der Medizin. München 1997, S. 215.

[15] Martin Buber: Ich und Du. Heidelberg 1994, S. 9 ff.

[16] Ivan Illich: Die Nemesis der Medizin. Die Kritik der Medikalisierung des Lebens. München 1995[(4)], S. 123.

[17] Karl Kerényi: Der göttliche Arzt. Darmstadt 1956[(2)], S. 28.

[18] Illich, 1995, S. 15.

[19] Max Picard: Die Welt des Schweigens. Frankfurt/Main 1959, S. 70 f.

Kapitel 1: Vertrauenskrise als Kommunikationskrise

[1] Vgl. dazu auch Ellis Huber: Gesundheit und Kommunikation. In: Communications, Berichtsband über den 1. Kongreß „Gesundheit und Medien". Vol. 19, 2–3/1994, S. 161.

[2] Die Daten beziehen sich auf eine vom Autor konzipierte und vom Österreichischen Gallup-Institut durchgeführte, nicht veröffentlichte Umfrage. Gemacht wurden 300 Telefoninterviews, repräsentativ für die österreichische Bevölkerung.

[3] Huber, 1994, S. 162.

[4] Vgl. Benson, 1997, S. 58.

[5] Vgl. W. J. Bittner/S. Pfeifer: An Leib und Seele heil werden. Wuppertal 1996, S. 28.

[6] Benson, 1997, S. 58.

[7] Huber, 1994, S. 163.

[8] Vgl. J. Siegrist: Asymmetrische Kommunikation bei klinischen Visiten. In: Köhler K./Raspe H.-H. (Hrsg): Das Gespräch während der ärztlichen Visite. Empirische Untersuchungen. München 1982, S. 16–22.

[9] Zit. in: J. Spranger: Heilen, Lindern, Trösten. In: Spiegel special, Nr. 7/1996, S. 22.

[10] Spranger, in: Spiegel special, S. 22.

[11] Vgl. Jakob Needleman: Ein guter Arzt ist die beste Medizin. Heilung statt Reparatur. München 1996, S. 133.

[12] Karl Jaspers, Vernunft und Existenz. München 1973, S. 70 ff.

[13] Gerhard Arno Nagel: Krebsmedizin. Zur Notwendigkeit einer Standortbestimmung. Freiburg/Br. 1991, S. 21 f.

[14] Nagel, 1991, S. 33.

[15] Vgl. Nagel, 1991, S. 17.

[16] D. M. Eisenberg et al.: Unconventional Medicine in the United States – Prevalence, Costs and Patterns of Use. In: New England Journal of Medicine, Jan. 1993, S. 46–52. Zit in: Mark Schmid-Neuhaus: Angst vor dem Medizinsystem als Chance zur Veränderung. Vortrag zur 11. Arbeitstagung des Wildunger Arbeitskreis für Psychotherapie. März 1996.

[17] Spranger, in: Spiegel special, S. 22 ff.

[18] Vgl. dazu: R. Shapiro/D. Simpson/S. Lawrence: A Survey of Sued and Non-Sued physicians and Suing Patients In: Arch. Int. Med., Vol. 149, S. 2190–2196.

[19] Lucian L. Leape: Error in Medicine. In: Journal of American Medical Association, Vol. 272, 1994, S. 1851–1857. Zit in: Benson, 1997, S. 125.

[20] Vgl. Benson, 1997, S. 126.

[21] Karl Jaspers: Weltorientierung. Philosophie Bd.1. Berlin 1932, S. 121 ff.

22 Ellis Huber: Das Gesundheitssystem macht die Ärzte krank. Studie der Ärztekammer Berlin. In: Zukunft direkt (Janssen-Cilag). Neuss, Mai 1996, S. 1; 6.

23 Huber, 1996.

24 Huber, 1996.

25 Huber, 1996.

26 A. Längle in einem Vortrag anläßlich der Tagung „Person und Arbeitswelt" in Wien 1997.

27 G. Sonneck: Selbstmorde und Burnout von Ärzten. In: Zeitschrift für ärztliche Fortbildung (ZAF), Vol. 7, 3/4, S. 22–28.

28 R. Karazmann, et al.: Lebensqualität und Belastungen von Hausärztinnen und Hausärzten in Wien. Wien 1995 [unveröff. Manus.], S. 74.

29 Vgl. Thomas Gordon/W. Sterling Edwards: Patientenkonferenz. Ärzte und Kranke als Partner. Hamburg 1997, S. 30.

30 S. Lester/S. Smith: Listening and Talking to Patients – A Remedy for Malpractice Suits? In: West J. Med., Vol. 158, S. 268–272. Zit. in: Gordon, 1997, S. 31.

31 Peter Orban: Verborgene Wirklichkeit. Eine Einführung in das esoterische Denken. München 1990, S. 101. Zit. in: Peter Gathmann/Claudia Semrau-Lininger: Der verwundete Arzt. Ein Psychogramm des Heilberufs. München 1996, S. 34.

32 Vgl. Illich, 1995.

Kapitel 2: Inszenierte Beziehungen

1 Klaus Klein, et al.: Die effektive Kommunikation in der Arzt Praxis. Forschungsstelle für Gesundheitserziehung. Univ. Köln, S. 29–31.

2 Gordon, 1997, S. 79.

3 Gordon, 1997, S. 79.

4 Gordon, 1997, S. 80.

5 Gordon, 1997, S. 81 ff.

6 Carol Montgomery: Caring vs. Curing. In: Common Boundary, Vol. 9, 1991, S. 38. Zit. in: Gordon, 1997, S. 88.

7 Montgomery, 1991, S. 40. Zit. in: Gordon, 1997, S. 113.

8 Gordon, 1997, S. 121.

9 Vgl. Heinz Kohut: Introspektion, Empathie und Psychoanalyse. Frankfurt/Main, 1977, S. 9 ff.

10 Vgl. Carol Montgomery, 1991, S. 38. Zit. in: Gordon, 1997, S. 88.

11 Montgomery, 1991, S. 40. Zit. in: Gordon, 1997, S. 115.

12 W.-E. Peuckert (Hrsg): Paracelsus. Die Geheimnisse. Leipzig 1941, S. 156.

13 Erving Goffman: Interaktionsrituale – Über das Verhalten in der direkten Kommunikation. Frankfurt/Main 1971, S. 51.

14 Vgl. R. Kastenbaum/R. Aisenberg: The Psychology of Death. New York 1972. Zit. in: Gordon, 1997, S. 43.

Kapitel 3: Strategien kommunikativer Verweigerung

1 E. Heim: Die Arzt-Patient-Beziehung. 1986, 445 ff. In: E. Heim/J. Willi: Psychosoziale Medizin. Gesundheit und Krankheit in bio-psycho-sozialer Sicht. Klinik und Praxis Bd. 2, Berlin 1986, S. 444–501.

2 Manfred Stosberg: Medizinsoziologische Ansätze zur Verbesserung des Arzt-Patient-Verhältnisses. Hamburg 1994. In: Erich Lang/Klaus Arnold: Die Arzt-Patient-Beziehung im Wandel. Referate der 6.

Informationsmedizinischen Tage (Hamburg 1994). Schriftenreihe der Hamburg – Mannheimer Stiftung für Informationsmedizin. Bd. 8, Stuttgart 1996, S. 70.

3 Vgl. dazu: Stosberg, 1983, S. 66 ff.
4 Heim, 1986, S. 456.
5 Die Überlegungen folgen E. Goffmans Problemsicht.
6 Debra Roter/Judith Hall: Doctors talking with patients – Patients talking with doctors. Westport, Conn. 1992. Zit. in: Gordon/Edwards, 1997, S. 65.
7 Vgl. Goffman, 1971, S. 22.
8 Goffman, 1971, S. 24 ff.
9 Goffman, 1971, S. 28.
10 Vgl. Goffman, 1971, S. 128 ff.
11 Goffman, 1971, S. 133.
12 Spitzy, 1993.
13 Vgl. Paul Watzlawick: Menschliche Kommunikation. Bern 1996[(9)].
14 Vgl. Jaspers, 1932, S. 121 ff.
15 Dietrich v. Engelhardt: Die Arzt-Patient-Beziehung gestern, heute, morgen. In: E. Lang/K. Arnold (Hrsg): Die Arzt-Patient-Beziehung im Wandel. Schriftenreihe der Hamburg-Mannheim Stiftung für Informationsmedizin. Bd. 8, Stuttgart 1996, S. 43.

Kapitel 4: Sublime Unterwerfung: Die Sachlichkeit der Medizin-Technokraten und die Unsachlichkeit der Leidenden

1 K. Demmer: Leben in Menschenhand. Grundlagen des bioethischen Gesprächs. Freiburg/Br. 1987, S. 149.
2 Emmanuel Lévinas: Außer sich. München 1991, S. 42.
3 Vgl. Lévinas, 1991, S. 42 ff und die Interpretation in: Peter Kampits: Das dialogische Prinzip in der Arzt Patient-Beziehung. In: ders. (Hrsg): Arzt und Patient. Dialogisches Handel in der Medizin und seine philosophische Bedeutung. Krems 1995, S. 57.
4 Lévinas, 1991, S. 42.
5 Friedemann Schulz v. Thun: Miteinander reden: Störungen und Klärungen. Hamburg 1981, S. 131.
6 Ruth Cohn: Von der Psychoanalyse zur Themenzentrierten Interaktion. Stuttgart 1975, S. 122; 184. Zit. in: Schulz v. Thun, 1981, S. 132 f.
7 Vgl. Demmer, 1987, S. 145 ff.
8 Karl Jaspers: Die Idee des Arztes. In: Ders.: Der Arzt im technischen Zeitalter. München 1986, S. 18.
9 Vgl. dazu auch: Kampits, 1995, S. 56 ff.
10 Levinas, 1991, S. 38.
11 Levinas, 1991, S. 43.
12 Emmanuel Levinas: Ethik und Unendliches. Wien 1992, S. 68. Zit. in: Kampits, 1995, S. 58.
13 Vgl. Levinas, 1991, S. 42.
14 Kampits, 1995, S. 58.

Kapitel 5: Kommunikationsnot und Not der Seele

1 Illich, 1995, S. 25.
2 Illich, 1995, S. 26.
3 Illich, 1995, S. 28.

4   Illich, 1995, S. 29 f.
5   Illich, 1995, S. 30.
6   Picard, 1959, S. 153.
7   Vgl. etwa stellvertretend: Paul Lüth, 1975.
8   Vgl. dazu: K. Engelhardt/A. Wirth/L. Kindermann: Kranke im Krankenhaus. Grenzen und Ergänzungs-
    bedürftigkeit naturwissenschaftlich-technischer Medizin. Stuttgart 1973. Zit. in: Lüth, 1975, S. 22 ff.
9   Vgl. Michael Balint: Der Arzt, sein Patient und die Krankheit. Stuttgart 1984[6]. Und Lüth, 1975,
    S. 108 ff.
10 Lüth, 1975, S. 109.
11 M. Bauer/K. P. Kisker/M. Pflanz, et al.: Psychiatrie, eine Einführung. Stuttgart 1973. Zit. in: Lüth,
    1975, S. 109.
12 Vgl. dazu etwa die Kritik der Psychiatrie bei Thomas S. Szass: Geisteskrankheit – Ein moderner My-
    thos. Grundzüge einer Theorie des persönlichen Verhaltens. Olten 1972.
13 Lüth, 1975, S. 109 ff.
14 Lüth, 1975, S. 112.
15 Die Daten wurden freundlicherweise vom Institut für Medizinische Statistik (IMS) zur Verfügung
    gestellt.
16 Vgl. Lüth, 1975, S. 96 ff.

Kapitel 6: Therapeutische Ansprüche

1   Balint, 1984, S. 154.
2   Balint, 1984, S. 310.
3   Vgl. Balint, 1984, S. 311.
4   Lüth, 1975, S. 105 ff.
5   Lüth, 1975, S. 107.
6   Lüth, 1975, S. 107.
7   Vgl. Balint, 1984, S. 245.
8   Vgl. Balint, 1984, S. 177 f.
9   Balint, 1984, S. 190 f.
10 Balint, 1984, S. 194.
11 Vgl. auch die entsprechenden Überlegungen im Schlußteil dieses Buches.
12 Vgl. Lévinas, 1991, S. 17.

Kapitel 7: Einfühlsame Kommunikation

1   Vgl. Roger W. Squier: A Model of Empathic Understanding and Adherence to Treatment Regimens in
    Practitioner Patient Relations. In: Soc. Sci. Med., Vol. 30, Nr. 3, 1990, S. 325–399.
2   Die hier referierten empirischen Ergebnisse zur Arzt-Patienten-Interaktion beruhen vorwiegend auf
    Untersuchungen, die im anglo-amerikanischen Raum durchgeführt wurden, Sie lassen sich aber durch-
    aus auch auf die Situation in Europa übertragen. Die Recherche zu dieser Thematik erfolgte durch
    Patricia Pawlicki und war Teil eines Forschungsseminars über kommunikative Probleme in der Arzt-
    Patient-Beziehung, das unter Leitung des Autors am Institut für Publizistik und Kommunikations-
    wissenschaften der Universität Wien 1995/96 durchgeführt wurde. Ich danke Frau P. Pawlicki auch für
    die Überlassung ihrer privaten Rechercheunterlagen.
    Vgl. auch: P. Pawlicki: Der Anteil von Kommunikation am Behandlungsergebnis. Ausgewählte Aspek-

te der Patient-Arzt-Beziehung. Eine Analyse der anglo-amerikanischen Literatur. Wien 1997 [Diplomarbeit].

3   Vgl. Squier, 1990, S. 336.

4   Vgl. Judith A. Hall/Debra L. Roter/Nancy R. Katz: Meta-Analysis of Correlates of Provider Behavior in Medical Encounters. In: Med. Care, Vol. 26, 1988, S. 657–675.

5   Vgl. dazu: Debra L. Roter/Judith A. Hall/Nancy R. Katz: Patient-Physician-Communication: A Descriptive Summary of the Literature. In: Patient Education and Counseling, Vol. 12, 1988, S. 99–119.

6   Vgl. Roter/Hall/Katz, 1988, S. 99–119.

7   H. B. Beckmann/Richard M. Frankel: The Effect of Physician Behavior on the Collection of Data. In: Annals of Internal Medicin, 101, 1984, S. 662–696.

8   Vgl. Howard Waitzkin: Doctor-Patient-Co-Unication: Clinical Implications of Social Scientific Research. In: JAMA, Vol. 252, 1984, S. 2441.

9   Sherry Kaplan/Sheldon Greenfield: Enlarging Patient Responsibility. In: Forum: Risk Management Foundation of the Harvard Medical Institutions, Vol. 14, 1993, S. 9–11. Zit. in: Benson, 1997, S. 44.

10 Vgl. dazu: Christina G. Blanchard/Mark S. Labrecque/John C. Ruckdeschl/Edward B. Blanchard: Information and Decision Making Preferences of Hospitalized Adult Cancer Patients. In: Soc. Sci. Med., Vol. 27, Nr. 11, 1988, S. 1139–1145.

11 Vgl. dazu: J. Catejon/J. Rodriguez-Marin: Cancer Patients: Health Information and Quality Care. In: The 7th Conference of the European Health Psychology Society, Summary 1993.

12 Vgl. dazu: R. Faden/G. Becker/C. Levis/J. Freemann: Disclosure of Informations to Patients in Medical Care. In: Medical Care, Vol. 19, 1981, S. 718–733. Zit in: Pawlicki, 1997, S. 46.

13 Vgl. Blanchard et al., 1988, S. 1139–1145.

14 Vgl. Blanchard et al., 1988, S. 1139–1145.

15 Vgl. Analee E. Beisecker/Thomas D. Beisecker: Patient Information – Seeking Behaviors when Communicating with Doctors. In: Medical Care, Vol. 28, Nr. 1, January 1990, S. 19–27.

16 Vgl. dazu auch: Jerome D. Frank: Die Heiler. Stuttgart 1981, S. 195 ff.

17 Vgl. Beisecker/Beisecker, 1990.

18 Vgl. Beisecker/Beisecker, 1990.

19 Vgl. dazu: Balint, 1984, S. 315.

20 Vgl. dazu: Elizabeth M. Hooper et al.: Patient Characteristics That Influence Physician Behavior. In: Med. Care, Vol. 20, Nr. 6, Juni 1982, S. 630–637.

21 Hooper et al., 1982, S. 630.

22 Vgl. Benson, 1997, S. 31.

23 Frank, 1981, S. 195.

24 Vgl. dazu: J. Ende/L. Kazis/M. A. Moskowitz: Preferences for Autonomy when Patients are Physicians. In: J. Gen. Intern. Med., Vol. 5, Nr. 6, Nov. 1990, S. 506–509.

25 Der Begriff „Engagement des Herzens" bezeichnet eigentlich eine bestimmte Dimension christlicher Spiritualität und Mystik, in der nicht das Denken oder Schauen, sondern die Liebe im Mittelpunkt steht. Es geht hierbei um das „Erkennen mit dem Herzen". Wir nehmen Anleihe an diesem Begriff, um im thematischen Zusammenhang auf diese Dimension des Arzt-Patienten-Verhältnisses aufmerksam zu machen.

26 Vgl. dazu: E. Stottland: Exploratory Investigations of Empathy. In: L. Berkowitz (Hrsg): Advances in Experimental Social Psychology, Vol. 4, New York 1969.
    Sowie. Squier, 1990, S. 325–399.

27 Z. Ben-Sira: Affective and Instrumental Components in the Physician-Patient Relationship: An Additional Dimension of Interaction Theory. In: Journal of Health and Social Behavior, Vol. 21, S. 170–180.

28 Judith Hall/Debra Roter/Cynthia Rand: Communication of Affect Between Patient and Physician. In Journal of Health and Social Behavior, Vol. 22, 1981, S. 28.

29 Hall et al., 1981, S. 28.

30 Vgl. dazu: S. Kaplan/S. Greenfield/J. Ware: Assessing the Effects of Physician-Patient Interactions on the Outcomes of Chronic Disease. In: Medical Care, Vol. 27, Nr. 3, 1989, S. 110–127.

[31] Vgl. dazu: Kaplan et al., 1989, S. 125.

[32] Kaplan et al., 1989, S. 125.

[33] Vgl. Jozien Bensing: Doctor-Patient Communication and the Quality of Care. in: Soc. Sci. Med., Vol. 32, Nr. 11, 1991, S. 1301–1310.

[34] Vgl. M. DiMatteo: Nonverbal Skills and the Physician-Patient Relationship. In: R. Rosenthal: Skills in Nonverbal Communication -Individual Differences. Cambridge Mass. 1979.

[35] Vgl. K. Larsen/C. Smith: Assessment of Nonverbal Communications in the Patient-Physician Interview. In: Journal of Family Practica, Vol. 12, 1981, S. 481–490.

[36] Larsen/Smith, 1981.

[37] Vgl. P. Ley: Communicating with Patients. Improving Communication, Satisfaction, Compliance. London 1988.

[38] Vgl. B. Hayes/D. Taylor/L. Sackett: Compliance in Health Care. Baltimore 1981.

[39] Vgl. Debra Roter/Judith Hall, 1992.

[40] Vgl. L. Egbert/G. Battit/C. Welch: Reduction of Postoperative Pain by Encouragement and Instruction of Patients. In: New England Journal of Medicine, Vol. 270, 1964, S. 825–837.

[41] Vgl. M. Stewart: Effective Physician-Patient Communication and Health Outcomes: a Review. In: Can. Med. Assoc. Journal, Vol. 152, Nr. 9, 1995, S. 1423–1433.

[42] Vgl. Stewart, 1995.

[43] Vgl. L. Followfield/A. Hall/G. Maguire: Psychological Outcomes of Different Treatment Policies in Women with Early Breast Cancer Outside a Clinical Trial. In: British Medical Journal, Vol. 301, 1990, S. 575–586.

[44] David Spiegel et al.: Effects of Psychosocial Treatment on Survival of Patients with Metastasic Breast Cancer. In: Lancet, Vol. 334, Oct. 1989, S. 888–891.

Kapitel 8: Heilungsfaktor Glaube

[1] Vgl. dazu: Fritjof Capra: Das neue Denken, Bern – München – Wien 1990[(2)], S. 192 ff.

[2] Vgl. Frank, 1981, S. 197.

[3] Vgl. Jon Kabat-Zinn im Interview mit Bill Moyers. In: Moyers, 1994, S. 120.

[4] Moyers, 1994, S. 133.

[5] Moyers, 1994, S. 145.

[6] Benson, 1997, S. 52.

[7] Vgl. Benson, 1997, S. 77.

[8] Benson, 1997, S. 97.

[9] Benson, 1997, S. 105.

[10] Benson, 1997, S. 105.

[11] Vgl. Benson, 1997, S.186.

[12] Vgl. Benson, 1997, S. 40.

[13] Vgl. Benson, 1997, S. 42.

[14] Vgl. Benson, 1997, S. 43.

[15] Vgl. dazu Ulrich Kropiunigg: Die Arzt-Patienten-Beziehung und das Immunsystem. In: Erwin Ringel/Sigrun Rossmanith: Die Arzt-Patienten-Beziehung. Ausgewählte Aspekte. Wien – München – Bern, 1989, S. 61 ff.

[16] Ringel/Rossmanith, 1989, S. 64.

[17] Vgl. Ringel/Rossmanith, 1989, S. 65.

[18] Gaby Milletta: Netzwerk Mensch, Stuttgart 1992, S. 109.

[19] Vgl. Milletta, 1992, S. 111.

[20] Vgl. Balint, 1984.

[21] Benson, 1997, S. 183.

22 Benson, 1997, S. 186.

23 Benson, 1997, S. 242 f.

24 Vgl. Jeffrey S. Levin: Religion and Health: Is there an Association, Is It Valid And Is It Causal? In: Social Science and Medicine, Vol. 38, 1994, S. 1475–82.
Sowie Dale A Matthews/David B. Larson/Constance P. Barry: The Faith Factor: Annotated Bibliography of Clinical Research on Spiritual Subjects. Bd. 1, John Templeton Foundation 1993. Zit in: Benson, 1997, S. 208 ff.

25 Benson, 1997, S. 210.

26 Larry Dossey: Healing Words: The Power of Prayer and the Practice of Medicine. New York 1993, S. 15 ff.

27 Vgl. dazu: Buch Ijob, 5, 18.

28 Vgl. dazu: G. Langenhorst (Hrsg): Hiobs Schrei in die Gegenwart. Mainz 1995, S. 18 ff.

29 Vgl. dazu: Maximilian Gottschlich: Informationsgesellschaft ohne Gott? In: Sekretariat der Österreichischen Bischofskonferenz (Hrsg): Kirche in der Gesellschaft. Wege in das 3. Jahrtausend. Wien 1997, S. 306–314.
Sowie ders.: Bewußtseinsindustrie und Heilsmysterium. In: H. J. Becker et al.: Gottesdienst – Kirche – Gesellschaft. Pietas Liturgica 5. St. Ottilien 1991, S. 163–177.

30 Vgl. Eugen Biser: Das Heil als Heilung. Aspekte einer therapeutischen Theologie. In: Heilkraft des Heiligen. Freiburg/Br. 1975, S. 136.

31 Vgl. Werner Leibbrand: Der göttliche Stab des Aeskulap. Vom geistigen Wesen des Arztes. Salzburg 1939.[(3)]

32 Vgl. dazu: E. Schockenhoff: Ethik des Lebens: ein theologischer Grundriß. Mainz 1993, S. 268 ff.

33 Vgl. Mk 5, 25–34; Lk 8, 43–48; Lk 17, 12–19; Lk 18, 42.

34 Eugen Biser: Aufriß einer therapeutischen Theologie. In: Geist und Leben. Heft 3/97, S. 199–209.

35 Biser, 1997, S. 209. – Biser verwendet hier ganz ähnliche Worte wie S. Freud in seiner Laienanalyse (1929), die wir in der Einleitung zitierten.

36 Biser, 1997, S. 209.

37 Biser, 1997, S. 209.

38 Biser, 1997, S. 209.

39 Leibbrand, 1939, S. 337.

40 Vgl. Moyers, 1994, S. 329.

41 Moyers, 1994, S. 329.

42 Moyers, 1994, S. 326.

43 Kurt Tepperwein: Geistheilung durch sich selbst. München 1983, S. 15.

44 Vgl. Moyers, 1994, S. 155 ff.

45 Peuckert, 1941, S. 152.

46 Balint, 1984, S. 335.

Kapitel 9: Die Entdeckung des Patienten

1 Vgl. dazu: Sigrun Rossmanith: Vom Monolog zum Dialog. In: Ringel/Rossmanith, 1989, S. 11.

2 Vgl. dazu: Johanna Lalouschek: Irgendwie hat man ja doch biß'l Angst. – Zur Bewältigung von Emotion im psychosozialen ärztlichen Gespräch. In: P. Löning/J. Rehbein: Arzt-Patienten-Kommunikation. Berlin – New York, S. 181.

3 Lüth, 1975, S. 110.

4 Wilhelm A. M. Luijpen: Existentielle Phänomenologie. Eine Einführung. München 1971, S. 216 f.

5 Luijpen, 1971, S. 222.

6 Vgl. dazu: Luijpen, 1971, S. 222 ff.

7 Vgl. Heinrich Schipperges: Arzt und Patient in der Welt von Morgen: Konturen einer modernen Me-

dizin in Bewegung. Heidelberg 1983, S. 47.

8   Luijpen, 1971, S. 220.

9   Luijpen, 1971, S. 223.

10 Vgl. dazu: Jerry D. Cardwell: Sozialpsychologie, ein Studienbuch zur Sozialisation durch symbolische Interaktion. Freiburg/Br. 1976, S. 70 ff.

11 Thomas. Bliesener: Beratung als ärztliche Aufgabe – Irrwege und Auswege. In: P. Löning/J. Rehbein (Hrsg): Arzt-Patienten-Kommunikation. Berlin – New York 1993, S. 52.

12 Vgl. dazu: Bliesener, 1993, S. 53.

13 Vgl. dazu Lüth, 1973, S. 22.

Kapitel 10: „Sei mit mir …" als kommunikationsethischer Imperativ

1   Luijpen, 1971, S. 223.

2   Vgl. Luijpen, 1971, S. 224.

3   Vgl. Luijpen, 1971, S. 224.

4   Luijpen, 1971, S. 224.

5   Luijpen, 1971, S. 225.

6   Vgl. Luijpen, 1971, S. 225.

7   Luijpen, 1971, S. 225.

8   Luijpen, 1971, S. 227.

9   Lévinas, 1991, S. 203.

10 Frank Miething: Am Thema vorbei. Bemerkungen zur Übersetzung. In: Lévinas, 1991, S. 206.

11 Dieser Einwand gegen Buber wurde von Gabriel Marcel erhoben. Zit. in: Lévinas, 1991, S. 17.

Kapitel 11: Solidarität und aktives Mitleid

1   Leibbrand, 1939, S. 347.

2   Vgl. Goffman, 1971, S. 127 ff.

3   Goffman, 1971, S. 128.

4   Goffman, 1971, S. 124.

5   A. Krefting: Der psychoanalytische Prozeß zwischen Sprechen und Handeln. Klagenfurt 1996 [Habilitationsschrift], S. 51.

6   Krefting, 1996, S. 49 f.

7   Krefting, 1996, S. 48.

8   Diese Sichtweise entspricht am ehesten der sog. klientenzentrierten Therapie, wie sie von Rogers (1951) entwickelt wurde. Vgl. dazu: C. R. Rogers: Die klientenbezogene Gesprächstherapie. München 1972.

9   Balint, 1984, S. 350.

10 Peter Gathmann/Claudia Semrau-Lininger: Der verwundete Arzt. Ein Psychogramm des Heilberufs. München 1996, S. 33.

11 Vgl. Gathmann/Semrau-Lininger, 1996, S. 33.

12 Vgl. Gathmann/Semrau-Lininger, 1996, S. 34.

13 Vgl. Gathmann/Semrau-Lininger, 1996, S. 202.

14 Luijpen, 1971, S. 10.

15 Vgl. H. Jaschke: Der Heiler, Psychotherapie aus dem Neuen Testament. Freiburg/Br. 1995, S. 16.

[16] Jaspers, 1932, S. 121 ff.
[17] Jaspers, 1932, S. 121 ff.
[18] Jaspers, 1932, S. 121 ff.
[19] Schipperges, 1983, S. 47.
[20] Schipperges, 1983, S. 47.
[21] Schipperges, 1983, S. 47.
[22] Moyers, 1994, S. 335
[23] Moyers, 1994, S. 334
[24] Schipperges, 1983, S. 49

Kapitel 12: In der Tiefe der Beziehungen

[1] Vgl. dazu: Th. Stefenelli: Der Archetypus des leidenden Gottes. In: Ringel/Rossmanith, 1989, S. 29.
[2] C. G. Jung: Zugang zum Unbewußten. In: C. G. Jung et al.: Der Mensch und seine Symbole. 1968, S. 13.
[3] Vgl. Jung, 1968, S. 34.
[4] Jung, 1968, S. 37 ff.
[5] Vgl. dazu: Watzlawick, 1996.
[6] Vgl. C. G. Jung: Bewußtes und Unbewußtes, Frankfurt/Main 1960. Sowie Stefenelli, 1989.
[7] Vgl. Balint, 1984, S. 154.
[8] Vgl. Balint, 1984, S. 154.
[9] Balint, 1984, S. 210.
[10] Vgl. Balint, 1984, S. 245.
[11] Balint, 1984., S. 300 f.
[12] Balint, 1984, S. 301.
[13] Gathmann/Semrau-Lininger, 1996, S. 34 f.
[14] Gathmann/Semrau-Lininger, 1996, S. 22.
[15] Vgl. C. G. Jung: Grundfragen der Psychotherapie, (1951). In: Gesammelte Werke. Bd. 16, Zürich 1958, S. 124.
[16] Karl Jaspers: Wesen und Kritik der Psychotherapie. München 1958, S. 37.
[17] C. G. Jung: Analytical Psychology, Its Theory and Practice, (1935). New York 1968, S. 172–173.
[18] Swami Muktananda: Den eigenen Geist verstehen. In: Stanislav Grof (Hrsg): Alte Weisheit und modernes Denken. München 1986, S. 42.
[19] Gathmann/Semrau-Lininger, 1996, S. 33.
[20] Muktananda, 1986, S. 41 f.
[21] Vgl. Kerényi, 1956, S. 99.
[22] C. Jess Groesbeck: Der Archetypus des Verwundeten Arztes. In: Heilkraft des Heilens. Freiburg/Br. 1975, S. 185. – Er bezieht sich dabei auf entsprechende Überlegungen von Adolph Guggenbühl-Craig: Power in the Helping Professions. New-York 1971, S. 91.
[23] Vgl. Groesbeck, 1975, 184 ff. Sowie Guggenbühl-Craig, 1971, S. 94 f.
[24] Groesbeck, 1975, S. 186 ff.
[25] Gathmann/Semrau-Lininger, 1996, S. 202 f.
[26] Groesbeck, 1975, S. 188–189.
[27] Gathmann /Semrau-Lininger, 1996, S. 31 f.
[28] Gathmann /Semrau-Lininger, 1996, S. 32.
[29] Vgl. Gathmann /Semrau-Lininger, 1996, S. 33.
[30] Gathmann /Semrau-Lininger, 1996, S. 33.
[31] Vgl. Gathmann/Semrau-Lininger, 1996, S. 33.
[32] Vgl. Gathmann/Semrau-Lininger, 1996, S. 23.
[33] Groesbeck, 1975, S. 207 f.

Kapitel 13: Auf der Flucht

1 Die Ausführungen des Teil III beruhen auf Vorträgen, die der Autor in den Jahren 1994–1996 im Rahmen der Kongreßreihe „Gesundheit und Medien", veranstaltet durch die Deutsche Gesellschaft für Kommunikationsforschung e. V., Köln (DGKF) und die Internationale Quintessenz Verlagsgruppe Berlin unter Beteiligung von Ferenczy Media, München, gehalten hat. Sie wurden zuerst in folgenden Kongreß-Berichtsbänden veröffentlicht:
Communications, Vol. 19, 2–3/1994, S. 181–184.
Communications, Vol. 20, 2–3/1995, S. 209–213.
Berichtsband zum 3. Kongreß „Gesundheit und Medien" mit dem Titel Homomedia, Köln 1996.
2 Vgl. Focus, 18. 04. 1994
3 Ivan Illich: Die Enteignung der Gesundheit. Hamburg 1975, S. 95. Dieses Buch erschien 1995 als 4. überarbeitete Ausgabe unter dem Titel: Die Nemesis der Medizin. Die Kritik der Medikalisierung des Lebens, beim Verlag C. H. Beck in München.
4 Weil, 1981, S. 131.
5 Erich Fromm: Der moderne Mensch und seine Zukunft. Frankfurt/Main 1974[7], S. 153.
6 Vgl. Robert Münch: Dialektik der Kommunikationsgesellschaft. Frankfurt/Main 1991.
7 Vgl. Gottschlich, 1991, S. 163 ff. Sowie ders., 1997, S. 306 ff.
8 Jean Baudrillard zit. in: Der Feind ist verschwunden. Der Spiegel, Nr. 6, 1991, S. 220.
9 Der Spiegel, 1991, S. 220.
10 Vgl. Günther Anders: Die Antiquiertheit des Menschen. Bd. 1, München 1985[7].
11 Vgl. J. B. Metz: Kirchliche Kommunikationskultur. Überlegungen zur Kirche in der Welt der Massenmedien. In: Communicatio socialis. 24. Jg., 1991, S. 247–258.

Kapitel 14: Warum Prävention nicht funktioniert

1 Vgl. Ulrich Beck: Die Risikogesellschaft. Auf dem Weg in eine andere Moderne. Frankfurt/Main 1986.
2 Vgl. Maximilian Gottschlich: Journalismus und Orientierungsverlust. Grundprobleme öffentlich-kommunikativen Handelns. Wien – Graz – Köln, 1980.
3 André Glucksmann: Der Stachel der Liebe. Ethik im Zeitalter von Aids. München 1995, S. 163 f.
4 Vgl. Glucksmann, 1995.
5 Vgl. Glucksmann, 1995.
6 Glucksmann, 1995, S. 22.

Kapitel 15: Cyber-Arzt und digitalisierter Patient

1 Richard M. Savata: Tele-Surgery, Virtual Reality and the new World Order of Medicine. In: K. Gerbel, P. Weibel (Hrsg): Welcome to the Wired World. Berichtsband zur Ars Electronica. Wien 1995, S. 187.
2 Diesen Hinweis verdanke ich einem Artikel von Walter Braun: Zweifelhaftes Vergnügen. In: Bestseller special. Sommer/Herbst 1995, S. 88.
3 Vgl. dazu den Sammelband zum 3. Kongreß „Gesundheit und Medien", mit dem Titel: Homomedia, veranstaltet durch die Deutsche Gesellschaft für Kommunikationsforschung e. V., Köln (DGKF) und die Internationale Quintessenz Verlagsgruppe Berlin, unter Beteiligung von Ferenczy Media, München, vom 25. 04.–27. 04. 1996 in Köln, insbes. S. 82–90.

Epilog

[1] Es handelt sich bei der Abbildung um eine Gouache von 1962. Die Angaben wurden dem Katalog zur Ausstellung René Magritte entnommen, die vom 13. Nov. 1987–14. Feb. 1988 in der Kunsthalle der Hypo-Kulturstiftung in München stattfand.

[2] Didier Ottinger: Die spirituellen Exerzitien René Magrittes. In: Katalog zur Ausstellung René Magritte der Kunstsammlung Nordrhein-Westfalen in Düsseldorf von 23. 11. 1996–2. 03. 1997; Düsseldorf 1997, S. 12.

[3] Vgl. Thomas Heyden: Gott am achten Tag. In: Katalog zur Ausstellung René Magritte. Düsseldorf 1997, S. 80 ff.

[4] René Magritte: Sämtliche Schriften. 1981, S. 280.

[5] Ottinger, S. 14.

[6] Vgl. Heyden, S. 83.

[7] Für die etymologischen Hinweise danke ich Herrn Prof. Wolfgang Losert.

[8] Jacob Needleman hat in seinem Buch: Ein guter Arzt ist die beste Medizin. München 1996, darauf aufmerksam gemacht.

[9] Vgl. Gathmann/Semrau-Lininger, 1996, S. 27.

[10] Vgl. Heyden, S. 81.

[11] Vgl. Heyden, S. 81.

[12] Vgl. Heyden, S. 83.

[13] Heyden, S. 81.

[14] Magritte hat sich Mitte der 50er Jahre mit Zen-Buddhismus beschäftigt und schreibt 1955 über seine Erfahrungen bei der Beschäftigung mit dem Buddhismus: „Wie jedermann habe ich Bücher über Zen gelesen und war nicht enttäuscht, denn wenn auch meine Neugier befriedigt war, so hoffte ich doch nicht, eine Art Offenbarung zu erfahren, die mich endgültig geblendet und mir so den Komfort eines Glaubens an eine metaphysische Religion verschafft hätte." Wahrscheinlich hat Magritte den Zugang zeitlebens nicht gefunden, um zu erkennen, wie wenig komfortabel ein solcher Glaube an eine metaphysische Religion tatsächlich ist, wie sehr er aber gerade aber im Mysterium zur Quelle des Heils werden kann.

[15] Daisetz Teitaro Suzuki: Ur-Erfahrung und Ur-Wissen. Wien 1990, S. 67 f.

[16] Suzuki, 1990, S. 72.

[17] Needleman, 1996, S. 107.

[18] Vgl. Needleman, 1996, S. 104.

[19] Needleman, 1996, S. 105–106.

[20] Vgl. Biser, 1997, S. 199.

[21] Vgl. Biser, 1997.

[22] Biser, 1997, S. 199 ff.

[23] Vgl. Needleman, 1996, S. 105 ff.

[24] Vgl. Kerényi, 1956, S. 99.

[25] Nach einer für Deutschland repräsentativen EMNID-Umfrage, die der Spiegel unter dem Aufmacher-Titel: „Abschied von Gott" veröffentlichte. In: Der Spiegel, 15. 06. 1993, S. 41.

[26] Vgl. Kerényi, 1956, S. 105 ff.

[27] Wir folgen damit einer Interpretation von Ingo F. Walther/Rainer Metzger, die sich zwar auf die „Weiße Kreuzigung" (1938) bezieht, aber durchaus auch für die in diesem Buche abgebildete „Kreuzigung in Gelb" (1942) Geltung beanspruchen kann. In: Dies.: Marc Chagall 1887–1985 – Malerei und Poesie. Köln 1993, S. 62 ff.

[28] Vgl. Biser, 1997, S. 209.

***

Literatur

Anders, Günther: Die Antiquiertheit des Menschen. Bd. 1, München 1985 [7].

Apostolidis, Despina: Die Bedeutung von Kommunikation in einer Gegenüberstellung der traditionellen Medizin und der westlichen Medizin. Wien 1996 [Diplomarbeit].

Balint, Michael: Der Arzt, sein Patient und die Krankheit. Stuttgart 1984 [6].

Bauer, M./Kisker, K. P./Pflanz, M. et al.: Psychiatrie, eine Einführung. Stuttgart 1973.

Beck, Ulrich: Die Risikogesellschaft. Auf dem Weg in eine andere Moderne. Frankfurt/Main 1986.

Beckmann, H. B./Frankel, Richard M.: The Effect of Physician Behavior on the Collection of Data. In: Annals of Internal Medicine, Nr. 101, 1984, S. 662–696.

Beisecker, Analee E./Beisecker, Thomas D.: Patient Information – Seeking Behaviors when Communicating with Doctors. In: Medical Care, Vol. 28, Nr. 1, Jan. 1990, S. 19–27.

Bensing, Jozien: Doctor-Patient Communication and the Quality of Care. In: Soc. Sci. Med., Vol. 32, Nr. 11, 1991, S. 1301–1310.

Ben-Sira, Z.: Affective and Instrumental Components in the Physician-Patient Relationship: An Additional Dimension of Interaction Theory. In: Journal of Health and Social Behavior, Vol. 21, S. 170–180.

Benson, Herbert: Heilung durch Glauben. Die Beweise. Selbstheilung in der neuen Medizin. München 1997.

Berichtsband zum 3. Kongress „Gesundheit und Medien". Homomedia. Köln 1996.

Biser, Eugen: Aufriß einer therapeutischen Theologie. In: Geist und Leben, Heft 3, 1997, S. 199–209.

Biser, Eugen: Das Heil als Heilung. Aspekte einer therapeutischen Theologie. In: Heilkraft des Heiligen. Freiburg/Br. 1975, S. 102–139.

Bittner, W. J./Pfeifer, S.: An Leib und Seele heil werden. Wuppertal 1996.

Blanchard, Christina G./Labrecque, Mark S./Ruckdeschl, John C./ Blanchard, Edward B.: Information and Decision Making Preferences of Hospitalized Adult

Cancer Patients. In: Soc. Sci. Med., Vol. 27, Nr. 11, 1988, S. 1139–1145.

Bliesener, Thomas: Beratung als ärztliche Aufgabe – Irrwege und Auswege. In: Löning, P./Rehbein, J. (Hrsg): Arzt-Patienten-Kommunikation. Berlin – New York 1993, S. 52.

Braun, Walter,: Zweifelhaftes Vergnügen. In: Bestseller special. Sommer/Herbst 1995, S. 86–88.

Buber, Martin: Ich und Du. Heidelberg 1994.

Capra, Fritjof: Das neue Denken. Bern – München – Wien 1990[2].

Capra, Fritjof: Das Tao der Physik. Bern – München – Wien, 1991[12].

Cardwell, Jerry D.: Sozialpsychologie. Ein Studienbuch zur Sozialisation durch symbolische Interaktion. Freiburg/Br. 1976.

Catejon, J./Rodriguez-Marin, J.: Cancer Patients: Health Information and Quality Care. In: The 7th Conference of the European Health Psychology Society, Summary, 1993.

Cohn, Ruth: Von der Psychoanalyse zur Themenzentrierten Interaktion. Stuttgart 1975.

Communications: Berichtsband über den 1. Kongreß „Gesundheit und Medien", Vol. 19, 2–3/1994.

Communications: Berichtsband über den 2. Kongreß „Gesundheit und Medien", Vol. 20, 2–3/1995.

DiMatteo, M.Robin: Nonverbal Skills and the Physician-Patient Relationship. In: Rosenthal, Robert: Skills in Nonverbal Communication – Individual Differences, Cambridge Mass. 1979.

Demmer, K.: Leben in Menschenhand. Grundlagen des bioethischen Gesprächs. Freiburg/Br. 1987.

Dossey, Larry: Healing Words: The Power of Prayer and the Practice of Medicine. New York 1993.

Dürr, Hans-Peter (Hrsg): Physik und Transzendenz. München 1990[2].

Dürr, Hans-Peter/Zimmerli, W. Ch. (Hrsg): Geist und Natur. Über den Widerspruch zwischen naturwissenschaftlicher Erkenntnis und philosophischer Welterfahrung. Bern – München – Wien 1991.

Egbert, L./Battit, G./Welch, C.: Reduction of Postoperative Pain by Encouragement and Instruction of Patients. In: New England Journal of Medicine, Vol. 270, 1964, S. 825–837.

Eisenberg et al.: Unconventional Medicine in the United States – Prevalence, Costs and Patterns of Use". In: New England Journal of Medicine, Jan. 1993.

Ende, J./Kazis, L./Moskowitz, M. A.: Preferences for Autonomy when Patients are Physicians. In: J. Gen. Intern. Med., Vol. 5, Nr. 6, Nov. 1990, S. 506–509.

Engelhardt, Dietrich v.: Die Arzt-Patient-Beziehung gestern, heute, morgen. In: Lang, E./Arnold, K. (Hrsg): Die Arzt-Patient-Beziehung im Wandel. Bd. 8,

Schriftenreihe der Hamburg-Mannheim Stiftung für Interne Medizin, Stuttgart 1996.

Engelhardt, K. H./Wirth, A./Kindermann, L.: Kranke im Krankenhaus. Grenzen und Ergänzungsbedürftigkeit naturwissenschaftlich-technischer Medizin. Stuttgart 1973.

Faden, R./Becker, G./Levis, C./Freemann, J.: Disclosure of Informations to Patients in Medical Care. In: Medical Care, Vol. 19, 1981, S. 718–733.

Focus, 18.04.1994.

Followfield, L./Hall, A./Maguire, G.: Psychological Outcomes of Different Treatment Policies in Women with Early Breast Cancer Outside a Clinical Trial. In: British Medical Journal, Vol. 301, 1990, S. 575–586.

Frank, Jerome D.: Die Heiler. Stuttgart 1981.

Freud, Siegmund: Die Frage der Laienanalyse, Wien 1926. In: Gesammelte Werke, Bd. XIV. London 1940.

Fromm, Erich: Der moderne Mensch und seine Zukunft. Frankfurt/Main 1974[7].

Gathmann, Peter/Semrau-Lininger, Claudia: Der verwundete Arzt. Ein Psychogramm des Heilberufs. München 1996.

Gerbel, K./Weibel, P. (Hrsg): Welcome to the Wired World. Berichtband zur Ars Electronica. Wien 1995.

Glucksmann, André: Der Stachel der Liebe. Ethik im Zeitalter von Aids. München 1995.

Goffman, Erving: Interaktionsrituale – Über das Verhalten in der direkten Kommunikation. Frankfurt/Main 1971.

Gordon, Thomas/Edwards, W. Sterling: Patientenkonferenz. Ärzte und Kranke als Partner. Hamburg 1997.

Gottschlich, Maximilian: Journalismus und Orientierungsverlust. Grundprobleme öffentlich-kommunikativen Handelns. Wien – Graz – Köln, 1980.

Gottschlich, Maximilian: Bewußtseinsindustrie und Heilsmysterium. In: Becker H. J. et al.: Gottesdienst – Kirche – Gesellschaft (Pietas Liturgica 5). St. Ottilien 1991.

Gottschlich, Maximilian: Informationsgesellschaft ohne Gott? In: Sekretariat der Österreichischen Bischofskonferenz (Hrsg): Kirche in der Gesellschaft. Wege in das 3. Jahrtausend. Wien 1997, S. 306–314.

Groesbeck, C. Jess: Der Archetypus des verwundeten Arztes. In: Heilkraft des Heilens. Freiburg/Br. 1975.

Guggenbühl-Craig, Adolph: Power in the Helping Professions. New York 1971.

Hall, Judith A./Roter, Debra L./Rand, Cynthia: Communication of Affect Between Patient and Physician. In: Journal of Health and Social Behavior, Vol. 22, 1981.

Hall, Judith A./Roter, Debra/Katzl, Nancy R.: Meta-Analysis of Correlates of

Provider Behavior in Medical Encounters. In: Med. Care, Vol. 26, 1988, S. 657–675.

Hayes, B./Taylor, D./Sackett, L.: Compliance in Health Care. Baltimore 1981.

Heim, E./Willi, J.: Psychosoziale Medizin. Gesundheit und Krankheit in bio-psycho-sozialer Sicht. Klinik und Praxis. Bd. 2, Berlin 1986.

Heim, E.: Die Arzt-Patient-Beziehung, Berlin 1986. In: Heim, E./ Willi, J.: Psychosoziale Medizin. Gesundheit und Krankheit in bio-psycho-sozialer Sicht. Klinik und Praxis Bd. 2. Berlin 1986, S. 444–501.

Heisenberg, Werner: Physik und Philosophie. Berlin 1973.

Heyden, Thomas: Gott am achten Tag. In: Katalog zur Ausstellung René Magritte. Düsseldorf 1997.

Hooper, Elizabeth M. et al.: Patient Characteristics That Influence Physician Behavior. In: Medical Care, Vol. 20, Nr. 6, Juni 1982, S. 630–637.

Huber, Ellis: Gesundheit und Kommunikation. In: Communications. Berichtsband über den 1. Kongreß „Gesundheit und Medien", Vol. 19, 2–3, 1994, S. 161.

Huber, Ellis: Das Gesundheitssystem macht die Ärzte krank. Studie der Berliner Ärztekammer. In: Zukunft direkt (Janssen-Cilag). Neuss, Mai 1996.

Illich, Ivan: Die Nemesis der Medizin. Die Kritik der Medikalisierung des Lebens. München 1995[4].

Jaschke, H: Der Heiler, Psychotherapie aus dem Neuen Testament. Freiburg/Br. 1995.

Jaspers, Karl: Weltorientierung, Philosophie Bd.1, Berlin 1932, S. 121ff.

Jaspers, Karl: Wesen und Kritik der Psychotherapie. München 1958.

Jaspers, Karl: Vernunft und Existenz. München 1973.

Jaspers, Karl: Der Arzt im technischen Zeitalter. München 1986.

Jung, C. G.: Bewußtes und Unbewußtes. Frankfurt/Main 1960.

Jung, C. G. et al.: Der Mensch und seine Symbole, 1968.

Kampits, Peter: Das dialogische Prinzip in der Arzt Patient-Beziehung. In: ders. (Hrsg): Arzt und Patient. Dialogisches Handel in der Medizin und seine philosophische Bedeutung, Krems 1995, S. 57.

Kaplan, Sherry/Greenfield, Sheldon/Ware, J: Assessing the Effects of Physician-Patient Interactions on the Outcomes of Chronic Disease. In: Medical Care. Vol. 27, Nr. 3, 1989, S. 110–127.

Kaplan, Sherry/Greenfield, Sheldon: Enlarging Patient Responsibility. In: Forum: Risk Management Foundation of the Harvard Medical Institutions. Vol. 14, 1993, S. 9–11.

Karazman, R. et al.: Lebensqualität und Belastungen von Hausärztinnen und Hausärzten in Wien. Wien 1995. [Unveröff. Manus.]

Kastenbaum, R./Aisenberg, R.: The Psychology of Death. New York 1972.

Katalog zur Ausstellung „René Magritte". Kunsthalle der Hypo-Kulturstiftung, München 1987.

Katalog zur Ausstellung „René Magritte" der Kunstsammlung Nordrhein-Westfalen. Düsseldorf 1996–1997.

Kerényi, Karl: Der göttliche Arzt. Darmstadt 1956[2].

Klein, Klaus et al.: Die effektive Kommunikation in der Arzt Praxis. Forschungsstelle für Gesundheitserziehung. Univ. Köln.

Köhler, K./Raspe, H.-H. (Hrsg): Das Gespräch während der ärztlichen Visite. Empirische Untersuchungen. München 1982.

Kohut, Heinz: Introspektion, Empathie und Psychoanalyse. Frankfurt/Main, 1977.

Krefting, A.: Der psychoanalytische Prozeß zwischen Sprechen und Handeln. Klagenfurt 1996. [Habilitationsschrift]

Kropiunigg, Ulrich: Die Arzt-Patienten-Beziehung und das Immunsystem. In: Ringel, Erwin/ Rossmanith, Sigrun: Die Arzt-Patienten-Beziehung. Ausgewählte Aspekte. Wien – München – Bern, 1989.

Kurier, 1. 12. 1997.

Lalouschek, Johanna: Irgendwie hat man ja doch biß'l Angst. – Zur Bewältigung von Emotion im psychosozialen ärztlichen Gespräch. In: Löning, Petra/Rehbein, Jochen: Arzt-Patienten-Kommunikation. Berlin – New York 1993.

Lang, Erich/Arnold, Klaus: Die Arzt-Patient-Beziehung im Wandel. Referate der 6. Informationsmedizinischen Tage (Hamburg 1994). Schriftenreihe der Hamburg – Mannheimer Stiftung für Interne Medizin, Bd. 8, Stuttgart 1996.

Langenhorst, G. (Hrsg): Hiobs Schrei in die Gegenwart. Mainz 1995.

Larsen, K./Smith C.: Assessment of Nonverbal Communications in the Patient-Physician Interview. In: Journal of Family Practica, Vol. 12, 1981, S. 481–490.

Leibbrand, Werner: Der göttliche Stab des Aeskulap. Vom geistigen Wesen des Arztes. Salzburg o. J.

Lester, S./Smith S.: Listening and talking to patients – a remedy for malpractice suits? In: West J. Med., Vol. 158, S. 268–272.

Levin, Jeffrey S.: Religion and Health: Is there an Association, is it Valid and is it Causal? In: Social Science and Medicine, Vol. 38, 1994, S. 1475–82.

Lévinas, Emmanuel: Außer sich. München 1991.

Lévinas, Emmanuel: Ethik und Unendliches. Gespräche mit Philippe Nemo. Wien 1992[3].

Ley, P.: Communicating with patients. Improving communication, satisfaction, compliance. London 1988.

Löning, Petra/Rehbein, Jochen (Hrsg): Arzt-Patienten-Kommunikation. Berlin – New York 1993.

Luijpen, Wilhelm A. M.: Existentielle Phänomenologie. Eine Einführung. München 1971.

Lüth, Paul: Sprechende und stumme Medizin. Über das Patienten-Arzt Verhältnis. Frankfurt/Main 1974.

Matthews, Dale A./Larson, David B./Barry, Constance P.: The Faith Factor: Annotated Bibliography of Clinical Research on Spiritual Subjects. John Templeton Foundation. Bd. 1, 1993.

Metz, J. B.: Kirchliche Kommunikationskultur. Überlegungen zur Kirche in der Welt der Massenmedien. In: Communicatio socialis. 24 Jg., 1991, S. 247–258.

Milletta, Gaby: Netzwerk Mensch. Stuttgart 1992.

Moyers, B.: Die Kunst des Heilens. Vom Einfluß der Psyche auf die Gesundheit. München – Zürich – London 1994.

Muktananda, Swami: Den eigenen Geist verstehen. In: Stanislav Grof (Hrsg): Alte Weisheit und modernes Denken. München 1986.

Münch, Richard: Dialektik der Kommunikationsgesellschaft. Frankfurt/Main 1991.

Nagel, Gerhard Arno: Krebsmedizin. Zur Notwendigkeit einer Standortbestimmung. Freiburg/Br. 1991.

Needleman, Jacob: Ein guter Arzt ist die beste Medizin. Heilung statt Reparatur. München 1996.

Ottinger, Didier: Die spirituellen Exerzitien René Magrittes. In: Katalog zur Ausstellung René Magritte. Düsseldorf 1997, S. 12–14.

Pawlicki, Patricia: Der Anteil von Kommunikation am Behandlungsergebnis. Ausgewählte Aspekte der Patient-Arzt-Beziehung. Eine Analyse der anglo-amerikanischen Literatur. Wien 1997. [Diplomarbeit]

Peuckert, W.-E. (Hrsg): Paracelsus. Die Geheimnisse. Leipzig 1941.

Picard, Max: Die Welt des Schweigens. Frankfurt/Main 1959.

Pietschmann, Herbert: Das Ende des naturwissenschaftlichen Zeitalters. Wien/ Hamburg 1980.

Ringel, Erwin/Rossmanith, Sigrun: Die Arzt-Patienten-Beziehung. Ausgewählte Aspekte. Wien – München – Bern, 1989.

Rogers, C. R.: Die klientenbezogene Gesprächstherapie. München 1972.

Rossmanith, Sigrun: Vom Monolog zum Dialog. In: Ringel, Erwin/Rossmanith, Sigrun: Die Arzt-Patient-Beziehung. Wien 1989, S. 11–18.

Roter, Debra L./Hall, Judith A.: Doctors talking with patients – Patients talking with doctors. Westport, Conn. 1992.

Roter, Debra L./Hall, Judith A./Katz, Nancy R.: Patient-Physician-Communication: A Descriptive Summary of the Literature. In: Patient Education and Counseling, Vol. 12, 1988, S. 99–119.

Savata, Richard M.: Tele-Surgery. Virtual Reality and the New World Order of Medicine. In: Gerbel, K./Weibel, P. (Hrsg): Welcome to the Wired World. Berichtband zur Ars Electronica. Wien 1995.

Schipperges, Heinrich: Arzt und Patient in der Welt von Morgen: Konturen einer modernen Medizin in Bewegung. Heidelberg 1983.

Schmid-Neuhaus, Mark: Angst vor dem Medizinsystem als Chance zur Veränderung. Vortrag zur 11. Arbeitstagung des Wildunger Arbeitskreis für Psychotherapie. März 1996.

Schockenhoff, E.: Ethik des Lebens: ein theologischer Grundriß. Mainz 1993.

Schulz v. Thun, Friedemann: Miteinander reden: Störungen und Klärungen. Hamburg 1981.

Shapiro, R./Simpson D./Lawrence S.: A Survey of Sued and Non-Sued Physicians and Suing Patients. In: Arch. Int. Med., Vol. 149, S. 2190–2196.

Siegrist, J.: Asymmetrische Kommunikation bei klinischen Visiten. In: Köhler, K./Raspe, H.-H. (Hrsg): Das Gespräch während der ärztlichen Visite. Empirische Untersuchungen. München 1982, S. 16–22.

Sonneck, G.: Selbstmorde und Burnout von Ärzten. In: Zeitschrift für ärztliche Fortbildung (ZAF), Vol. 7, Nr. 3/4, S. 22–28.

Der Spiegel, Der Feind ist verschwunden. Nr. 6, 1991. S. 220–221.

Der Spiegel, Abschied von Gott. 15. 06. 1992., S. 41.

Der Spiegel special: Heilen, Lindern, Trösten. Nr. 7/1996, S. 22.

Der Spiegel, Kriminelles Geflecht. Nr. 48/1997, S. 114–119.

Spiegel, David et al.: Effects of Psychosocial Treatment on Survival of Patients with Metastasic Breast Cancer. In: Lancet, Vol. 334, Oct. 1989, S. 888–891.

Spitzy, Karl Hermann: Dämon und Hoffnung. Wien 1993. [Phil. Diss.]

Spranger, J.: Heilen, Lindern, Trösten. In: Spiegel special. 7/1996, S. 22.

Squier, R. W.: A Model of Empathic Understanding and Adherence to Treatment Regimens in Practitioner Patient Relations. In: Soc. Sci. Med., Vol. 30, Nr. 3, 1990, S. 325–399.

Stefenelli, Th.: Der Archetypus des leidenden Gottes. In: Ringel, Erwin/Rossmanith, Sigrun: Die Arzt-Patienten-Beziehung. Ausgewählte Aspekte. Wien-München-Bern, 1989.

Stewart, M.: Effective Physician-Patient Communication and Health Outcomes: A Review. In: Can. Med. Assoc. Journal, Vol. 152, Nr. 9, 1995, S. 1423–1433.

Stosberg, Manfred: Medizinsoziologische Ansätze zur Verbesserung des Arzt-Patient-Verhältnisses. Hamburg 1994. In: Lang, Erich/Arnold, Klaus: Die Arzt-Patient-Beziehung im Wandel. Referate der 6. Informationsmedizinischen Tage (Hamburg 1994). Schriftenreihe der Hamburg – Mannheimer Stiftung für Informationsmedizin. Bd. 8, Stuttgart 1996, S. 66–75.

Stottland, E.: Exploratory Investigations of Empathy. In: Berkowitz, L. (Hrsg): Advances in Experimental Social Psychology, Vol. 4, New York 1969.

Suzuki, Daisetz Teitaro: Ur-Erfahrung und Ur-Wissen, Wien 1990.

Szass, Thomas S.: Geisteskrankheit – Ein moderner Mythos. Grundzüge einer

Theorie des persönlichen Verhaltens. Olten 1972.

Tepperwein, Kurt: Geistheilung durch sich selbst. München 1983.

Waitzkin, H.: Doctor-Patient-Co-Unication: Clinical Implications of Social Scientific Research. In: JAMA, Vol. 252, 1984, S. 2441.

Walther, Ingo F./Metzger, Rainer: Marc Chagall 1887–1985 – Malerei und Poesie. Köln 1993.

Watzlawick, Paul: Menschliche Kommunikation. Bern 1996[9].

Weil, Simone: Schwerkraft und Gnade, München 1981[3].

Weizsäcker, Carl Friedrich von: Geist und Natur. In: Dürr, Hans-Peter/Zimmerli, Walther Ch. (Hrsg): Geist und Natur. Über den Widerspruch zwischen naturwissenschaftlicher Erkenntnis und philosophischer Welterfahrung. Bern – München – Wien 1991.

Bildnachweis

<table>
<tr><td></td><td>auf/nach S.</td></tr>
<tr><td>Ernst Steiner, Die große Schlange (1992)*
© Ernst Steiner</td><td>13</td></tr>
<tr><td>Paul Klee, Angstausbruch III (1939)
© VBK, Wien 1997</td><td>46</td></tr>
<tr><td>Ernst Steiner, Wo bin ich? (1983–1985)
© Ernst Steiner</td><td>46</td></tr>
<tr><td>Ernst Steiner, Himmlisches Jerusalem (1980)*
© Ernst Steiner</td><td>71</td></tr>
<tr><td>Ernst Steiner, Eine Straße muß ich gehen,
die noch keiner ging zurück (1988)*
© Ernst Steiner</td><td>147</td></tr>
<tr><td>Ernst Steiner, Sephirot-Baum (1978)*
© Ernst Steiner</td><td>163</td></tr>
<tr><td>René Magritte, Der Therapeut (1962)
© VBK, Wien 1997</td><td>166</td></tr>
<tr><td>Marc Chagall, Die Kreuzigung in gelb (1942)
© VBK, Wien 1998</td><td>172</td></tr>
</table>

---

* Der Verlag dankt dem Künstler für die Abdruckgenehmigung in Form von Schwarz-Weiß-Reproduktionen der färbigen Originalabbildungen.

SpringerMedizin

Rudolf Tischner

Geschichte der Homöopathie

1998. Zahlreiche Abbildungen. XX, 887 Seiten.
Gebunden DM 225,–, öS 1575,–
ISBN 3-211-83101-0

Nachdruck eines lange vergriffenen Klassikers!

Auf höchst spannende und interessante Weise zeigt Tischners bedeutendes Werk, das im Original 1939 erschienen ist, die Entwicklung der Homöopathie im Zusammenhang mit anderen Strömungen, vor allem der Schulmedizin. Die mangelnde Anerkennung der homöopathischen Lehre machte es notwendig, die berechtigten Ansprüche der Homöopathie vom geschichtlichen Standpunkt aus hervorzuheben und sich mit den gegnerischen Ansichten ausführlich auseinanderzusetzen. Einer der Schwerpunkte liegt in der Darstellung des wissenschaftlichen Werks Samuel Hahnemanns, des Begründers der homöopathischen Lehre (1796). Aber auch die Vorläufer des homöopathischen Gedankens, die Zeitgenossen, Schüler und Gegner Hahnemanns finden ihren Platz in diesem großartigen Buch.

Aus dem Inhalt:

- Die Vorläufer der Homöopathie
- Hahnemann. Leben und Werk
- Ausbreitung der Homöopathie (bis 1850)
- Die Homöopathie seit 1850

Bartholomäus Böhm

Wissenschaft und Medizin
Über die Grundlagen der Wissenschaft

1998. 8 Abbildungen. IX, 261 Seiten.
Broschiert DM 49,–, öS 345,–. ISBN 3-211-83119-3

In einer Welt, die von Rationalität, Wissenschaft und Technik beherrscht wird, werden medizinische Behandlungen im allgemeinen nur danach bewertet, inwieweit sie wissenschaftlich überprüft wurden. Die Relativität der Grundlagen der Wissenschaft zu erkennen und sie als Herausforderung zu begreifen, ist das Anliegen des Autors. Wenn der Mensch versteht, daß er mit seiner wissenschaftlichen Tätigkeit Tatsachen schafft, dann ist der Weg offen für mehr Weitsicht, mehr Umsicht und mehr Toleranz.

Walter König (Hrsg.)

Krebs – Ein Handbuch für Betroffene, Angehörige und Betreuer

Zweite, erweiterte Auflage 1998. Etwa 280 Seiten.
Broschiert DM 57,–, öS 398,–. ISBN 3-211-83025-1

Die Zukunft der Krebsbehandlung muß eine „Integrierte Beziehungsmedizin" sein, die Konzepte aus naturwissenschaftlicher Medizin mit denen der Sozialmedizin und Psychosomatik zusammenführt. Die dafür nötige Information findet sich in diesem Handbuch ebenso wie Anleitungen zur Förderung der individuellen Lebensqualität der Betreuer.

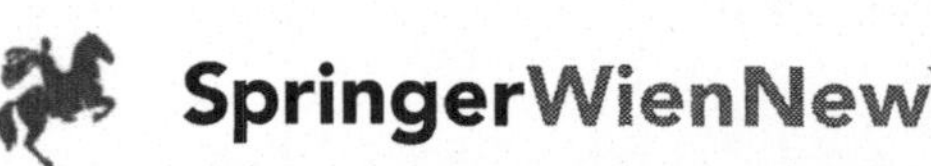

SpringerWienNewYork

Sachsenplatz 4–6, P.O.Box 89, A-1201 Wien, Fax +43-1-330 24 26
e-mail: order@springer.at, Internet: http://www.springer.at
New York, NY 10010, 175 Fifth Avenue • D-14197 Berlin, Heidelberger Platz 3
Tokyo 113, 3-13, Hongo 3-chome, Bunkyo-ku